# NETTER
## Anatomia Sistêmica
### ESSENCIAL

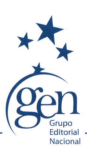

O GEN | Grupo Editorial Nacional – maior plataforma editorial brasileira no segmento científico, técnico e profissional – publica conteúdos nas áreas de ciências da saúde, exatas, humanas, jurídicas e sociais aplicadas, além de prover serviços direcionados à educação continuada e à preparação para concursos.

As editoras que integram o GEN, das mais respeitadas no mercado editorial, construíram catálogos inigualáveis, com obras decisivas para a formação acadêmica e o aperfeiçoamento de várias gerações de profissionais e estudantes, tendo se tornado sinônimo de qualidade e seriedade.

A missão do GEN e dos núcleos de conteúdo que o compõem é prover a melhor informação científica e distribuí-la de maneira flexível e conveniente, a preços justos, gerando benefícios e servindo a autores, docentes, livreiros, funcionários, colaboradores e acionistas.

Nosso comportamento ético incondicional e nossa responsabilidade social e ambiental são reforçados pela natureza educacional de nossa atividade e dão sustentabilidade ao crescimento contínuo e à rentabilidade do grupo.

# NETTER
## Anatomia Sistêmica
### ESSENCIAL

**VIRGINIA T. LYONS**, PhD
Associate Professor of Medical Education
Associate Dean for Preclinical Education
Geisel School of Medicine at Dartmouth
Hanover, New Hampshire

*Ilustrações por*
**FRANK H. NETTER**, MD

*Ilustradores Colaboradores*
**CARLOS A. G. MACHADO, MD**
**DRAGONFLY MEDIA GROUP**
**KRISTEN WIENANDT MARZEJON, MS, MFA**
**JAMES A. PERKINS, MS, MFA**
**JOHN A. CRAIG, MD**

*Revisão Técnica*
**Ricardo Thiago Paniza Ambrosio**
Fisioterapeuta e Biólogo. Pós-graduado em Medicina Tradicional Chinesa pelo Centro de Estudos de Acupuntura e Terapias Orientais (Ceata) e em Recursos Terapêuticos Manuais e Fisioterapia Cardiorrespiratória pela Universidade Cidade de São Paulo (Unicid). Mestre em Cirurgia pela Faculdade de Ciências Médicas da Santa Casa de São Paulo (FCMSCSP). Coordenador do CBI of MIAMI. Docente da Universidade Paulista (UNIP/Ânima). Pesquisador, conteudista e clínico em Dor. Voluntário no grupo de Dor Crônica da FCMSCSP.

*Tradução*
**Angela Satie Nishikaku** (Capítulos 1, 2, 4, 5 e 9)
**Patricia Lydie Voeux** (Capítulos 3, 6 a 8)

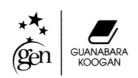

- A autora deste livro e a editora empenharam seus melhores esforços para assegurar que as informações e os procedimentos apresentados no texto estejam em acordo com os padrões aceitos à época da publicação. Entretanto, tendo em conta a evolução das ciências, as atualizações legislativas, as mudanças regulamentares governamentais e o constante fluxo de novas informações sobre os temas que constam do livro, recomendamos enfaticamente que os leitores consultem sempre outras fontes fidedignas, de modo a se certificarem de que as informações contidas no texto estão corretas e de que não houve alterações nas recomendações ou na legislação regulamentadora.

- Data do fechamento do livro: 08/05/2023.

- A autora e a editora se empenharam para citar adequadamente e dar o devido crédito a todos os detentores de direitos autorais de qualquer material utilizado neste livro, dispondo-se a possíveis acertos posteriores caso, inadvertida e involuntariamente, a identificação de algum deles tenha sido omitida.

- **Atendimento ao cliente: (11) 5080-0751 | faleconosco@grupogen.com.br**

- Traduzido de:
NETTER'S ESSENTIAL SYSTEMS-BASED ANATOMY
Copyright © 2022 by Elsevier, Inc. All rights reserved.
This edition of *Netter's Essential Systems-Based Anatomy, 1st edition*, by Virginia T. Lyons, is published by arrangement with Elsevier Inc.
ISBN: 978-0-323-69497-1
Esta edição de *Netter's Essential Systems-Based Anatomy, 1ª edição*, de Virginia T. Lyons, é publicada por acordo com a Elsevier Inc.

- Direitos exclusivos para a língua portuguesa
Copyright © 2023 by
**GEN | Grupo Editorial Nacional S.A.**
*Publicado pelo selo Editora Guanabara Koogan Ltda.*
Travessa do Ouvidor, 11
Rio de Janeiro – RJ – 20040-040
www.grupogen.com.br

- Reservados todos os direitos. É proibida a duplicação ou reprodução deste volume, no todo ou em parte, em quaisquer formas ou por quaisquer meios (eletrônico, mecânico, gravação, fotocópia, distribuição pela Internet ou outros), sem permissão, por escrito, do GEN | Grupo Editorial Nacional Participações S/A.

- Capa: Bruno Sales

- Imagens da capa: iStock (© volkan; © arslan; © myboxpra; © raycat; © jitendrajadhav; © marisvector; © cosmin4000; © pichitchai chanpen; © abidal)

- Editoração eletrônica: Viviane Nepomuceno

**Nota**

Este livro foi produzido pelo GEN | Grupo Editorial Nacional, sob sua exclusiva responsabilidade. Profissionais da área da Saúde devem fundamentar-se em sua própria experiência e em seu conhecimento para avaliar quaisquer informações, métodos, substâncias ou experimentos descritos nesta publicação antes de empregá-los. O rápido avanço nas Ciências da Saúde requer que diagnósticos e posologias de fármacos, em especial, sejam confirmados em outras fontes confiáveis. Para todos os efeitos legais, a Elsevier, os autores, os editores ou colaboradores relacionados a esta obra não podem ser responsabilizados por qualquer dano ou prejuízo causado a pessoas físicas ou jurídicas em decorrência de produtos, recomendações, instruções ou aplicações de métodos, procedimentos ou ideias contidos neste livro.

- Ficha catalográfica

**CIP-BRASIL. CATALOGAÇÃO NA PUBLICAÇÃO**
**SINDICATO NACIONAL DOS EDITORES DE LIVROS, RJ**

L997n

Lyons, Virginia T.
  Netter anatomia sistêmica essencial / Virginia T. Lyons ; [ilustrador Frank H. Netter] ; revisão técnica Ricardo Thiago Paniza Ambrosio; tradução Angela Satie Nishikaku, Patricia Lydie Voeux ; [ilustrador colaborador Carlos A. G. Machado]. - 1. ed. - Rio de Janeiro : Guanabara Koogan, 2023.
  : il.

  Tradução de: Netter's essential systems-based anatomy
  Apêndice
  Inclui índice
  ISBN 978-85-9515-968-6

  1. Anatomia humana. I. Netter, Frank H. II. Ambrosio, Ricardo Thiago Paniza. III. Nishikaku, Angela Satie. IV. Voeux, Patricia Lydie. V. Machado, Carlos A. G. VI. Título.

23-82984

CDD: 611
CDD: 611

Meri Gleice Rodrigues de Souza - Bibliotecária - CRB-7/6439

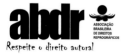

*Em memória de meu pai, Richard Calvin Taylor (1942-2020).
Um homem íntegro que me dizia com frequência, na mesa de jantar, que eu era inteligente
e poderia realizar tudo o que quisesse. Essas eram exatamente as palavras
que uma jovem precisava ouvir de seu pai.*

# SOBRE A AUTORA

**Virginia T. Lyons, PhD,** é Professora Associada de Educação Médica e Reitora Associada de Educação Pré-Clínica na Geisel School of Medicine em Dartmouth. Recebeu o título de bacharel em Ciências Biológicas pelo Rochester Institute of Technology e de PhD em Biologia Celular e Anatomia pela University of North Carolina em Chapel Hill. Dedicou sua carreira à educação em Ciências Anatômicas, ensinando anatomia macroscópica, histologia, embriologia e neuroanatomia para estudantes de medicina e de outras profissões da saúde. Conduziu cursos e currículos em anatomia macroscópica e embriologia humana por mais de 20 anos e é uma forte defensora da incorporação de pedagogias engajadas na educação médica pré-clínica. A Dra. Lyons foi reconhecida com vários prêmios por ensinar e orientar alunos, incluindo o Prêmio Arnold Gold de Humanismo em Medicina. Foi escolhida como membro inaugural de academias de educadores em duas instituições diferentes e eleita para o Darmouth Chapter of the Alpha Omega Alpha Honor Medical Society. É coautora do *site* Geisel Human Anatomy Learning Modules, acessado por estudantes em todo o mundo, com o objetivo de ajudá-los a entender as estruturas anatômicas e sua aparência em várias modalidades de imagem utilizadas no ambiente clínico. Ela também atua como Editora da disciplina de anatomia no Conselho Editorial do Aquifer Sciences Curriculum, trabalhando para integrar conceitos anatômicos em casos virtuais de pacientes que são utilizados em vários ambientes, incluindo programas de estágios e de residência.

# SOBRE OS ILUSTRADORES

**Frank H. Netter, MD**

**Frank H. Netter** nasceu em 1906 na cidade de Nova York. Estudou arte na Art Student's League e na National Academy of Design antes de ingressar na faculdade de medicina da New York University, onde se formou em 1931. Durante seus anos como estudante, os esboços nos cadernos do Dr. Netter atraíram a atenção dos professores da faculdade de medicina e de outros médicos, o que lhe possibilitou aumentar sua renda ilustrando artigos e livros didáticos. Ele continuou ilustrando paralelamente após estabelecer sua prática cirúrgica em 1933, da qual, no entanto, acabou optando por desistir em favor do compromisso em tempo integral com a arte. Depois de servir no Exército dos EUA durante a Segunda Guerra Mundial, Dr. Netter iniciou sua longa colaboração com a CIBA Pharmaceutical Company (agora Novartis Pharmaceuticals). Essa parceria de 45 anos resultou na produção da extraordinária coleção de arte médica tão familiar a médicos e outros profissionais da área em todo o mundo.

Em 2005, a Elsevier, Inc. comprou a Coleção Netter e todas as publicações do Icon Learning Systems. Atualmente, existem mais de 50 publicações com a arte do Dr. Netter, disponíveis pela Elsevier, Inc.

As obras do Dr. Netter estão entre os melhores exemplos do uso da ilustração no ensino de conceitos médicos. A *Coleção Netter de Ilustrações Médicas,* composta por 13 livros, incluindo a maioria das mais de 4.000 pinturas criadas pelo Dr. Netter, tornou-se e continua sendo uma das obras médicas mais famosas já publicadas. O *Netter Atlas de Anatomia Humana*, publicado pela primeira vez em 1989, apresenta as ilustrações anatômicas da Coleção Netter. Hoje traduzido para 16 idiomas, é o atlas de anatomia preferido entre estudantes de medicina e de outras áreas da saúde em todo o mundo.

As ilustrações de Netter são apreciadas não apenas por suas qualidades estéticas, mas, sobretudo, por seu conteúdo intelectual. Como o Dr. Netter escreveu em 1949, "...o esclarecimento de um tema é a meta e o objetivo da ilustração. Não importa quão belamente pintado, quão delicado e sutilmente representado possa ser o assunto, ele tem pouco valor como ilustração médica se não servir para esclarecer algum ponto médico". O planejamento, a concepção, o ponto de vista e a abordagem do Dr. Netter são os elementos que informam suas pinturas e as tornam tão valiosas intelectualmente.

Frank H. Netter, MD, médico e artista, morreu em 1991.

Saiba mais sobre o médico artista cujo trabalho inspirou a Coleção de Netter: https://netterimages.com/artist-frank-h-netter.html.

**Carlos A. G. Machado, MD**

**Carlos Machado** foi escolhido pela Novartis para ser o sucessor do Dr. Netter. Ele continua sendo o principal artista que contribui para a Coleção Netter de ilustrações médicas.

Autodidata em ilustração médica, o cardiologista Carlos Machado contribuiu com atualizações meticulosas para algumas ilustrações originais do Dr. Netter e criou muitas pinturas próprias no estilo Netter, como uma extensão à Coleção Netter. A experiência fotorrealista do Dr. Machado e sua perspicácia na relação médico/paciente mostram seu estilo visual vívido e inesquecível. Sua dedicação à pesquisa de cada tópico e assunto o coloca entre os principais ilustradores médicos em atuação hoje.

Saiba mais sobre sua formação e sua arte em: https://netterimages.com/artist-carlos-a-g-machado.html.

# PREFÁCIO

De acordo com o relatório da Association of American Medical College sobre a estrutura do currículo pré-clínico (acesso em dezembro de 2020), mais de 88% das faculdades de medicina utilizam uma abordagem baseada em sistemas orgânicos para alguns ou todos os currículos pré-clínicos. Nessa abordagem, o conteúdo das ciências anatômicas é frequentemente integrado a cursos baseados em sistemas, em vez de ser apresentado de forma autônoma. Ao contrário das disciplinas anatômicas de histologia e embriologia, a anatomia macroscópica é tradicionalmente ensinada de maneira regional, em que os alunos examinam simultaneamente estruturas de vários sistemas corporais em uma área específica do corpo. A maioria dos livros didáticos de anatomia e outros recursos educacionais é organizada dessa maneira e, portanto, não é ideal para os estudantes aprenderem em um currículo baseado em sistemas.

*Netter Anatomia Sistêmica Essencial* foi desenvolvido com o intuito de ser um recurso fundamental para os alunos que estão aprendendo a anatomia macroscópica em um currículo organizado por sistemas orgânicos. Cada capítulo apresenta uma introdução a determinado sistema do corpo, fornecendo uma visão geral das funções e estruturas que o compõem. As páginas subsequentes estão organizadas em tópicos concisos e apresentam ilustrações informativas da Coleção Netter. O texto, sucinto e de alto rendimento, evita detalhes irrelevantes e direciona o foco em pontos-chave. O aprendizado ideal ocorre quando a informação é apresentada no contexto em que será aplicada, enfatizando, assim, a relevância clínica. O fim de cada capítulo inclui questões de revisão, que permitem aos alunos praticarem seus conhecimentos e aplicá-los a cenários clínicos.

Meu objetivo era criar um livro didático com uma linguagem simples, acessível a todos os níveis de alunos e com ênfase na natureza visual de aprendizagem em anatomia. Sou defensora do aprendizado de anatomia de forma gradual, começando com informações fundamentais relevantes para todos os profissionais da saúde; aprendendo informações mais detalhadas no ambiente clínico; e, finalmente, focando áreas específicas da anatomia, caso sejam relevantes para a carreira escolhida pelo estudante. Espero que os alunos considerem esta obra uma introdução útil à maravilha que é a anatomia humana.

# AGRADECIMENTOS

Nunca imaginei que escreveria um livro, e não teria conseguido sem o incentivo de Elyse O'Grady, quem defendeu minha ideia; e sem a paciência e a compreensão de Marybeth Thiel, quando meu otimismo sobre o cumprimento de prazos não correspondia à realidade. Sou extremamente privilegiada pela oportunidade de trabalhar com o Dr. Carlos Machado, artista talentoso e meticuloso, e também uma das pessoas mais gentis que já conheci. Ao longo da minha carreira, trabalhei com muitos educadores dedicados e solidários, e gostaria de agradecer ao meu primeiro mentor, Dr. Richard Doolittle, que me forneceu oportunidades para explorar a educação em anatomia como uma carreira e foi um exemplo maravilhoso a seguir. Gostaria de agradecer aos Drs. Noelle Granger e Bill Henson, que me incentivaram a seguir meus objetivos na educação e proporcionaram oportunidades para que eu me envolvesse em projetos acadêmicos como estudante de pós-graduação e me tornasse membro do corpo docente recém-nomeada. Sou grata pelo extenso conselho e apoio do Dr. Brian Catlin, que abraçou minha paixão pela inovação e contribuiu com seu tempo e experiência para vários projetos educacionais nos cursos de anatomia em Dartmouth. Beneficiei-me de seu conhecimento de anatomia cirúrgica e de sua relevância clínica, e prezo por nossa amizade. Gostaria de agradecer à minha família pela paciência e compreensão, especialmente ao meu marido Patrick, que oferece amor e apoio incondicionais em todas as minhas atividades e entende minha tendência de me sobrecarregar. Finalmente, sou eternamente grata aos meus pais, que apoiaram minha educação, incutiram em mim uma forte ética profissional e forneceram muito amor e incentivo ao longo do caminho.

# SUMÁRIO

**1.** INTRODUÇÃO ................................................................................................. 1

**2.** SISTEMA NERVOSO ..................................................................................... 19

**3.** SISTEMA MUSCULOESQUELÉTICO ........................................................ 89

**4.** SISTEMA CARDIOVASCULAR ................................................................. 199

**5.** SISTEMA RESPIRATÓRIO ......................................................................... 229

**6.** SISTEMA DIGESTÓRIO ............................................................................. 259

**7.** SISTEMA ENDÓCRINO ............................................................................. 291

**8.** SISTEMA URINÁRIO .................................................................................. 305

**9.** SISTEMA GENITAL ..................................................................................... 319

**APÊNDICE** RESPOSTAS DAS QUESTÕES DE REVISÃO ............................... 355

**ÍNDICE ALFABÉTICO** .......................................................................................... 361

# CAPÍTULO 1

# INTRODUÇÃO

1.1 Posição anatômica e planos corporais, 2
1.2 Regiões do corpo, 4
1.3 Termos de relação, 6
1.4 Termos de movimento, 8
1.5 Sistema tegumentar, 10
1.6 Fáscia, sinóvia e membranas serosas, 12
1.7 Sistema linfático, 14
1.8 Variação anatômica, 16

## 1.1 POSIÇÃO ANATÔMICA E PLANOS CORPORAIS

O estudo da anatomia é comparado com o aprendizado de um novo idioma. Além dos termos de aprendizagem para várias estruturas e funções, os profissionais de saúde precisam se comunicar, de forma padronizada, sobre a posição das estruturas do corpo e de como se relacionam entre si. As relações anatômicas são descritas com referência à **posição anatômica**, uma posição corporal amplamente aceita, em que:

- O indivíduo está em pé (ortostatismo), com a cabeça, olhos e tórax voltados para frente
- Os membros superiores estão estendidos ao lado do corpo com as palmas das mãos voltadas para a frente
- Os membros inferiores estão estendidos com os dedos dos pés voltados para a frente.

Portanto, para descrever a relação da cabeça de um indivíduo com seus pés, o termo "superior" seria utilizado independentemente de ele ou ela estar em pé ou deitado(a) sobre uma mesa, uma vez que o padrão é determinado pela posição anatômica.

Em matemática, as relações entre os lados de uma forma tridimensional, como um cubo, são descritas como sendo alinhadas nos eixos $x$, $y$ e $z$. De modo semelhante, as relações anatômicas podem ser descritas utilizando **planos anatômicos**, ou "fatias imaginárias", que atravessam o corpo, alinhadas em eixos ortogonais. Os três principais planos são:

- **Plano sagital:** qualquer plano vertical anterior a posterior que divide o corpo em partes direita e esquerda. Alguns planos sagitais específicos são o **plano mediano (sagital mediano)**, que divide o corpo em metades direita e esquerda iguais; o **plano medioclavicular**, que passa pelo ponto mediano da clavícula; e a **linha escapular**, que cruza o ângulo inferior da escápula
- **Plano axial (transverso):** qualquer plano horizontal que separa o corpo em partes superior e inferior. Um plano axial específico é o **plano transumbilical**, que passa pelo umbigo. As fatias no plano axial costumam ser chamadas "seções transversais"
- **Plano coronal** ou **frontal:** qualquer plano vertical direito ao esquerdo que separa o corpo em partes anterior e posterior. A **linha axilar média** é um plano específico que passa pela axila e divide o corpo em partes anterior e posterior iguais.

### Foco clínico

A tomografia computadorizada (TC) e a ressonância magnética (RM) são duas técnicas de imagem que obtêm dados em um ou mais planos anatômicos e utilizam um computador para produzir uma imagem radiológica. Essas técnicas são úteis sobretudo na prática clínica, porque podem detectar pequenas diferenças de densidade entre as estruturas dos tecidos moles.

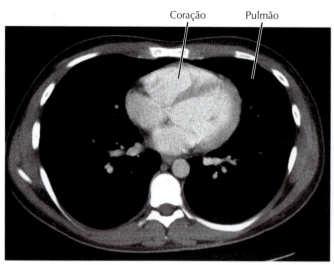

Um exame de TC no plano axial ao nível do coração. (*Cortesia da imagem de Nancy McNulty, M.D.*)

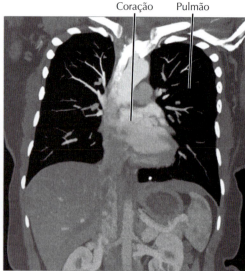

Os dados de exames de TC axiais sequenciais podem ser reformatados por um computador para produzir uma imagem em um plano diferente, como este no plano coronal.

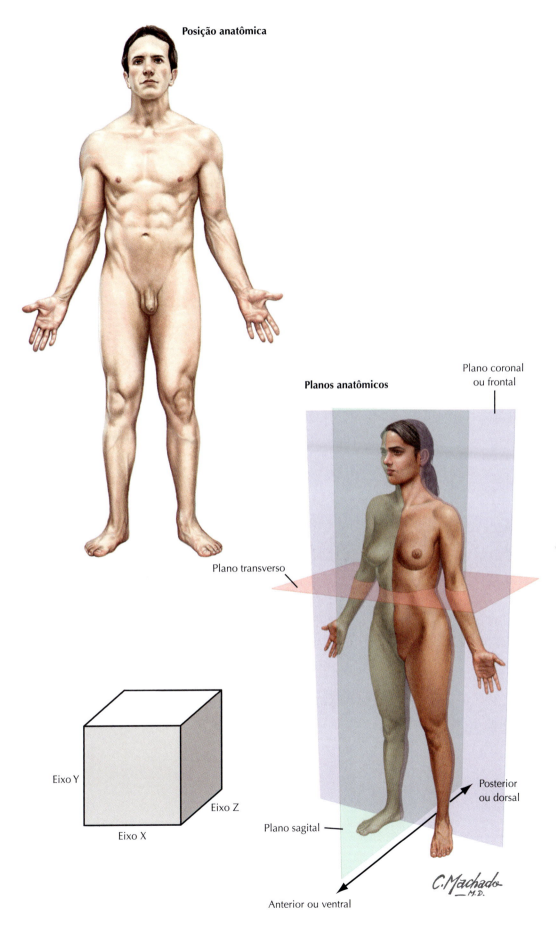

**Figura 1.1** Posição anatômica e planos corporais.

## 1.2 REGIÕES DO CORPO

As partes básicas do corpo são a **cabeça**, o **pescoço**, o **tronco**, o **membro superior** e o **membro inferior**. O tronco consiste no **tórax, abdome, pelve** e **dorso**. Cada parte do corpo pode ser ainda subdividida em **regiões**; por exemplo, o membro superior contém o ombro, o braço, a fossa cubital, o antebraço e a mão. Muitos termos anatômicos refletem a região em que estão localizados. Por exemplo, o bíceps *braquial* é um músculo no braço e a artéria *femoral* está localizada na coxa.

| PARTE DO CORPO | REGIÃO | ASSOCIADA A |
|---|---|---|
| Cabeça | Frontal | Fronte |
| | Temporal | Têmpora; lado da cabeça anterior à orelha |
| | Occipital | Região posterior da cabeça |
| | Orbital | Olho |
| | Nasal | Nariz |
| | Oral | Boca |
| | Mentual | Queixo |
| Pescoço | Cervical anterior/lateral/posterior | Partes do pescoço |
| Tórax | Infraclavicular | Margem inferior da clavícula |
| | Pré-esternal | Esterno anterior |
| | Peitoral | Tórax |
| | Mamária | Mama |
| Abdome | Epigástrio | Abdome superior, parte medial (epi = acima; gástrio = estômago) |
| | Hipocôndrio | Abdome superior, abaixo da caixa torácica (hipo = abaixo; côndrio = cartilagem) |
| | Umbilical | Umbigo |
| | Hipogástrio | Abdome inferior, parte medial (hipo = abaixo; gástrio = estômago) |
| | Lombar | Abdome inferior, parte lateral |
| Pelve | Inguinal | Região inguinal |
| | Perineal | Genitália, ânus |
| Dorso | Vertebral | Coluna vertebral |
| | Escapular | Escápula |
| | Lombar | Coluna vertebral lombar (região lombar) |
| Membro superior | Deltóidea | Ombro |
| | Axilar | Axila |
| | Braquial | Braço |
| | Cubital | Região anterior do cotovelo |
| | Antebraquial | Antebraço |
| | Carpal | Carpo |
| | Palmar | Palma |
| Membro inferior | Glútea | Nádegas |
| | Femoral | Coxa |
| | Patelar | Região genicular anterior |
| | Poplítea | Região genicular posterior |
| | Crural | Perna |
| | Planta | Parte inferior do pé |
| | Calcânea | Calcanhar |

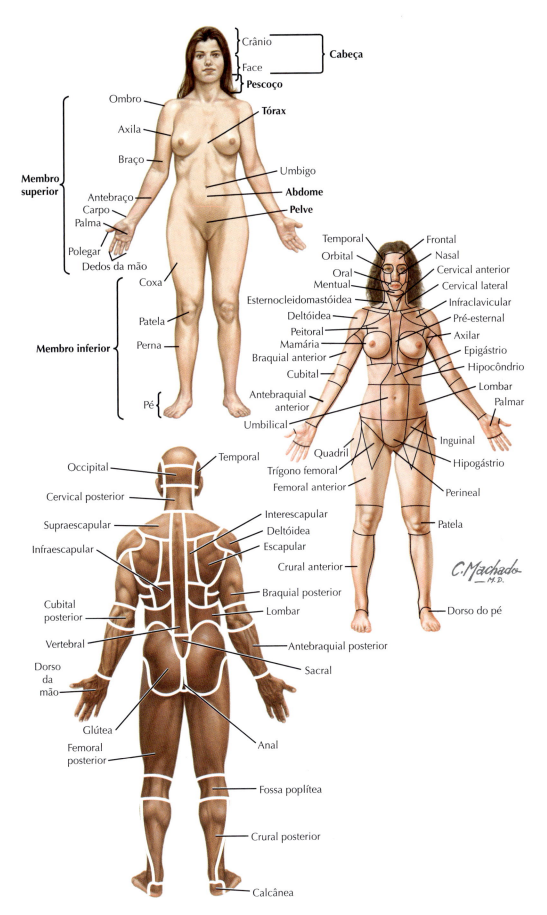

**Figura 1.2** Regiões do corpo.

## 1.3 TERMOS DE RELAÇÃO

A organização tridimensional do corpo é um componente importante do estudo da anatomia; assim, as estruturas são frequentemente descritas por suas relações com outras estruturas. A tabela a seguir inclui alguns dos termos de relação mais comuns. **Cranial** (em direção à cabeça) (o "rostral" direcionado à ponta do nariz) e **caudal** (em direção à cauda) são termos semelhantes a **superior** e **inferior**, embora, por convenção, sejam geralmente utilizados para o embrião e não para o adulto. Da mesma forma, **ventral** e **dorsal** são termos equivalentes a **anterior** e **posterior**, respectivamente. Os termos **proximal** e **distal** são úteis sobretudo nos membros, em que o ponto de origem é o local do membro que está fixado ao tronco.

| TERMOS DE RELAÇÃO | DEFINIÇÃO |
| --- | --- |
| Superior | Em direção à cabeça |
| Inferior | Em direção aos pés |
| Anterior | Em direção à frente do corpo |
| Posterior | Em direção à região dorsal do corpo |
| Medial | Mais próximo da linha mediana do corpo |
| Lateral | Mais distante da linha mediana do corpo |
| Superficial/externo | Mais próximo da superfície do corpo ou para fora |
| Profundo/interno | Mais distante da superfície do corpo ou para dentro |
| Proximal | Em direção ao ponto de origem |
| Distal | Longe do ponto de origem |
| Ipsilateral | Do mesmo lado do corpo |
| Contralateral | Do lado oposto do corpo |

Capítulo 1 | Introdução 7

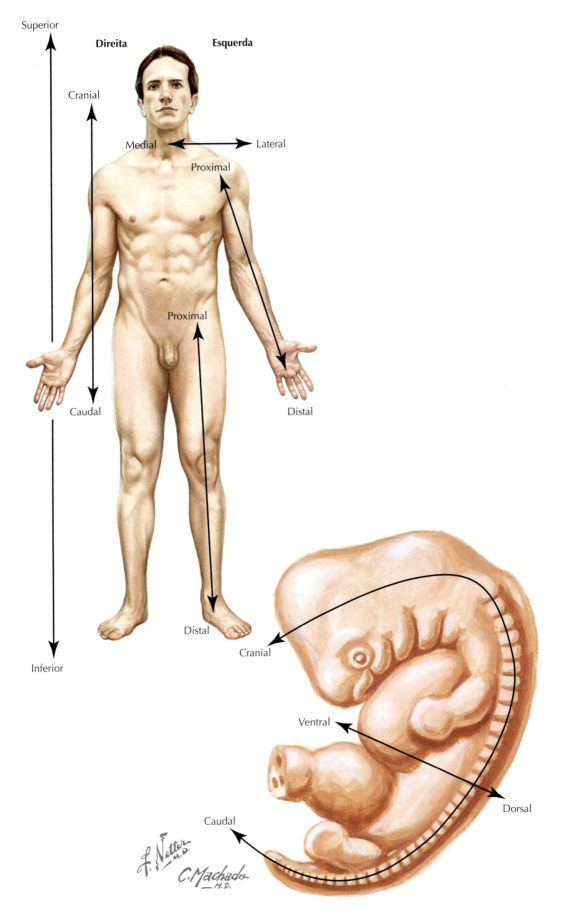

**Figura 1.3** Termos de relação.

## 1.4 TERMOS DE MOVIMENTO

Termos específicos são utilizados para descrever **movimentos de várias partes do corpo**. A maioria dos movimentos ocorre nas articulações (junções entre componentes do sistema musculoesquelético); no entanto, existem várias partes do corpo, como o olho, que se movem independentemente. A seguir, a tabela lista os termos gerais que se aplicam a mais de uma parte do corpo e termos que descrevem movimentos de uma parte específica do corpo.

| TERMOS DE MOVIMENTO | DEFINIÇÃO |
| --- | --- |
| Termos gerais que se aplicam a mais de uma parte do corpo | |
| Flexão | Movimento tipicamente no plano sagital que diminui o ângulo entre duas partes do corpo (flexão) |
| Extensão | Movimento tipicamente no plano sagital que aumenta o ângulo entre duas partes do corpo (endireitamento) |
| Abdução | Movimento tipicamente no plano coronal que afasta uma parte do corpo da linha mediana |
| Adução | Movimento tipicamente no plano coronal que move uma parte do corpo em direção à linha mediana |
| Rotação | Movimento de uma parte do corpo ao redor de seu eixo longitudinal |
| Elevação | Movimento de uma parte do corpo superiormente |
| Depressão | Movimento de uma parte do corpo inferiormente |
| Movimentos de uma parte específica do corpo | |
| Pronação/supinação | Rotação do rádio medialmente sobre a ulna, que faz com que a palma fique voltada posteriormente (pronação) e rotação do rádio lateralmente, que retorna o membro à posição anatômica (supinação) |
| Protusão/retrusão | Movimento da mandíbula anteriormente e posteriormente |
| Protação/retração | Movimento da escápula para longe da linha mediana e em direção à linha mediana |
| Inversão/eversão | Movimento da sola do pé em direção à linha mediana e afastando-se da linha mediana |
| Dorsiflexão/flexão plantar | Movimento dos dedos do pé em direção à região anterior da perna e para longe da região anterior da perna |

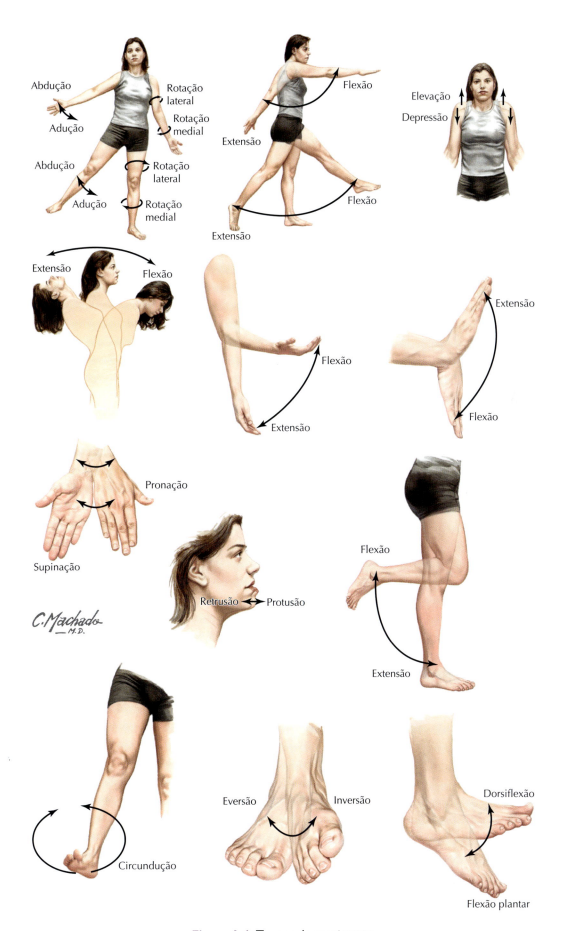

Figura 1.4 Termos de movimento.

## 1.5 SISTEMA TEGUMENTAR

Este texto está organizado por sistemas de órgãos para complementar um currículo baseado em sistemas. No entanto, existem vários sistemas do corpo que não justificam uma quantidade significativa de discussões, pois não podem ser totalmente explorados em estudos anatômicos macroscópicos. O **sistema tegumentar** contém o maior órgão do corpo (pele), mas os detalhes complexos de seus componentes costumam ser muito pequenos para serem visualizados a olho nu. O sistema tegumentar consiste na **pele** e seus derivados, que incluem **cabelos** e **folículos pilosos**, **unhas**, **glândulas sudoríferas**, **glândulas sebáceas** e **glândulas mamárias**. Inclui também a **tela subcutânea** ou hipoderme profunda na pele que contém sobretudo tecido adiposo. As duas camadas da pele, a **epiderme** e a **derme**, não são facilmente separadas no laboratório de anatomia macroscópica. No entanto, a junção entre a derme e a tela subcutânea pode ser visualizada e dissecada separadamente. É uma prática comum de se referir ao tecido subcutâneo como "fáscia superficial" para distingui-lo da fáscia profunda que envolve músculos e vísceras, embora este termo não seja oficialmente reconhecido. A tela subcutânea varia em espessura em diferentes áreas do corpo e sua quantidade é influenciada por fatores, como o estado nutricional de um indivíduo ou o clima em que vive.

### Foco clínico

As **injeções subcutâneas** são uma maneira comum de administrar medicamentos, como insulina e medicamentos para fertilidade, e os pacientes podem ser instruídos a realizar o procedimento em domicílio. Os sítios ideais para injeção são os locais onde a tela subcutânea é mais espessa, como o abdome inferior, a região glútea, a coxa ou o braço. No ambiente clínico, o tecido subcutâneo costuma ser denominado "Sub-Q".

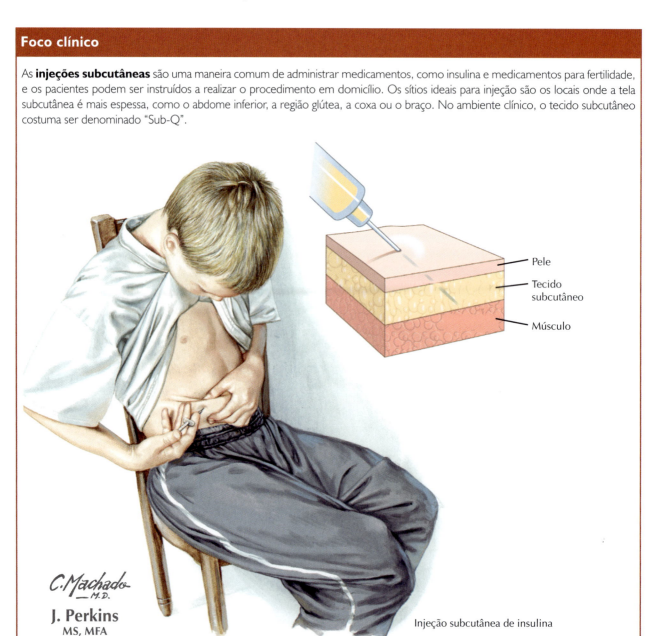

Injeção subcutânea de insulina

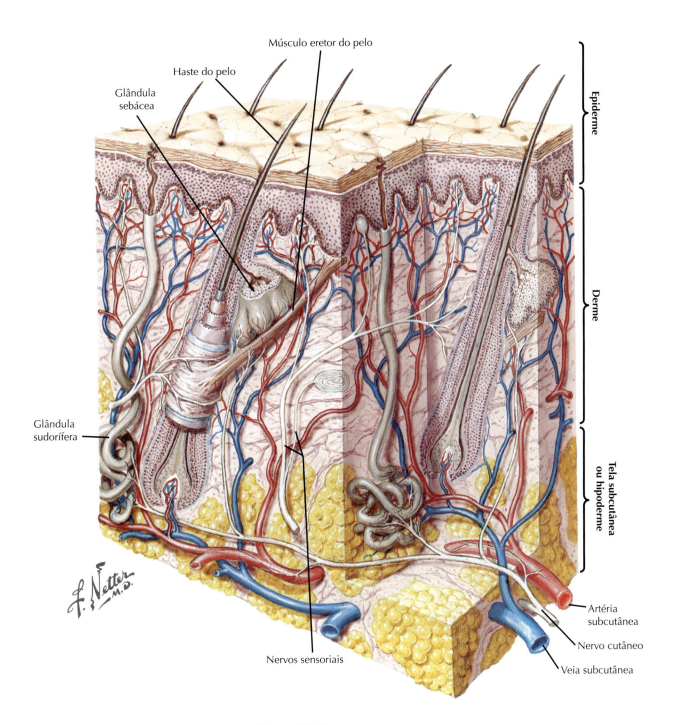

**Figura 1.5** Sistema tegumentar.

## 1.6 FÁSCIA, SINÓVIA E MEMBRANAS SEROSAS

A fáscia é essencialmente um "material de empacotamento" (com diferentes funções mecânicas) que apoia e isola as estruturas no corpo. A tela subcutânea discutida anteriormente é um tipo de fáscia composta sobretudo por tecido conectivo frouxo e adiposo. Em contrapartida, a **fáscia profunda** consiste em tecido conectivo denso que carece de tecido adiposo. A fáscia profunda tem muitas funções, incluindo a formação de septos intermusculares que criam compartimentos funcionais nos membros; produz uma bainha em torno dos músculos, órgãos e estruturas neurovasculares; e forma os retináculos espessos para manter os tendões no lugar no carpo e tornozelo. Semelhante à fáscia, as **membranas sinoviais** são compostas de tecido conectivo e possuem uma função de apoio. Essas membranas revestem as superfícies internas das cápsulas articulares e secretam **líquido sinovial**, que lubrifica e nutre as superfícies articulares da articulação. As membranas sinoviais também revestem a superfície interna de sacos chamados **bolsas** (ver Foco clínico) que reduzem o atrito entre as estruturas associadas às articulações. Por exemplo, algumas bolsas situam-se entre tendões e ossos para evitar o atrito enquanto o tendão desliza para frente e para trás durante a contração muscular. Outras bolsas são subcutâneas, permitindo que a pele deslize livremente sobre as proeminências ósseas, como o cotovelo. As **membranas serosas** também formam ou revestem compartimentos, embora sejam compostas por células epiteliais escamosas ("mesotélio") que secretam uma substância lubrificante denominada **líquido seroso**. As membranas serosas revestem as cavidades do corpo e as superfícies externas de muitos órgãos, de modo que essas estruturas se movam livremente umas contra as outras.

### Foco clínico

A fáscia pode limitar a propagação da infecção entre os compartimentos anatômicos e pode formar aderências em torno do tecido inflamado para contê-la. As bolsas podem ficar inflamadas (**bursite**) por compressão (p. ex., de uma bolsa subcutânea) ou movimento repetitivo e excessivo da articulação com as quais estão associadas. O inchaço é característico de uma bolsa inflamada e pode ser necessário drenar o excesso de líquido do saco.

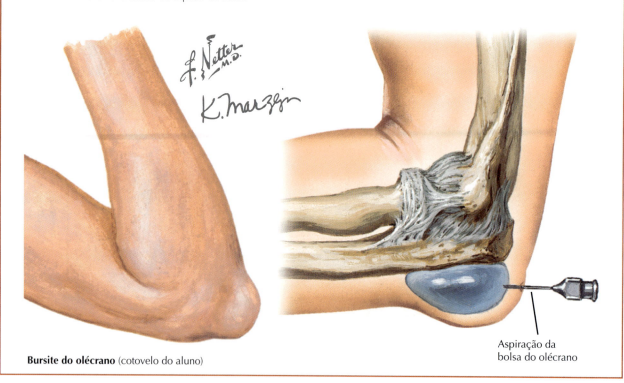

**Bursite do olécrano** (cotovelo do aluno)

Aspiração da bolsa do olécrano

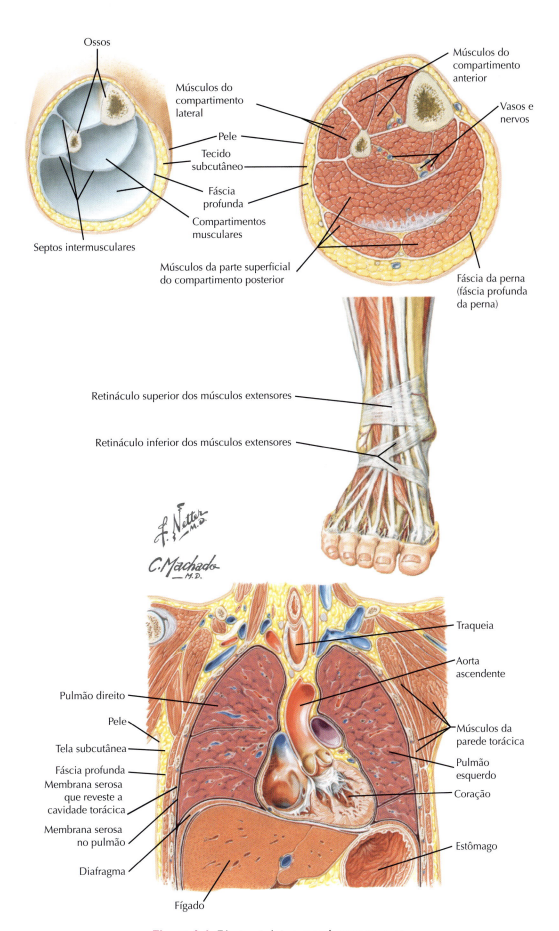

**Figura 1.6** Fáscia, sinóvia e membranas serosas.

## 1.7 SISTEMA LINFÁTICO

Durante a circulação, o fluido ou líquido se move entre os capilares e o espaço intersticial devido às pressões hidrostática e osmótica. Normalmente, a quantidade de fluido que sai dos capilares é maior do que a quantidade que é reabsorvida; assim, uma das funções primárias do **sistema linfático** é coletar esse excesso de líquido e devolvê-lo à circulação. Durante esse processo, o sistema linfático desempenha um papel importante na defesa do corpo, porque filtra o fluido e retém partículas estranhas antes de entrarem na circulação. Os **capilares linfáticos** no espaço intersticial coletam o líquido (**linfa**), que flui para os vasos coletores maiores e, finalmente, para os ductos linfáticos. Existem dois ductos linfáticos no corpo, o **ducto linfático direito** e o **ducto torácico** e estes são os únicos vasos linfáticos grandes o suficiente para ser bem visualizados a nível macroscópico. O ducto linfático direito recebe a drenagem linfática do lado superior direito do corpo, enquanto o ducto torácico drena as partes restantes. Os dois ductos linfáticos devolvem a linfa à circulação, fundindo-se com a junção entre as veias subclávia e jugular interna na base do pescoço. Os **linfonodos** são aglomerados encapsulados de células imunes que são intercalados entre os vasos linfáticos. À medida que a linfa passa por um linfonodo, materiais estranhos, como bactérias, vírus, restos celulares e células cancerosas, são filtrados para fora da linfa e reconhecidos pelo sistema imune. Os principais grupos de linfonodos estão listados na tabela a seguir.

| GRUPO DE LINFONODOS | LOCALIZAÇÃO | PRINCIPAIS REGIÕES DRENADAS |
|---|---|---|
| Cervical | Adjacente à veia jugular interna | Cabeça e pescoço |
| Axilar | Axila | Mama, membro superior, paredes torácica e abdominal superiores ao umbigo |
| Mediastinal | Mediastino | Vísceras torácicas |
| Inguinal | Região inguinal | Membro inferior, períneo, parede abdominal inferior ao umbigo |
| Aórtico (pré-aórtico e lombar) | Adjacente à aorta abdominal | Vísceras abdominais, retroperitônio, gônadas |
| Ilíaco | Adjacente aos vasos ilíacos | Vísceras pélvicas |

### Foco clínico

Os linfonodos costumam ficar aumentados (**linfadenopatia**) quando o corpo combate uma infecção, pois as células do sistema imune dentro deles proliferam em resposta a bactérias ou vírus capturados. Os vasos linfáticos podem tornar-se inflamados (**linfangite**) e podem produzir estrias vermelhas sob a pele. Um linfonodo que captura um grande número de células cancerosas pode se tornar um sítio secundário do câncer. Portanto, o caminho da drenagem linfática é relevante na avaliação da doença metastática, pois o exame dos linfonodos pode fornecer informações sobre a extensão da metástase. Às vezes, é necessário remover os linfonodos e vasos linfáticos que são infiltrados por células cancerosas. Isso pode resultar em edema em decorrência da drenagem linfática insuficiente.

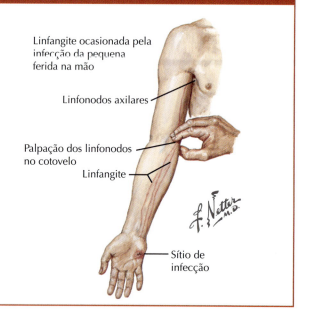

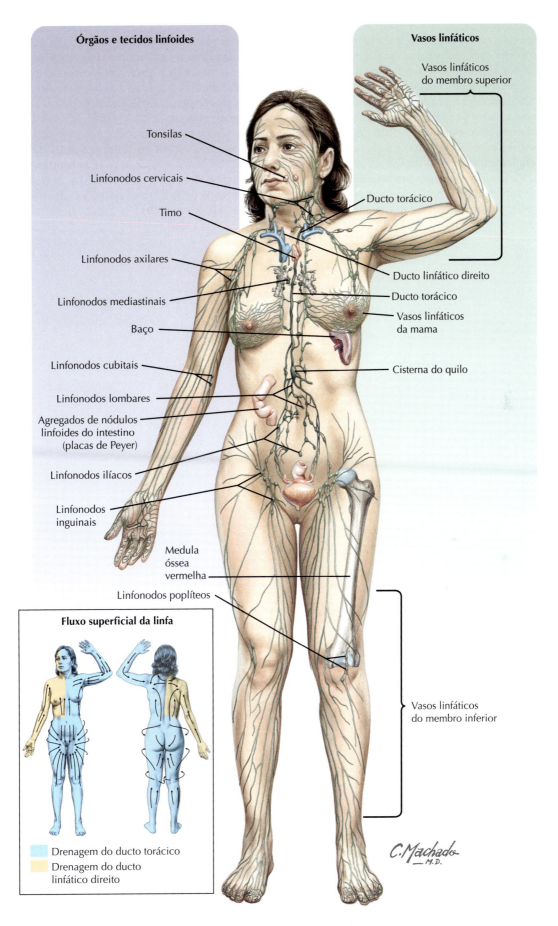

**Figura 1.7** Sistema linfático.

## 1.8 VARIAÇÃO ANATÔMICA

É importante estar ciente do fato de que a apresentação característica das estruturas anatômicas costuma variar em livros-texto e outros recursos. As variações incluem diferenças na organização, tamanho, forma ou localização das estruturas. A vascularização do corpo é altamente variável, sobretudo do sistema venoso. Os músculos podem ter cabeças extras, cabeças ausentes ou diferentes pontos de fixação. Os ossos são moldados pelas forças aplicadas a eles, de modo que suas características podem mudar ao longo do tempo. Algumas variações são devidas à idade; por exemplo, a tuba auditiva na orelha de uma criança pequena é mais horizontal do que a de um adulto (Figura 2.32). Outras variações têm causas de desenvolvimento, como possuir um dedo adicional na mão ou no pé (polidactilia). As variações podem ou não afetar a função e muitas não são descobertas a menos que produzam um sintoma clínico. Por exemplo, é do conhecimento comum que um apêndice inflamado produz dor na parte inferior direita do abdome. No entanto, o desenvolvimento anormal dos intestinos pode produzir um apêndice no lado esquerdo do corpo – uma variação que pode nunca ser descoberta a menos que se torne uma doença. O conhecimento das variações permite aos médicos distinguir variantes inofensivas de estruturas patológicas, por exemplo, quando algo inesperado é observado na sala de operação.

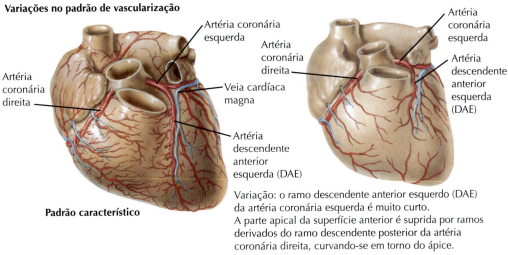

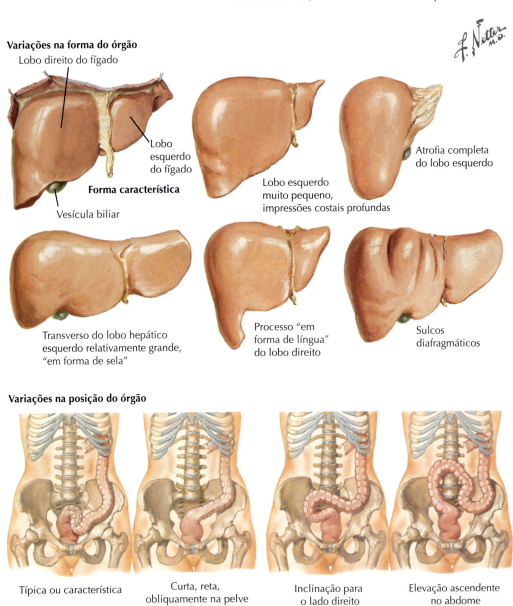

Figura 1.8 Variação anatômica.

# CAPÍTULO 2

## SISTEMA NERVOSO

2.1 Sistema nervoso, 20
2.2 Neurônios, 22
2.3 Encéfalo e medula espinal, 24
2.4 Meninges, 26
2.5 Suprimento arterial do sistema nervoso central, 28
2.6 Drenagem venosa do sistema nervoso central, 30
2.7 Nervos cranianos, 32
2.8 Base do crânio, 34
2.9 Nervo olfatório (NC I), 36
2.10 Nervo óptico (NC II), 38
2.11 Nervo oculomotor (NC III), nervo troclear (NC IV), nervo abducente (NC VI), 40
2.12 Nervo trigêmeo (NC V), 42
2.13 Nervo facial (NC VII), 44
2.14 Nervo vestibulococlear (NC VIII), 46
2.15 Nervo glossofaríngeo (NC IX), 48
2.16 Nervo vago (NC X), 50
2.17 Nervo acessório (NC XI), 52
2.18 Nervo hipoglosso (NC XII), 54
2.19 Nervos espinais, 56
2.20 Orientação do nervo espinal, 58
2.21 Neurônios nos nervos espinais, 60
2.22 Sistema nervoso simpático, 62
2.23 Neurônios simpáticos, 64
2.24 Sistema nervoso parassimpático, 66
2.25 Olho, 68
2.26 Órbita, pálpebras e aparelho lacrimal, 70
2.27 Músculos extrínsecos do bulbo do olho, 72
2.28 Músculos extrínsecos do bulbo do olho (*continuação*), 74
2.29 Nervos da órbita, 76
2.30 Vascularização da órbita, 78
2.31 Ouvido externo e membrana timpânica, 80
2.32 Orelha média, 82
2.33 Orelha interna, 84

## 2.1 SISTEMA NERVOSO

O sistema nervoso tem duas divisões estruturais – o **sistema nervoso central** (SNC) e o **sistema nervoso periférico** (SNP). O SNC consiste no encéfalo e na medula espinal. O SNP consiste em todo o tecido nervoso localizado fora do SNC – nervos que funcionam como elos de comunicação entre o corpo e o SNC (tanto para aferência quanto para eferência) e gânglios contendo corpos celulares de neurônios. Os dois tipos de nervos periféricos são os **nervos cranianos** e os **nervos espinais**. O sistema nervoso também pode ser classificado funcionalmente quanto aos tipos de estruturas que inerva. O **sistema nervoso somático** inerva as estruturas envolvidas no movimento e sustentação do corpo, como pele, músculo esquelético, tendões, ossos e ligamentos. Em contraste, o **sistema nervoso autônomo** (SNA) inerva estruturas viscerais envolvidas na manutenção da homeostase por meio de processos como digestão e circulação. As estruturas viscerais incluem músculo liso que reveste órgãos e vasos sanguíneos, músculo estriado cardíaco, músculos eretores do pelo na pele e glândulas. O SNA possui três componentes: uma **divisão parassimpática** que promove funções internas quando o corpo está em repouso (divisão "repouso e digestão"); uma **divisão simpática** que prepara o corpo para situações intensas como estresse e exercícios (divisão "lutar ou fugir"); e o **sistema nervoso entérico**, que é um conjunto de neurônios na parede do tubo gastrintestinal que regula processos como a motilidade gastrintestinal e o fluxo sanguíneo.

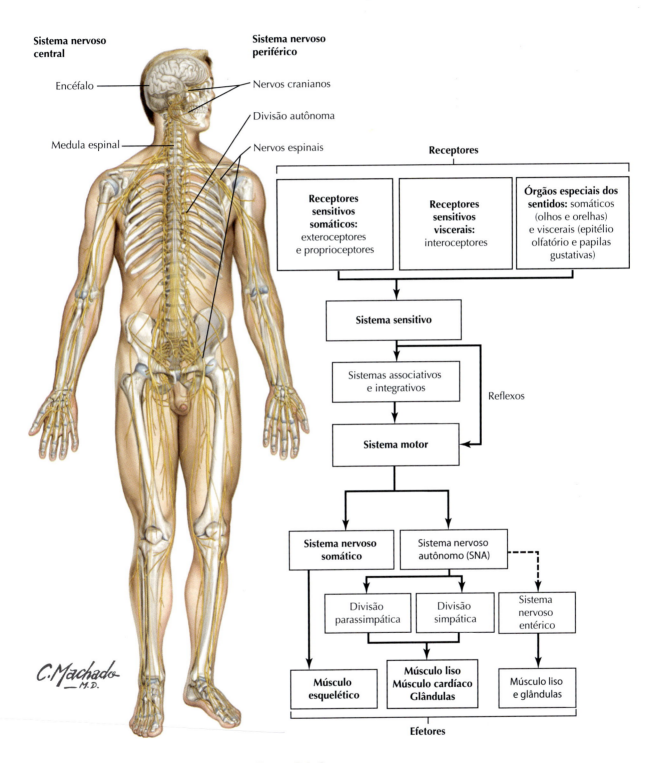

**Figura 2.1** Sistema nervoso.

## 2.2 NEURÔNIOS

A unidade funcional do sistema nervoso é o **neurônio**, que é a célula que transporta os impulsos nervosos. Os neurônios consistem em três partes básicas: um corpo celular, que contém um núcleo e organelas; dendritos, que recebem informações de um estímulo ou outro neurônio; e axônios, que transmitem informações para longe do corpo celular. É importante compreender que os neurônios são diferentes dos nervos. Um **nervo** consiste em vários neurônios cercados por uma bainha de tecido conectivo. Apesar de todos os neurônios terem as mesmas partes básicas, existem variações estruturais em relação ao número de processos celulares que se conectam ao corpo celular. **Neurônios multipolares** são assim chamados pelo fato de terem múltiplos (mais de dois) processos celulares que unem o corpo celular; são abundantes nas partes central e periférica do sistema nervoso. Um tipo de neurônio comum no SNP tem um processo celular conectado ao corpo celular que subsequentemente se bifurca em dois processos – esses são os **neurônios pseudounipolares**. Alguns dos sentidos especiais possuem **neurônios bipolares**, que possuem dois processos celulares. Os neurônios também são classificados pela direção em que seu impulso percorre em relação ao SNC e pelo tipo de estrutura que inervam. Os neurônios que conduzem impulsos para o SNC são chamados **neurônios aferentes**, enquanto os **neurônios eferentes** conduzem impulsos para fora do SNC. Neurônios que transmitem informações de e para estruturas somáticas são os **neurônios somáticos**, e aqueles que inervam estruturas viscerais são chamados **neurônios viscerais**.

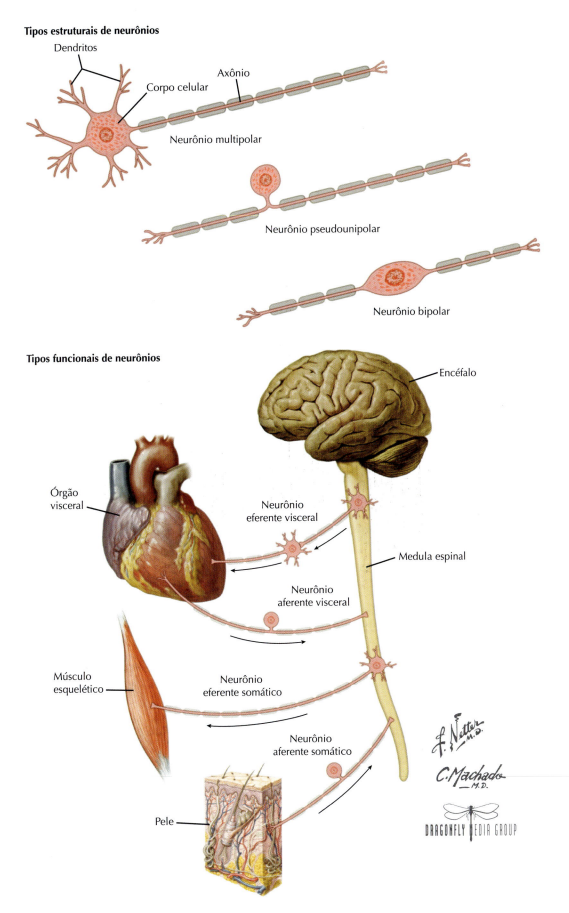

**Figura 2.2** Neurônios.

## 2.3 ENCÉFALO E MEDULA ESPINAL

O encéfalo dispõe de três partes básicas: **cérebro**, **cerebelo** e o **tronco encefálico**. O tronco encefálico é ainda dividido em diencéfalo (inclui o tálamo e o hipotálamo), mesencéfalo, ponte e medula. O interior do encéfalo apresenta uma série de cavidades e canais chamados **ventrículos**, que contêm líquido cerebrospinal (LCS). O LCS é produzido de maneira contínua por um conjunto de células nos ventrículos denominado **plexo corióideo**.

Em adultos, a **medula espinal** se estende da base do encéfalo até aproximadamente a segunda vértebra lombar; nos recém-nascidos, ela termina em torno de L3. A parte terminal da medula espinal é chamada **cone medular**. O cordão é ancorado inferiormente à dura-máter e ao cóccix por um filamento fino denominado **filamento terminal**. Em uma vista transversal, duas áreas distintas são visíveis na medula espinal. A **substância cinzenta**, que se assemelha à forma de uma borboleta, é composta sobretudo por corpos celulares de neurônios, interneurônios e células de suporte denominadas células da glia ou neuróglia. A substância cinzenta é subdividida em três regiões principais: o **corno anterior (ventral)**, o **corno posterior (dorsal)** e a **zona intermediária**. As regiões torácica e sacral da medula espinal também possuem um pequeno **corno lateral** de substância cinzenta dentro da zona intermediária que contém neurônios associados ao SNA. A **substância branca** envolve a substância cinzenta e contém axônios organizados em tratos ascendentes e descendentes. Esses tratos permitem que as informações passem entre a medula espinal e partes do cérebro.

Capítulo 2 | Sistema Nervoso 25

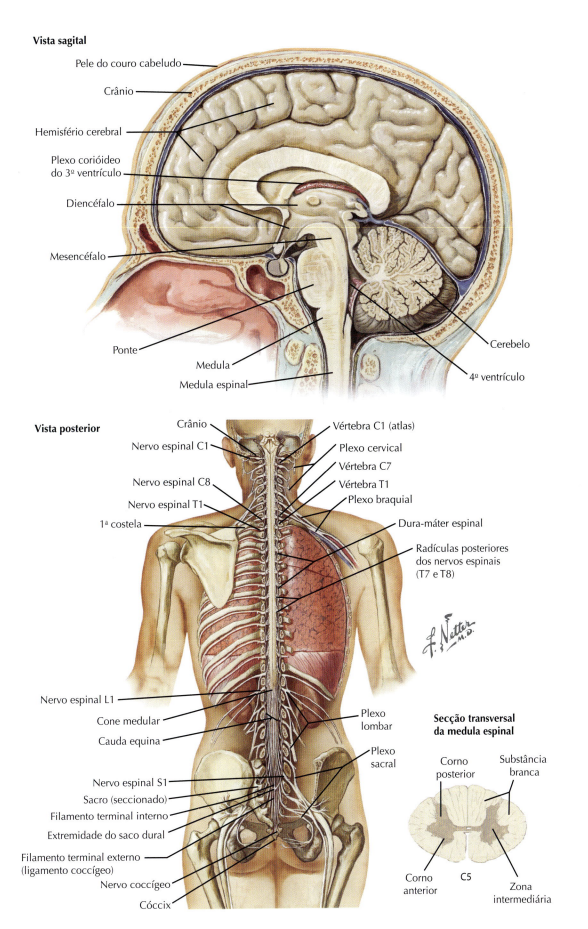

Figura 2.3 Cérebro e medula espinal.

## 2.4 MENINGES

O cérebro e a medula espinal são protegidos e sustentados pelos ossos do **crânio** e da **coluna vertebral**, e também por camadas de tecido conectivo denominadas **meninges**. As meninges são formadas por três camadas: uma camada mais externa espessa (**dura-máter**), uma camada intermediária fina (**aracnoide-máter**) e uma camada mais interna que está profundamente conectada à superfície do encéfalo e da medula espinal (**pia-máter**). A dura-máter craniana apresenta duas camadas: uma parte externa do periósteo aplicada à superfície interna do crânio e uma parte interna da meninge adjacente à aracnoide. Em alguns locais, essas duas camadas se separam, formando canais denominados **seios da dura-máter**, que coletam sangue venoso das veias cerebrais. Em outros locais, duas camadas meníngeas de dura-máter se fundem para formar divisões de suporte entre partes do cérebro, como a **foice do cérebro** entre os hemisférios cerebrais e o **tentório do cerebelo** entre os hemisférios cerebrais e o cerebelo. A dura-máter do encéfalo recebe suprimento arterial da artéria meníngea média (um ramo da artéria maxilar, ver Figura 2.5) e inervação de ramos do nervo trigêmeo e dos nervos espinais cervicais. A dura-máter que envolve a medula espinal existe como uma única camada que possui extensões denominadas **bainhas durais**, que circundam as raízes nervosas dentro do canal vertebral. Em contraste com a dura-máter craniana, a dura-máter espinal é separada do osso circundante pelo **espaço epidural** que contém gordura e veias da medula espinal. A aracnoide fina e em forma de teia é separada da pia-máter pelo **espaço subaracnóideo**. Esse espaço contém (**LCS**) que fornece sustentação e flutuação ao encéfalo e à medula espinal. Como o LCS é produzido de maneira contínua, é necessário um mecanismo que viabilize sua saída do espaço subaracnóideo em quantidades adequadas. Esse processo é realizado por pequenas saliências da aracnoide-máter denominadas **granulações aracnóideas**, que se projetam nos seios venosos e facilitam o movimento do LCS para o sangue.

### Foco clínico

**Meningite** é a inflamação das meninges que costuma ser causada por uma infecção viral ou bacteriana. A inflamação e o inchaço associados à meningite podem obstruir o fluxo do LCS, levando a uma condição denominada **hidrocefalia** (excesso de LCS dentro do encéfalo que pode comprimir o tecido cerebral). A artéria meníngea média se estende por entre o crânio e a camada periosteal da dura-máter. A ruptura desse vaso, por exemplo, devido a uma fratura do crânio, causa um acúmulo de sangue externo à dura-máter denominado **hematoma epidural**. Essa condição é fatal se não for tratada, pois o sangue comprime o encéfalo e compromete sua função.

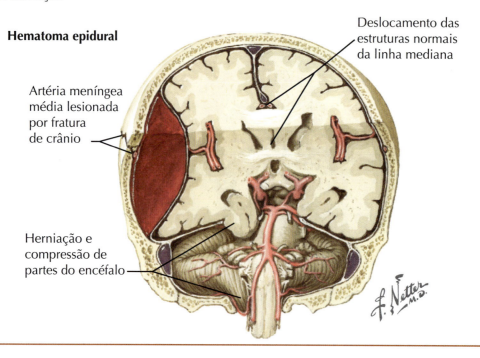

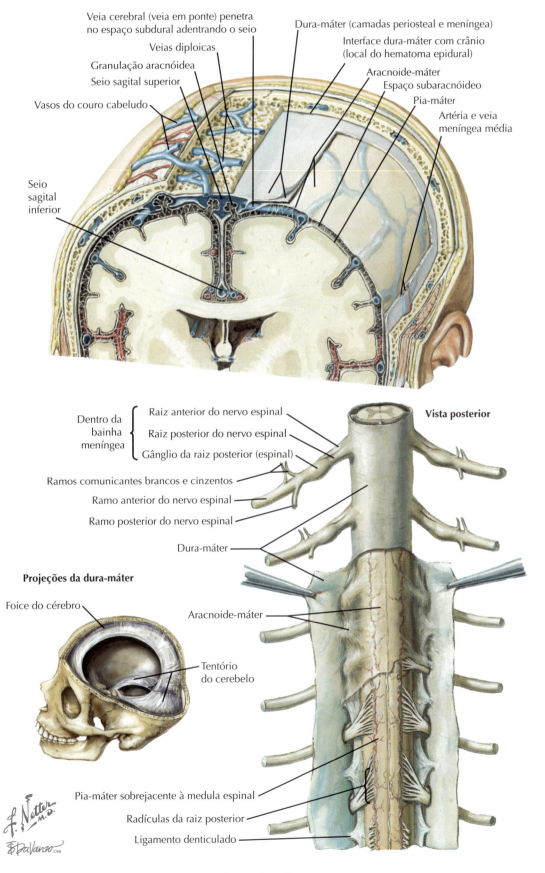

Figura 2.4 Meninges.

## 2.5 SUPRIMENTO ARTERIAL DO SISTEMA NERVOSO CENTRAL

O cérebro recebe suprimento sanguíneo das **artérias carótidas internas** e **vertebrais** pareadas. A artéria carótida interna é um ramo da artéria carótida comum no pescoço que entra na cavidade do crânio por meio do canal carótico. A artéria vertebral é um ramo da artéria subclávia que sobe pelo pescoço por dentro dos forames transversários das vértebras C1–C6 e atravessa o forame magno para entrar na cavidade do crânio. Ambos os vasos participam da circulação colateral do encéfalo por meio de conexões com o **círculo arterial do cérebro (de Willis)**. O círculo é composto por quatro pares de artérias (cerebral anterior, carótida interna, comunicante posterior, cerebral posterior) e um pequeno ramo comunicante anterior não pareado que une os dois vasos cerebrais anteriores. Devido ao seu comprimento, a medula espinal recebe suprimento arterial de vários vasos. As artérias vertebrais emitem uma única **artéria espinal anterior** e **artérias espinais posteriores** pareadas que descem na superfície da medula ao longo de seu comprimento. Os vasos são suplementados por ramos segmentares que surgem sobretudo de ramos da aorta.

### Foco clínico

Se o fornecimento de sangue ao encéfalo for interrompido, um paciente pode sofrer um **ataque isquêmico transitório (AIT)** ou **acidente vascular encefálico**. Um ataque isquêmico transitório, às vezes, é chamado "miniacidente vascular encefálico" porque é um bloqueio curto e temporário do fluxo sanguíneo para o encéfalo, que não causa danos permanentes, mas exibe sintomas de acidente vascular encefálico. Um AIT costuma ser causado por aterosclerose em um vaso sanguíneo que supre o encéfalo, induzindo a formação de coágulos e produzindo um êmbolo que se aloja em um vaso, normalmente de pequeno calibre. A condição pode ser temporária se o corpo for capaz de dissolver o coágulo; no entanto, se o coágulo causar obstrução permanente, ocorre um acidente vascular encefálico. Essa doença costuma causar perda de função em virtude da morte das células encefálicas. Os sinais comuns de um acidente vascular encefálico incluem dormência ou fraqueza em um lado do corpo, dificuldade para falar ou entender a fala, perda repentina de visão ou dificuldade para andar.

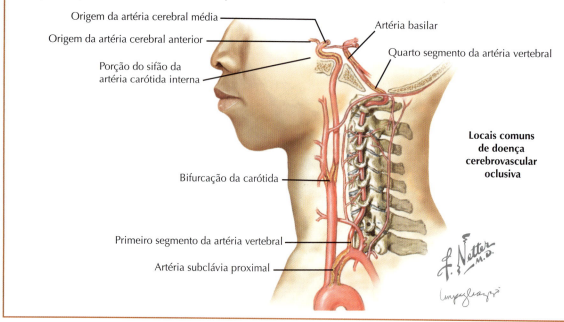

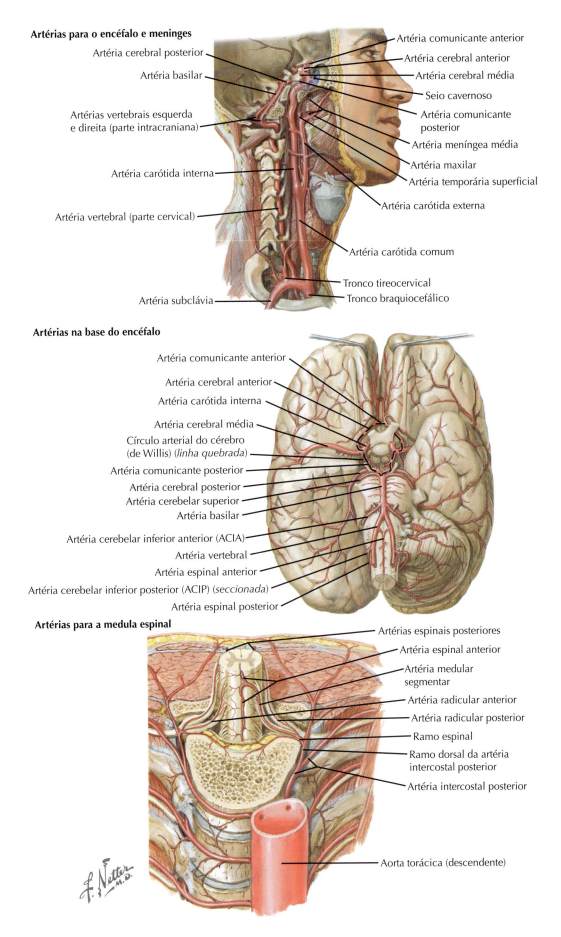

**Figura 2.5** Suprimento arterial do sistema nervoso central.

## 2.6 DRENAGEM VENOSA DO SISTEMA NERVOSO CENTRAL

As veias do encéfalo (p. ex., veias cerebrais, veias cerebelares) drenam para uma série de canais entre as camadas periosteal e meníngea da dura-máter, chamadas **seios venosos durais**. O sangue nos seios geralmente flui em direção à veia jugular interna; no entanto, o fluxo pode inverter a direção se o trajeto normal estiver obstruído, porque os seios não possuem válvulas. Os seios maiores incluem os **seios sagital superior, sagital inferior** e **seio reto** localizados dentro da foice do cérebro; os **seios cavernosos** pareados que recebem sangue venoso da órbita e do encéfalo; os **seios petrosos superiores** e **transversos** pareados que direcionam o sangue para os seios sigmóideos; e os **seios sigmóideos** pareados que são contínuos com as veias jugulares internas. Os seios cavernosos são particularmente únicos, em razão de sua estreita relação com os vários nervos cranianos e as artérias carótidas internas. Os NC III, NC IV, NC $V_1$ e NC $V_2$ estão todos localizados dentro da parede lateral do seio cavernoso. Em contrapartida, o NC VI e a artéria carótida interna passam pelo centro do seio. As veias da medula espinal drenam para vários plexos venosos vertebrais associados à coluna vertebral, como o **plexo venoso interno** dentro do espaço epidural. Os plexos venosos, em última análise, conectam-se aos sistemas das veias ázigo e cava para permitir que o sangue chegue ao coração.

### Foco clínico

Infecções na cavidade nasal ou seios paranasais podem se espalhar para os seios cavernosos pelas veias oftálmicas. Microrganismos, geralmente *Staphylococcus aureus*, ficam presos nas trabéculas dos seios e a inflamação leva à formação de coágulos (**trombose do seio cavernoso [TSC]**). O edema no seio pode comprimir os nervos cranianos adjacentes, levando a sintomas como perda sensorial ou problemas visuais. Além disso, como o sangue venoso não flui livremente pelo seio, ele retorna às veias oftálmicas, causando edema na órbita e proptose.

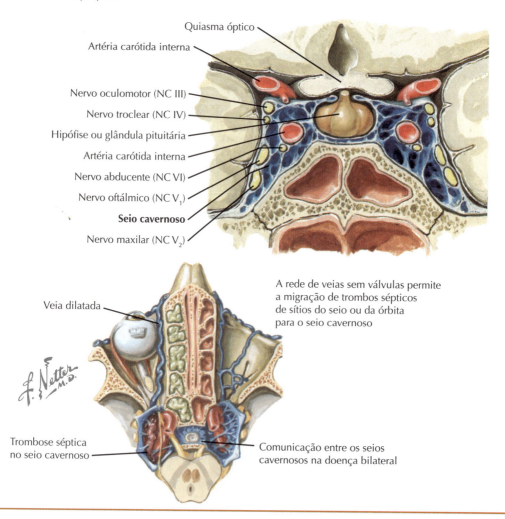

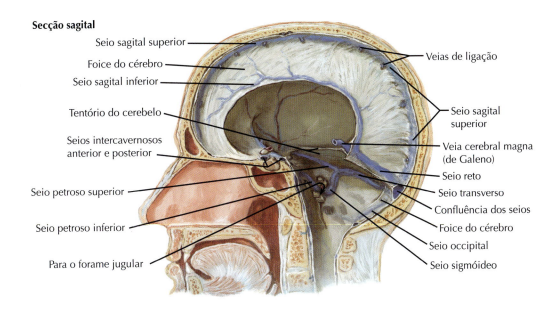
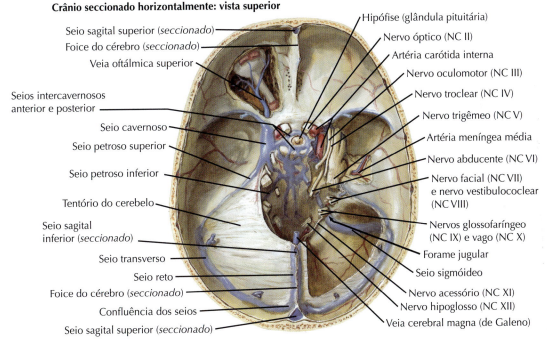
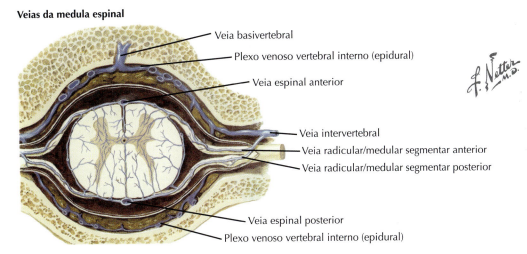

**Figura 2.6** Drenagem venosa do sistema nervoso central.

## 2.7 NERVOS CRANIANOS

Os nervos cranianos e espinais são os dois tipos de nervos periféricos no corpo. A principal diferença entre esses dois tipos de nervos é onde se conectam ao SNC. Por definição, os nervos cranianos se conectam ao cérebro e os nervos espinais se conectam à medula espinal. No entanto, há uma exceção à regra, pois o 11º nervo craniano surge sobretudo da parte cervical da medula espinal. Os **nervos cranianos** são numerados de 1 a 12 (usando algarismos romanos) e também têm nomes únicos. Por exemplo, os termos "NC I" e "nervo olfatório" são utilizados para se referir ao primeiro nervo craniano. Dos 12 pares de nervos cranianos, três transmitem apenas neurônios sensoriais (**NC I, NC II, NC VIII**). Cinco nervos (**NC III, NC IV, NC VI, NC XI, NC XII**) transmitem neurônios motores que inervam os músculos esqueléticos. Os quatro nervos restantes (**NC V, NC VII, NC IX** e **NC X**) contêm neurônios sensitivos e motores. Os neurônios sensitivos nos nervos cranianos transmitem o que, às vezes, é chamado "sensação comum" (p. ex., toque, pressão, temperatura, dor), bem como "sensação especial" (sensações dos sentidos especiais, como olfato ou visão). Os nervos espinais não conduzem neurônios sensitivos especiais.

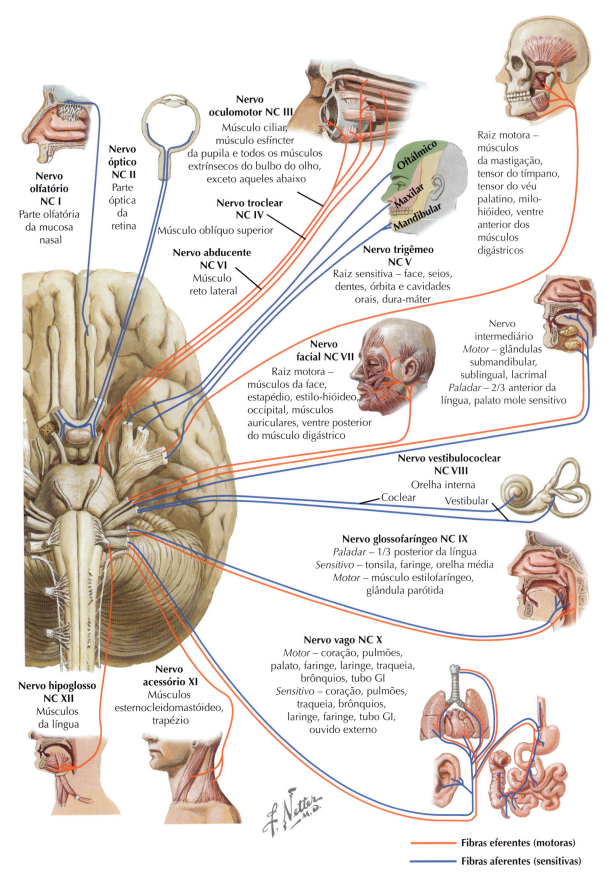

**Figura 2.7** Nervos cranianos.

## 2.8 BASE DO CRÂNIO

Os nervos cranianos surgem do encéfalo dentro da cavidade do crânio, portanto, devem percorrer aberturas no crânio para atingir seus alvos. A parte inferior do crânio que está em contato com a superfície ventral do cérebro é chamada **base do crânio**. A base contém três fossas do crânio (anterior, média e posterior) que são separadas pela asa menor do esfenoide e crista petrosa do osso temporal. Os pares de nervos cranianos I e II passam por aberturas na **fossa anterior do crânio**, especificamente pelos pequenos forames na **lâmina cribriforme** e no **canal óptico**, respectivamente. A **fossa média do crânio** contém a **fissura orbital superior**, que é uma grande fenda que conduz o NC III, NC IV, NC VI e ramos da primeira divisão do NC $V_1$, o nervo oftálmico. As outras duas divisões do nervo trigêmeo também saem do crânio em direção à fossa média pelo **forame redondo** (NC $V_2$) e pelo **forame oval** (NC $V_3$). Os seis nervos cranianos restantes percorrem aberturas na **fossa posterior do crânio**, isto é, o **meato acústico interno** (NC VII, NC VIII), **forame jugular** (NC IX, NC X, NC XI) e o **canal do nervo hipoglosso** (NC XII).

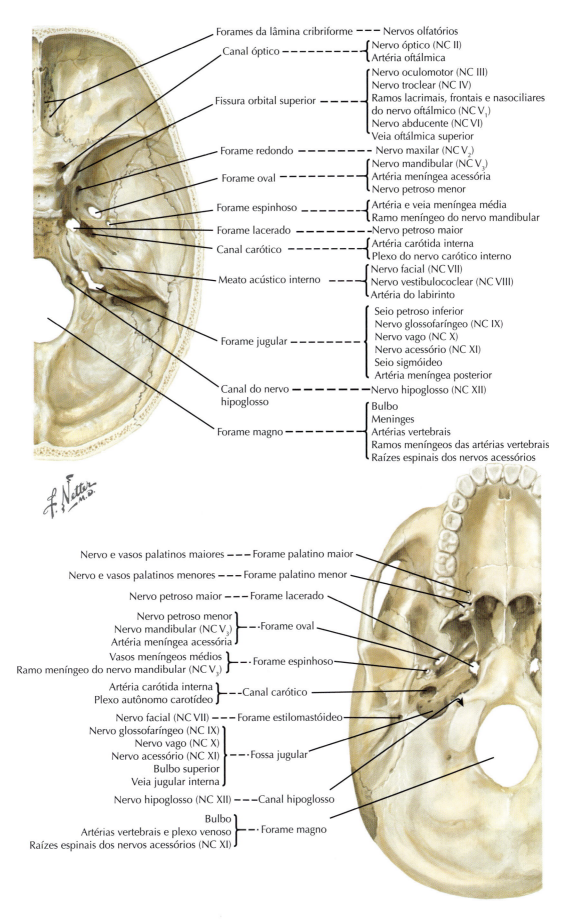

**Figura 2.8** Base do crânio.

## 2.9 NERVO OLFATÓRIO (NC I)

O primeiro nervo craniano é composto por uma coleção de neurônios aferentes no teto da cavidade nasal que transmitem informações olfatórias (sensação de olfato). Esses neurônios, conhecidos como **células olfatórias**, estão localizados em uma região específica do epitélio nasal chamada **mucosa olfatória**. Os cílios das células olfatórias possuem receptores para moléculas odoríferas e a ligação das moléculas gera potenciais de ação nos axônios olfatórios que passam por pequenos orifícios na **lâmina cribriforme** do osso etmoide para entrar na cavidade do crânio. Esses axônios terminam fazendo sinapses com neurônios nos bulbos olfatórios, que então transmitem informações para áreas olfatórias no encéfalo pelo trato olfatório.

### Foco clínico

A perda do olfato é chamada **anosmia**. A anosmia temporária pode ser causada por condições que obstruem as passagens nasais e impedem que os odores atinjam o epitélio olfatório (p. ex., congestão nasal, pólipos nasais) ou por agentes que danificam as células olfatórias (p. ex., vírus, medicamentos, produtos químicos nocivos). As células olfatórias são substituídas continuamente ao longo da vida de um indivíduo; assim, a perda do olfato ocasionada pelo dano celular costuma ser temporária. O traumatismo craniano (p. ex., fraturas da lâmina cribriforme) ou danos ao tecido cerebral (p. ex., tumores) podem causar anosmia permanente.

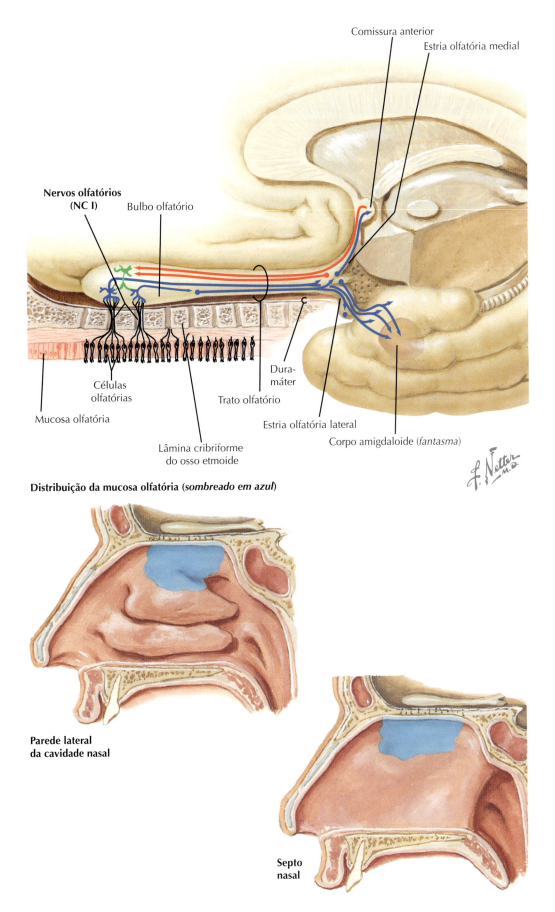

**Figura 2.9** Nervo olfatório (NC I).

## 2.10 NERVO ÓPTICO (NC II)

O segundo nervo craniano contém neurônios aferentes especiais para a visão. Os corpos celulares desses neurônios bipolares estão localizados na **camada de células ganglionares da retina** e os axônios deixam o bulbo do olho como o **nervo óptico**. O nervo óptico passa pelo **canal óptico**, entre a órbita e a cavidade do crânio. Uma vez na cavidade do crânio, os dois nervos ópticos se fundem no **quiasma óptico**. Essa conexão permite o compartilhamento de neurônios entre os dois nervos que auxiliam a visão binocular. Os neurônios continuam a alcançar os alvos no encéfalo por meio dos tratos ópticos.

### Foco clínico

O nervo óptico pode ficar inflamado (**neurite óptica**) em associação a infecções como sarampo, tuberculose e doença de Lyme, geralmente causando dor e perda temporária de visão até que a infecção seja resolvida. A inflamação do nervo óptico e a perda de visão também são comuns em doenças desmielinizantes, como a esclerose múltipla (EM). A hipófise, ou glândula pituitária, está intimamente associada ao quiasma óptico; assim, os tumores hipofisários podem exercer pressão sobre o quiasma, o que resulta em deficiência visual.

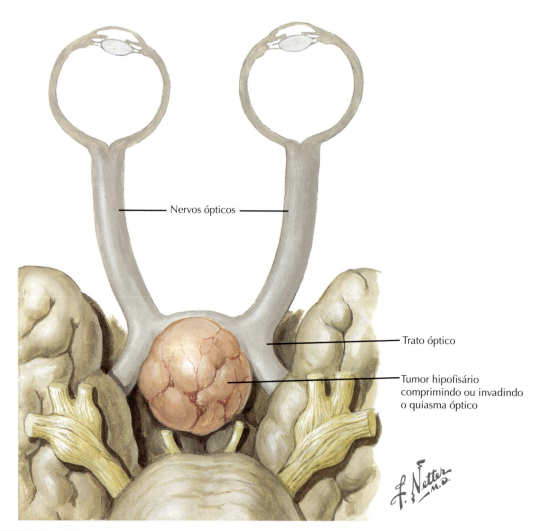

Capítulo 2 | Sistema Nervoso 39

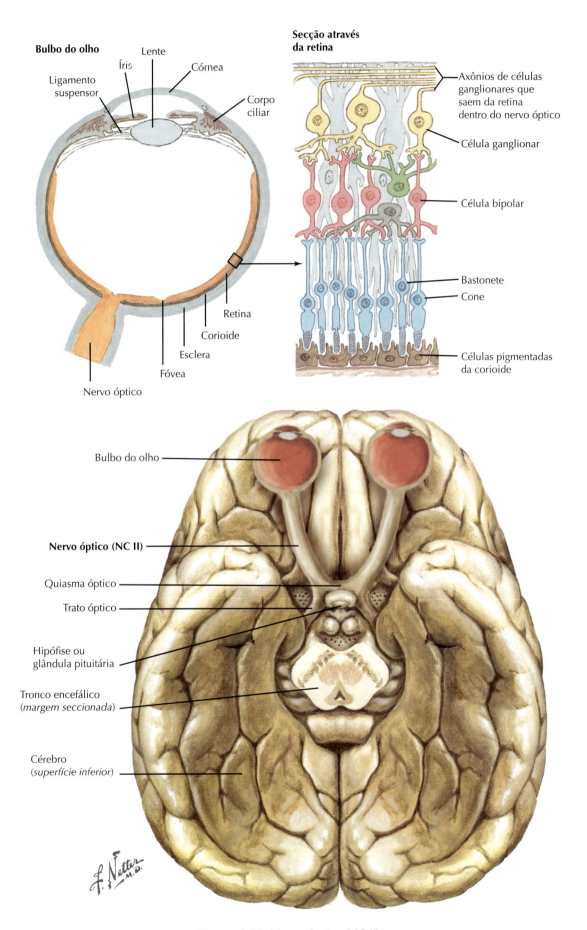

Figura 2.10 Nervo óptico (NC II).

## 2.11 NERVO OCULOMOTOR (NC III), NERVO TROCLEAR (NC IV), NERVO ABDUCENTE (NC VI)

A função dos nervos oculomotor, troclear e abducente é inervar os músculos do olho. O **nervo oculomotor** emerge do mesencéfalo, percorre a parede lateral do seio cavernoso e entra na órbita pela fissura orbital superior. Ele fornece inervação motora para quatro dos seis músculos extraoculares: **reto superior**, **reto inferior**, **reto medial** e **oblíquo inferior**. Também inerva o **levantador da pálpebra superior**, um músculo que eleva a pálpebra. Além dos neurônios motores somáticos, o NC III conduz neurônios parassimpáticos pré-ganglionares que fazem sinapse no gânglio ciliar. Os neurônios pós-ganglionares inervam o músculo constritor da pupila (**esfíncter da pupila**) e o **músculo ciliar**, que medeia o processo de acomodação (mudança da forma da lente para focalizar objetos próximos). O **nervo troclear** é o único nervo que se origina da face dorsal do tronco encefálico. Assim como o NC III, ele passa pela parede lateral do seio cavernoso e atravessa a fissura orbital superior, alcançando a órbita. O NC IV fornece inervação motora ao **músculo oblíquo superior**. O **nervo abducente** emerge do tronco encefálico na junção entre a ponte e a medula. Ele passa pelo seio cavernoso antes de entrar na órbita pela fissura orbital superior. O NC VI fornece inervação motora somática para o **músculo reto lateral**.

### Foco clínico

Os nervos cranianos que inervam os músculos extraoculares estão todos associados ao seio cavernoso e, portanto, podem ser acometidos por patologias como a trombose do seio cavernoso (ver Foco clínico 2.6). A lesão do NC III produz ptose devido à perda da função do levantador da pálpebra; uma pupila fixa e dilatada que não se acomoda devido à perda da inervação parassimpática; e um olho direcionado para baixo e para fora, pois apenas o oblíquo superior e o reto lateral estão funcionando. A perda de função do oblíquo superior com lesão do NC IV resulta em um olho aduzido e levemente elevado, uma vez que a depressão e a abdução do olho são enfraquecidas. A lesão do NC VI afeta a função do reto lateral; assim, a abdução do olho é prejudicada.

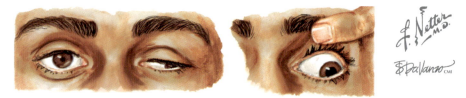

**Paralisia do nervo oculomotor:** o olho afetado apresenta ptose e pupila dilatada. O olho é abduzido e deprimido, devido à tração dos dois músculos extraoculares que estão funcionando.

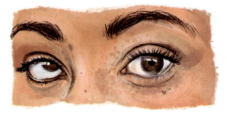

**Paralisia do nervo troclear:** o olho afetado é hipertrópico (desviado para cima) e sofre extorsão devido à perda de função do oblíquo superior.

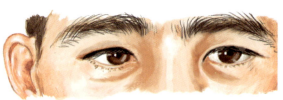

**Paralisia do nervo abducente:** o olho afetado é aduzido devido à perda da abdução pelo músculo reto lateral.

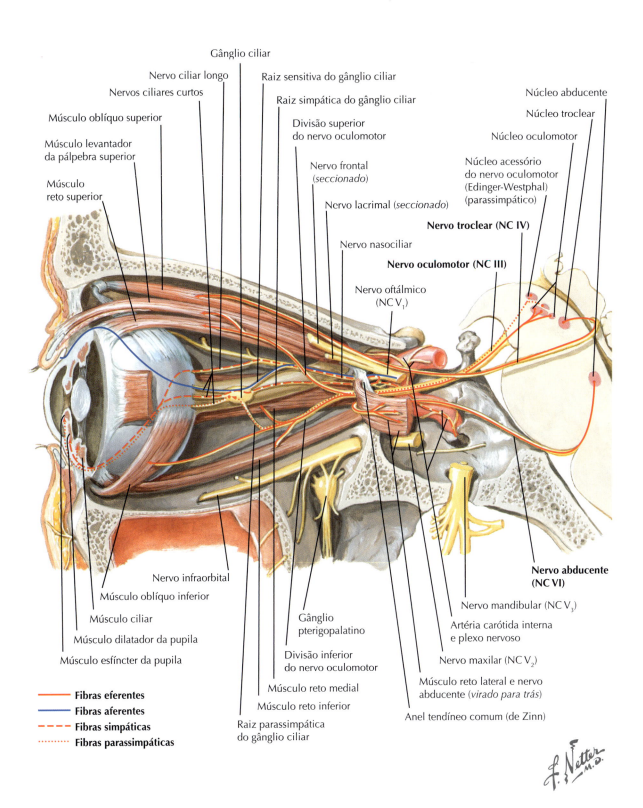

**Figura 2.11** Nervo oculomotor (NC III), nervo troclear (NC IV) e nervo abducente (NC VI).

## 2.12 NERVO TRIGÊMEO (NC V)

Após elevar-se da ponte, o nervo trigêmeo se divide em três divisões designadas NC V$_1$, NC V$_2$ e NC V$_3$. O **gânglio trigêmeo**, que contém corpos celulares sensitivos de neurônios aferentes no NC V, está localizado na junção do nervo trigêmeo e suas três divisões. O NC V$_1$, o **nervo oftálmico**, entra na fissura orbital superior e se divide em três ramos que passam para a órbita (nervos frontal, nasociliar e lacrimal). Esses ramos contêm apenas neurônios sensitivos que transmitem informações sobretudo da córnea, conjuntiva, glândula lacrimal, parte anterior da cavidade nasal e a pele da parte superior da face e da fronte. O NC V$_2$, o **nervo maxilar**, passa pelo forame redondo e entra em uma região profunda da face denominada fossa pterigopalatina, em que emite ramos que conduzem neurônios sensoriais, sobretudo da região média da face, parte posterior da cavidade nasal, dentes e gengivas superiores, nasofaringe e palato. NC V$_3$, o **nervo mandibular**, deixa a cavidade do crânio pelo forame oval e entra na fossa infratemporal. O nervo mandibular é a única divisão do nervo trigêmeo que contém neurônios motores; estes inervam os músculos da mastigação, bem como alguns pequenos músculos adicionais na cabeça. O NC V$_3$ também transporta neurônios sensitivos do terço inferior da face, dentes e gengivas inferiores, dois terços anteriores da língua e a face lateral do couro cabeludo.

### Foco clínico

A **neuralgia do trigêmeo** é uma condição de dor crônica causada por lesão no nervo trigêmeo. A dor facial varia em sintomatologia, desde sensações constantes de dor ou queimação, até sensações repentinas e intensas de facadas. A dor pode ser desencadeada ao tocar em regiões sensíveis da face, como ao fazer a barba ou aplicar loção. A causa exata é desconhecida; no entanto, a compressão do nervo trigêmeo por vasos sanguíneos no encéfalo pode estar envolvida. Doenças desmielinizantes, como a esclerose múltipla, também podem causar neuralgia do trigêmeo. Outra fonte de dor facial é o **herpes-zóster** (popularmente conhecido pelo termo "**cobreiro**"), cuja dor é causada pela reativação do vírus varicela-zóster (VVZ) no gânglio trigeminal. A infecção inicial pelo VVZ costuma causar catapora e, em seguida, o vírus permanece inativo por muitos anos dentro dos gânglios sensitivos do corpo. Se o vírus no gânglio trigeminal for reativado, ele pode produzir bolhas dolorosas na distribuição sensitiva de uma ou mais divisões do nervo trigêmeo.

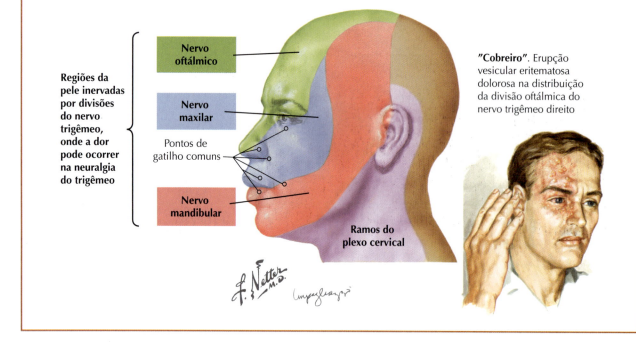

Capítulo 2 | Sistema Nervoso 43

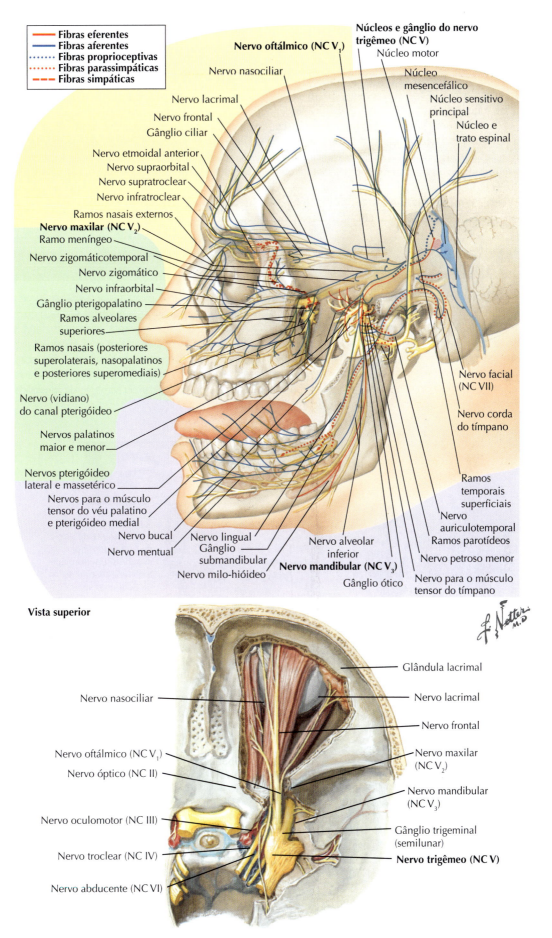

Figura 2.12 Nervo trigêmeo (NC V).

## 2.13 NERVO FACIAL (NC VII)

O sétimo nervo craniano surge do tronco encefálico na junção medular-pontina, deixa a cavidade do crânio pelo meato acústico interno, passa pelo osso temporal e sai do crânio pelo forame estilomastóideo. Enquanto no osso temporal, o nervo facial emite três ramos. O primeiro é o **nervo petroso maior**, que conduz os neurônios parassimpáticos que suprem a glândula lacrimal. Esses neurônios juntam-se às fibras simpáticas para formar o nervo do canal pterigóideo, fazem sinapse no gânglio pterigopalatino e, por fim, percorrem até a órbita para atingir seu alvo. O gânglio sensitivo do nervo facial, conhecido como **gânglio geniculado**, localiza-se na região onde surge o nervo petroso maior. O próximo ramo que surge do nervo facial é o **nervo para o músculo estapédio**. O terceiro ramo, o **nervo corda do tímpano**, transmite sensações gustativas dos dois terços anteriores da língua e neurônios parassimpáticos que inervam as glândulas salivares submandibulares e sublinguais. A parte distal do nervo facial vai do crânio ao **forame estilomastóideo**. A maior parte do nervo, então, atravessa a glândula parótida antes de se dividir em cinco ramos terminais que suprem os músculos da expressão facial: **temporal**, **zigomático**, **bucal**, **mandibular marginal** e **cervical**. Esse grupo de músculos inclui músculos que fecham os olhos e a boca, enrugam a fronte e produzem o sorriso.

### Foco clínico

A **paralisia facial idiopática (PFI)**, mais comumente conhecida como paralisia de Bell, é causada pela inflamação do nervo facial dentro do canal em que está inserido. A inflamação costuma ser causada por uma infecção viral. Pesquisas sugerem que vírus como herpes simples, varicela-zóster, citomegalovírus e Epstein-Barr são causas potenciais. Normalmente, apenas um nervo facial é afetado, portanto, os sintomas de fraqueza ou paralisia dos músculos da face geralmente se apresentam em um lado da face. Os sinais comuns incluem perda de rugas em um lado da fronte, perda da capacidade de fechar completamente um olho, incapacidade de elevar um canto da boca durante o sorriso e sialorreia devido à incapacidade de fechar um lado da boca. Se a inflamação se estender para a parte proximal do canal do nervo facial, o paciente pode apresentar perda do paladar ou aumento da sensibilidade ao som devido à compressão do nervo corda do tímpano e do nervo do músculo estapédio.

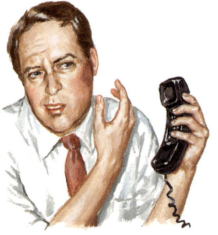

**Hiperacusia.** Pode ser um sintoma inicial ou precoce de uma paralisia periférica do VII nervo: o paciente afasta o telefone da orelha devido à sensibilidade dolorosa ao som. A perda do paladar também pode ocorrer no lado afetado.

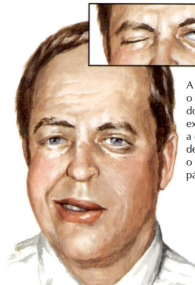

A tentativa de fechar o olho resulta no giro do bulbo do olho, expondo superiormente a esclera (fenômeno de Bell), mas sem o fechamento da pálpebra em si.

**Fraqueza facial periférica esquerda do VII par de nervos cranianos.** Paciente incapaz de enrugar a fronte; a pálpebra cai muito ligeiramente; incapacidade de mostrar os dentes do lado afetado na tentativa de sorrir; lábio inferior se inclina ligeiramente.

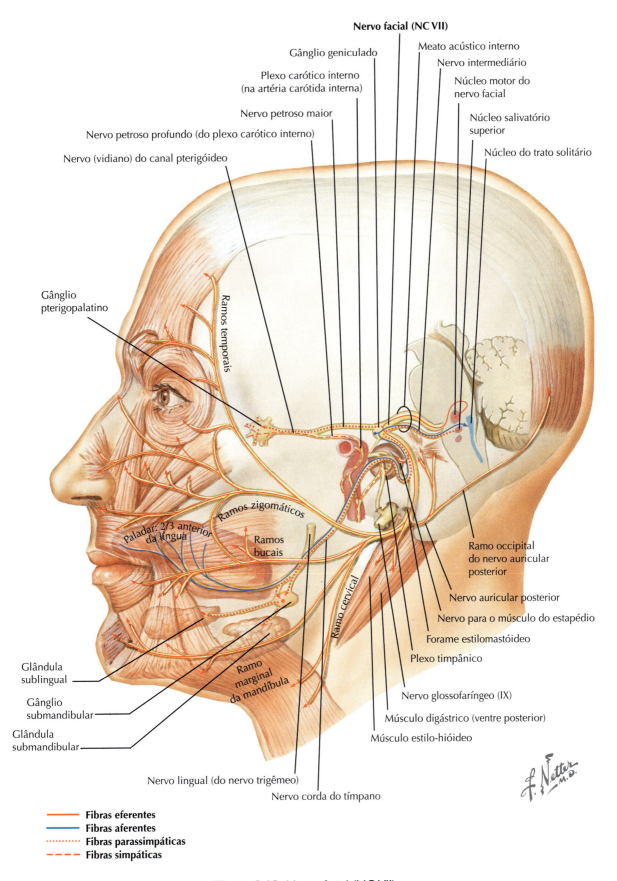

Figura 2.13 Nervo facial (NC VII).

## 2.14 NERVO VESTIBULOCOCLEAR (NC VIII)

Assim como o nervo facial, o NC VIII emerge do encéfalo na junção medular-pontina e percorre o meato acústico interno. O meato acústico interno conecta a cavidade do crânio à face interna do osso temporal, em que estão localizados os componentes da orelha interna. O NC VIII conduz sensações especiais para audição e equilíbrio pelas suas duas divisões. Os neurônios do sistema vestibular da orelha interna formam a **divisão vestibular do NC VIII**, que transmite informações para preservar o equilíbrio. Os corpos celulares sensitivos desses neurônios estão localizados no **gânglio vestibular** no meato acústico interno. Os neurônios que transmitem informações auditivas têm corpos celulares em um dos muitos **gânglios espirais** da cóclea e seus axônios convergem para formar a **divisão coclear do NC VIII**.

### Foco clínico

Um **schwannoma vestibular** é um tumor benigno que se desenvolve na bainha de mielina, ao redor da divisão vestibular do NC VIII. Esses tumores também são chamados "neuromas acústicos" pois se pensava, até sua descoberta, que surgiam da divisão coclear do nervo. Schwannomas vestibulares comprimem o nervo vestibulococlear e podem causar sintomas como perda auditiva, tontura e desequilíbrio. Se o tumor se expandir para fora do meato acústico interno, pode comprimir outros nervos cranianos, gerando mais sintomas.

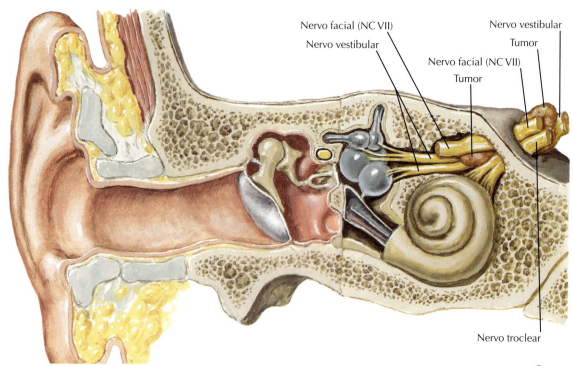

O pequeno schwannoma é derivado do nervo vestibular no meato acústico interno e projeta-se para a fossa posterior do crânio

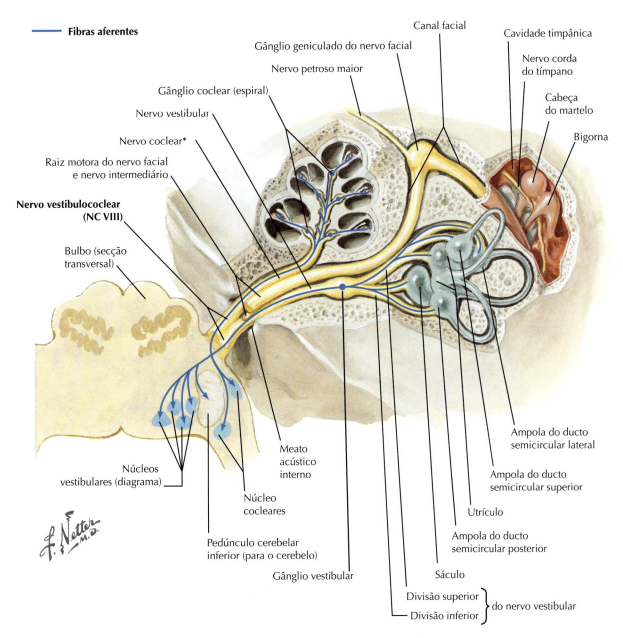

*Nota: o nervo coclear também contém fibras eferentes para o epitélio sensitivo. Essas fibras são derivadas do nervo vestibular no meato acústico interno.

**Figura 2.14** Nervo vestibulococlear (NC VIII).

## 2.15 NERVO GLOSSOFARÍNGEO (NC IX)

O nono nervo craniano origina-se na medula e deixa a cavidade do crânio pelo forame jugular. É primariamente um nervo sensitivo, conduzindo neurônios aferentes da cavidade timpânica, faringe e um terço posterior da língua pelos **ramos timpânico**, **faríngeo** e **lingual**, respectivamente. Os neurônios aferentes no ramo lingual conduzem tanto a sensação geral quanto a sensação especial para o paladar. O NC IX também transmite informações de quimiorreceptores no **corpo carotídeo** e barorreceptores no **seio carótico** que auxiliam na manutenção da pressão arterial e na composição química do sangue. O NC IX tem dois gânglios sensitivos localizados nas proximidades do forame jugular. Os neurônios motores somáticos no NC IX inervam o **músculo estilofaríngeo**, um dos músculos longitudinais da faringe. Finalmente, o nervo glossofaríngeo contém neurônios parassimpáticos que percorrem no **nervo petroso menor** e fazem sinapse no gânglio ótico. Neurônios parassimpáticos pós-ganglionares que surgem no gânglio ótico inervam a glândula salivar parótida.

### Foco clínico

Durante um exame de nervo craniano, a integridade do NC IX é avaliada testando o reflexo de vômito com um abaixador de língua. O reflexo de vômito é um mecanismo protetor que causa a contração dos músculos da faringe quando um objeto estranho toca a parte posterior da garganta ou a parte posterior da língua. O nervo glossofaríngeo conduz os neurônios sensitivos do reflexo, enquanto o nervo vago fornece os neurônios motores que inervam a musculatura da faringe.

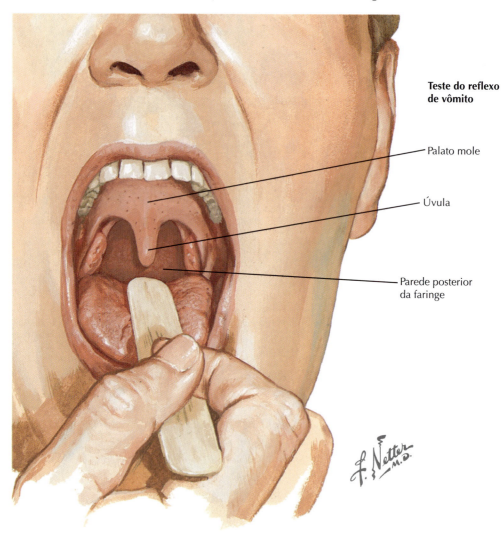

Teste do reflexo de vômito
- Palato mole
- Úvula
- Parede posterior da faringe

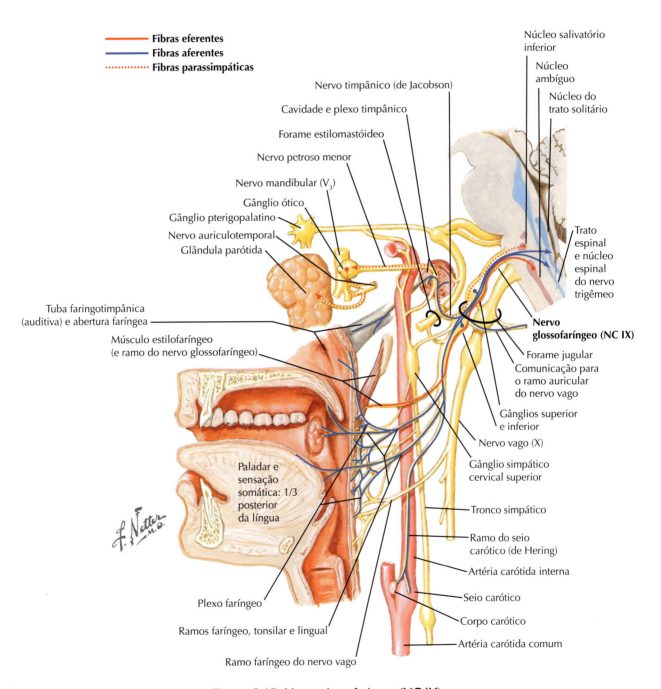

Figura 2.15 Nervo glossofaríngeo (NC IX).

## 2.16 NERVO VAGO (NC X)

O nervo vago surge da medula como um conjunto de pequenas radículas que se fundem e saem do crânio pelo forame jugular. O termo vago significa "errante ou migratório"; assim, o nome do nervo reflete o fato de que ele tem uma ampla distribuição pelo corpo. Os **neurônios sensitivos** no nervo vago transmitem sensações do meato acústico externo (canal auditivo), dura-máter, laringofaringe, interior da laringe e numerosos órgãos viscerais no tórax e abdome. Assim como o nervo glossofaríngeo, o vago possui dois gânglios sensitivos próximos ao forame jugular. O gânglio superior contém corpos celulares para neurônios somáticos, enquanto o gânglio inferior abriga corpos celulares para neurônios viscerais. Os **neurônios motores** em ramos do nervo vago da cabeça e pescoço inervam os músculos do palato, faringe, laringe e parte cervical do esôfago. O nervo vago também contém **neurônios parassimpáticos** que são distribuídos para órgãos viscerais no tórax e abdome até a flexura esplênica do colo.

### Foco clínico

As lesões do nervo vago causam problemas de elevação do palato, deglutição e fala devido à paralisia dos músculos que desempenham essas funções. A integridade do nervo vago pode ser avaliada examinando a função do palato mole. Se ambos os nervos vagos estiverem intactos, a úvula permanecerá na linha mediana quando o palato mole se elevar. Em contrapartida, se um nervo vago estiver lesionado, a úvula se desviará do lado danificado devido à tração dos músculos que estão funcionando. A paralisia unilateral das pregas vocais também pode ser observada no exame físico. Os pacientes com essa condição geralmente apresentam voz rouca e respiração ruidosa.

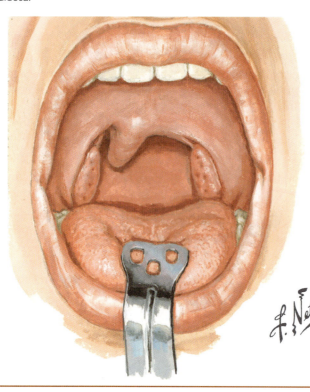

Paralisia da úvula: úvula atraída para o lado não paralisado quando o paciente emite o som da vogal "a".

Capítulo 2 | Sistema Nervoso 51

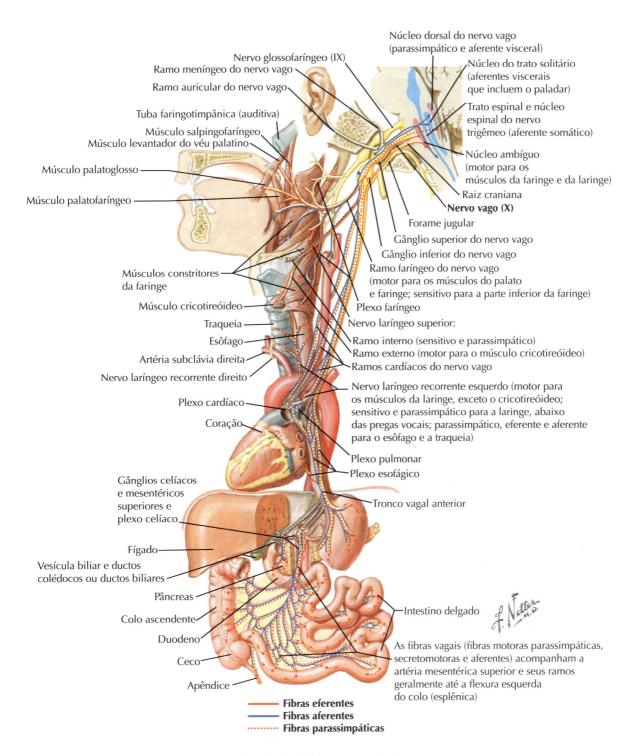

**Figura 2.16** Nervo vago (NC X).

## 2.17 NERVO ACESSÓRIO (NC XI)

O 11º par de nervos cranianos é único porque surge sobretudo da medula espinal e não do tronco encefálico. Os corpos celulares de neurônios são encontrados no corno anterior dos quatro ou cinco segmentos superiores da **parte cervical da medula espinal**. Os axônios ascendem para a cavidade craniana pelo forame magno e, em seguida, fazem uma "meia-volta" para sair pelo forame jugular com os nervos glossofaríngeo e vago. Historicamente, o nervo acessório tem sido descrito como tendo uma contribuição craniana ("raiz craniana") que se une brevemente à raiz espinal dentro do forame jugular. Os neurônios na raiz craniana são distribuídos no nervo vago para os músculos da laringe. Estudos anatômicos recentes mostraram que, na maioria dos indivíduos, as raízes espinais e cranianas não se comunicam e, portanto, o nervo acessório contém apenas neurônios motores que se originam da parte cervical da medula espinal. Esses neurônios inervam dois músculos estriados esqueléticos, o **esternocleidomastóideo** e o **trapézio**.

### Foco clínico

O nervo acessório é mais vulnerável a lesões durante procedimentos no triângulo posterior do pescoço (p. ex., biopsia de linfonodo ou excisão de câncer de pele) devido à localização superficial. O lado afetado apresenta queda do ombro e fraqueza na elevação do ombro devido à perda da função do músculo trapézio. O trapézio também estabiliza a margem medial da escápula contra a parede torácica, principalmente durante a rotação externa do úmero. A perda desse suporte produz protrusão da margem medial da escápula (conhecida popularmente como escápula alada) quando a rotação externa é testada contra resistência – um sinal clínico denominado "sinal de movimento súbito da escápula".

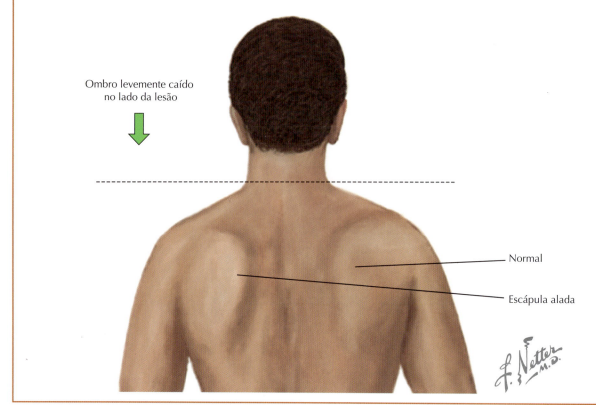

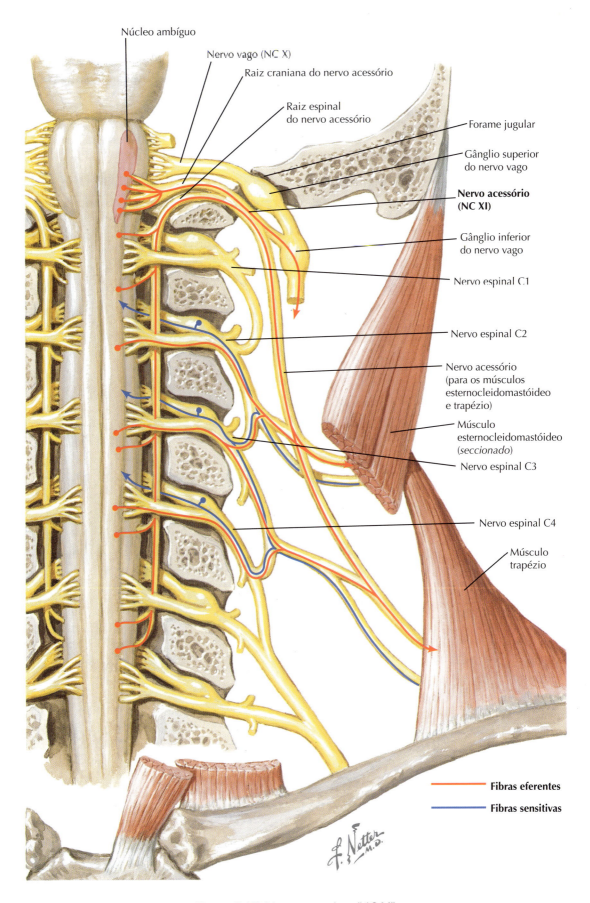

Figura 2.17 Nervo acessório (NC XI).

## 2.18 NERVO HIPOGLOSSO (NC XII)

Uma coleção de pequenas radículas emerge da superfície ventral da medula e se fundem para formar o 12º nervo craniano. O NC XII sai da cavidade do crânio pelo **canal hipoglosso** e desce no pescoço por uma curta distância adjacente ao nervo vago. O nervo hipoglosso contém neurônios motores somáticos que inervam os **músculos extrínsecos da língua**, movimentando a língua como um todo (genioglosso, estiloglosso, hioglosso), bem como os **músculos intrínsecos da língua** que alteram sua forma. Por um curto período, o ramo anterior do nervo espinal C1 se comunica com o nervo hipoglosso. Alguns dos neurônios que surgem em C1, especificamente aqueles que inervam os músculos tireo-hióideo e genio-hióideo, percorrem o interior de ramos do nervo hipoglosso para chegar ao seu destino.

### Foco clínico

As causas comuns de **disfunção do nervo hipoglosso** incluem tumores, infecções, trauma e procedimentos cirúrgicos no pescoço (p. ex., endarterectomia carotídea). Uma lesão do NC XII produz dificuldade nos movimentos da língua, mastigação, fala e deglutição. Para avaliar a integridade do nervo hipoglosso, os pacientes são solicitados a projetar a língua. Lesões unilaterais produzem desvio da língua para o lado lesionado, devido ao músculo genioglosso sem oposição no lado do nervo intacto.

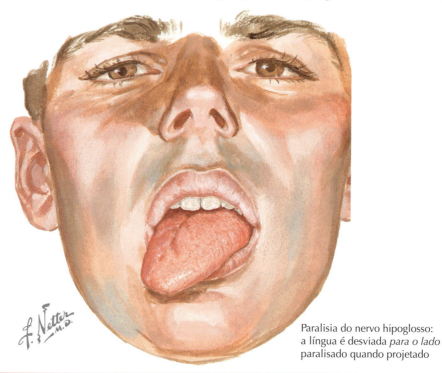

Paralisia do nervo hipoglosso: a língua é desviada *para o lado* paralisado quando projetado

Capítulo 2 | Sistema Nervoso 55

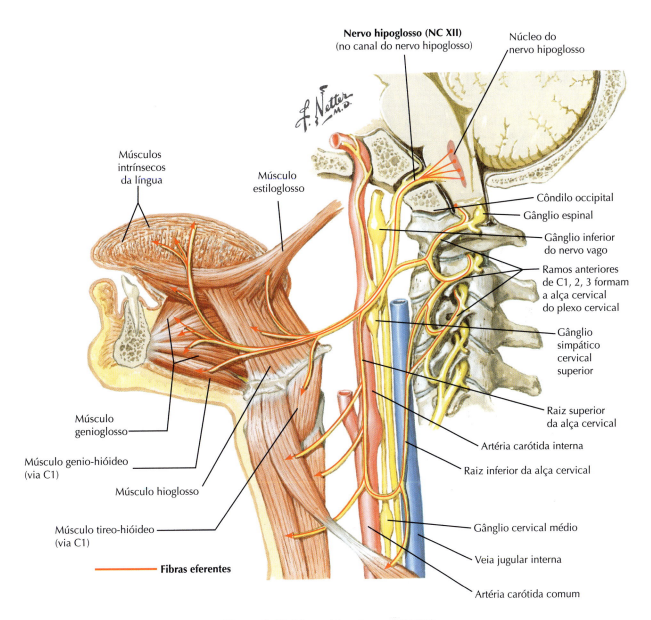

Figura 2.18 Nervo hipoglosso (NC XII).

## 2.19 NERVOS ESPINAIS

Os nervos espinais emanam da medula espinal e são nomeados com os mesmos nomes regionais utilizados para as vértebras. Existem **oito nervos cervicais**, **12 torácicos**, **cinco lombares**, **cinco sacrais** e **um coccígeo**. Os nervos são geralmente referidos pela primeira letra de cada nome regional e um número – por exemplo, o quarto nervo cervical é o nervo espinal C4, enquanto o oitavo nervo torácico é o nervo espinal T8. Os nervos espinais se desenvolvem de maneira segmentar e, portanto, estão ligados à medula espinal em intervalos regulares por meio de coleções de radículas chamadas **raízes posteriores** e **anteriores**. A raiz posterior tem um gânglio associado a ela denominado **gânglio espinal (raiz posterior)** que contém corpos celulares para neurônios sensitivos que percorrem os nervos espinais. Os nervos espinais deixam a coluna vertebral por meio de espaços entre as vértebras denominados **forames intervertebrais** (3.14); na região sacral as aberturas no sacro são denominadas **forames sacrais**. Os nervos espinais cervicais saem da coluna vertebral *superior* à sua vértebra de mesma numeração – por exemplo, o nervo C5 passa pelo forame intervertebral entre as vértebras C4 e C5. No entanto, como há um oitavo nervo cervical e apenas sete vértebras cervicais, o nervo C8 passa inferiormente à vértebra C7 e, portanto, o nervo T1 deve passar inferior à vértebra T1. Consequentemente, todos os nervos espinais restantes passam *inferiormente* à sua vértebra correspondente. Observe que, como a medula espinal não se estende por todo o comprimento do canal vertebral, as raízes nervosas lombares e sacrais percorrem inferiormente dentro do canal vertebral até seus respectivos forames. Essa coleção de raízes nervosas é chamada **cauda equina**, devido à semelhança com um "rabo de cavalo".

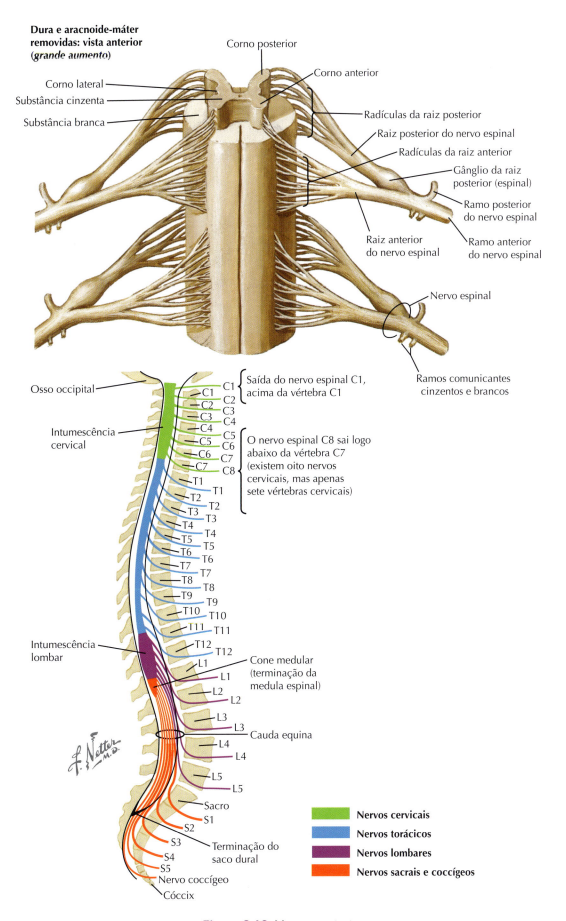

Figura 2.19 Nervos espinais.

## 2.20 ORIENTAÇÃO DO NERVO ESPINAL

Depois de passar pelos forames intervertebrais, cada nervo espinal se bifurca em dois ramos principais, um **ramo posterior** menor e um **ramo anterior** maior. Os ramos posteriores são distribuídos para estruturas no dorso e na parte posterior da cabeça e pescoço, enquanto os ramos anteriores inervam estruturas anterolaterais do pescoço, tronco e membros. Na região torácica do corpo, os ramos anteriores dos nervos espinais percorrem o tronco paralelamente, emitindo ramos durante seu trajeto – eles também são conhecidos como nervos intercostais. Em outras regiões do corpo, os ramos anteriores se misturam para formar plexos nervosos, como os plexos mostrados na parte inferior da Figura 2.20, que percorrem para a extremidade inferior. Dois ramos adicionais dos nervos espinais são os pequenos **ramos comunicantes cinzento e branco** que ligam os ramos anteriores às cadeias simpáticas. As cadeias simpáticas fazem parte do sistema autônomo e esses ramos de conexão permitem a comunicação entre os nervos espinais e os componentes simpáticos do sistema nervoso.

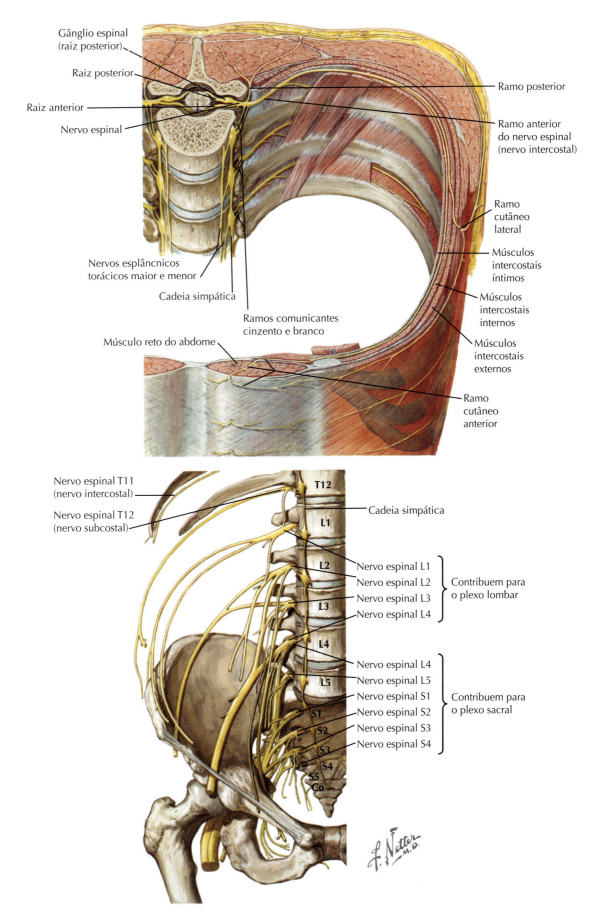

**Figura 2.20** Orientação do nervo espinal.

## 2.21 NEURÔNIOS NOS NERVOS ESPINAIS

Os nervos espinais contêm os quatro principais tipos funcionais de neurônios (**aferente somático, eferente somático, aferente visceral, eferente visceral**). Neurônios aferentes somáticos e viscerais que transmitem informações de estruturas nos membros ou na parede do corpo estão localizados dentro dos ramos anteriores e seus ramos. Da mesma forma, os neurônios aferentes que transmitem informações do dorso são encontrados nos ramos posteriores. Esses neurônios convergem no nervo espinal e então utilizam a raiz posterior para alcançar a medula espinal; terminam no **corno dorsal**. A raiz posterior tem um gânglio associado a ela denominado **gânglio espinal (raiz posterior)** que contém corpos celulares para todos os neurônios sensitivos que atravessam os nervos espinais. Neurônios aferentes somáticos inervam a pele e um **dermátomo** é uma região da pele inervada por um par específico de nervos espinais. Os dermátomos na região torácica estão dispostos em faixas uniformes, pois os ramos anteriores percorrem a parede do corpo paralelamente. Nos membros, o padrão é ligeiramente distorcido devido à mistura de neurônios nos plexos e à rotação dos membros durante o desenvolvimento. Neurônios eferentes somáticos se originam no **corno ventral** da medula espinal e usam a raiz anterior para sair da medula espinal. Esses neurônios inervam o músculo esquelético e utilizam os ramos anterior e posterior para atingir seus alvos. O curso dos neurônios eferentes viscerais é complexo e será discutido nas Seções 2.22 e 2.24. Ambos os nervos espinais e os ramos anterior e posterior são nervos "mistos", pois contêm neurônios aferentes e eferentes. Em contrapartida, as raízes dos nervos espinais não são mistas, porque a raiz posterior contém apenas neurônios aferentes e a raiz anterior contém apenas neurônios eferentes.

### Foco clínico

Na prática clínica é útil conhecer dermátomos comuns para identificar lesões envolvendo nervos espinais específicos. Há sobreposição entre os territórios da pele supridos por nervos espinais específicos; no entanto, existem áreas ("zonas autônomas") que são supridas exclusivamente por um nervo espinal. Por exemplo, a zona autônoma do dermátomo C6 é o coxim do polegar. Portanto, se um paciente perdeu a sensibilidade no coxim do polegar, isso indica comprometimento do nervo espinal C6 ou de um de seus ramos.

Níveis principais de dermátomos
- Clavículas C5
- Faces laterais dos membros superiores C5, C6
- Faces mediais dos membros superiores C8, T1
- Polegar C6
- Mão C6, C7, C8
- Dedo anular e dedo mínimo C8
- Nível dos mamilos T4
- Nível do umbigo T10
- Região inguinal L1
- Superfícies anterior e interna dos membros inferiores L1, L2, L3, L4
- Pé L4, L5, S1
- Face medial do dedão L4
- Superfícies lateral e posterior dos membros inferiores L5, S1, S2
- Margem lateral do pé e dedo mínimo S1
- Períneo S2, S3, S4

Capítulo 2 | Sistema Nervoso 61

**Esquema dos neurônios dentro dos nervos espinais**

**Dermátomos**

Delimitação esquemática dos dermátomos (segundo Keegan e Garrett) mostrados como segmentos distintos. Na verdade, há uma sobreposição considerável entre quaisquer dois dermátomos adjacentes. Um mapa de dermátomo alternativo é o fornecido por Foerster.

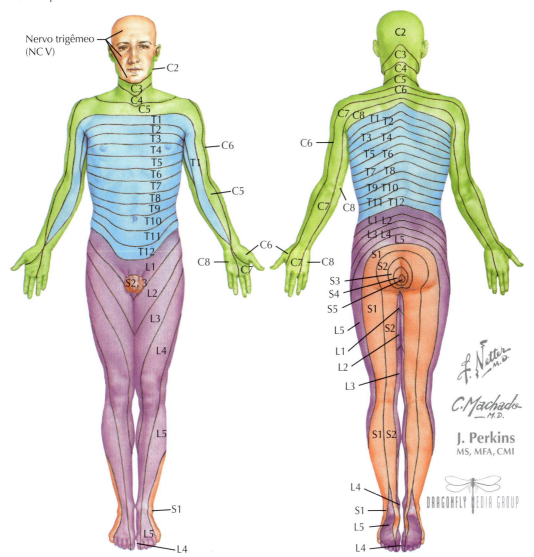

**Figura 2.21** Neurônios nos nervos espinais.

## 2.22 SISTEMA NERVOSO SIMPÁTICO

O sistema nervoso simpático consiste em neurônios viscerais que modulam a resposta do corpo a situações intensas como medo, excitação, estresse e exercício. A estimulação simpática apresenta múltiplos efeitos no corpo, como aumento da frequência cardíaca, dilatação das pupilas, aumento da sudorese, desvio de sangue para os músculos esqueléticos e dilatação da árvore bronquial para fornecer mais oxigênio aos pulmões. A comunicação no sistema autônomo é realizada por meio de uma cadeia de dois neurônios, e a sinapse entre eles ocorre dentro de um gânglio periférico. Portanto, o axônio do primeiro neurônio é denominado **fibra pré-ganglionar** e o axônio do segundo neurônio é chamado **fibra pós-ganglionar**. Os corpos celulares dos neurônios simpáticos pré-ganglionares são encontrados nas partes torácicas e nas primeiras duas ou três partes lombares da medula espinal, especificamente no corno lateral. Por esta razão, a divisão simpática é muitas vezes denominada **divisão toracolombar**. Os corpos celulares dos neurônios simpáticos pós-ganglionares são encontrados em gânglios simpáticos que existem em dois locais – em **cadeias simpáticas pareadas (troncos)** que se estendem ao longo da coluna vertebral (**gânglios paravertebrais** ou **cadeias de gânglios**) e dentro de plexos no abdome e na pelve que estão associados a grandes vasos, como a aorta (**gânglios pré-vertebrais**). De modo geral, os gânglios das cadeias simpáticas são espaçados para que haja um par associado a cada nível vertebral; entretanto, no pescoço, os gânglios se fundem para formar três gânglios cervicais designados superior, médio e inferior. Alguns gânglios pré-vertebrais particularmente grandes têm nomes únicos, como o gânglio celíaco no abdome.

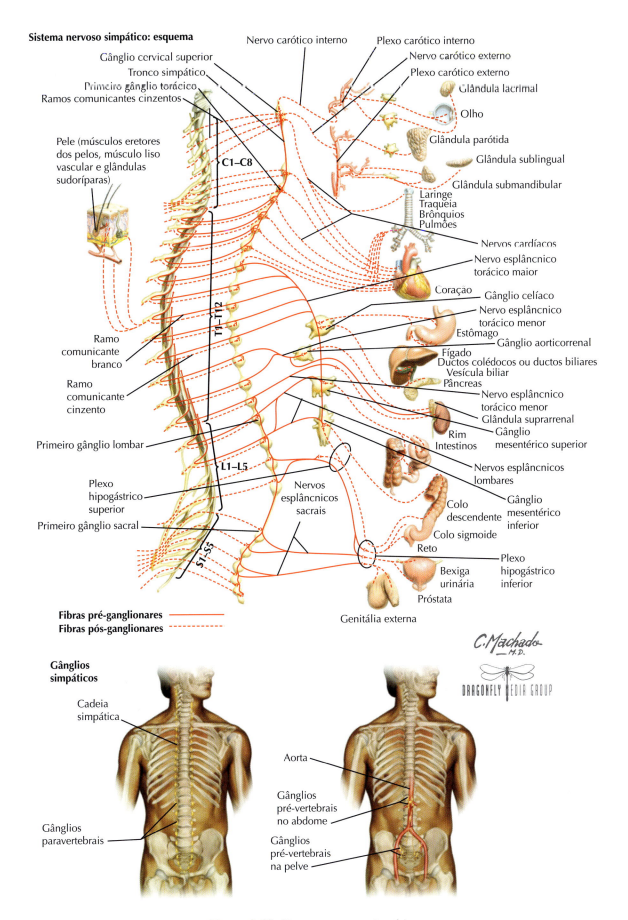

Figura 2.22 Sistema nervoso simpático.

## 2.23 NEURÔNIOS SIMPÁTICOS

Todos os neurônios simpáticos saem da medula espinal pela raiz anterior e passam para a cadeia simpática por um **ramo comunicante branco (RCB)**. O RCB é um ramo que conecta a cadeia simpática ao ramo anterior do nervo espinal. Uma vez na cadeia simpática, o curso dos neurônios depende do alvo pretendido – para onde precisam ir. Para simplificar, os alvos dos neurônios simpáticos podem ser agrupados em quatro categorias: **alvos na cabeça, alvos nos membros e na parede do corpo, alvos na cavidade torácica** e **alvos na cavidade abdominopélvica**. Desenhos que ilustram o caminho dos neurônios, como as figuras na página seguinte, mostram axônios únicos para maior clareza. No entanto, os axônios pré-ganglionares no sistema autônomo ramificam-se em suas extremidades distais para fazer sinapse com múltiplos neurônios pós-ganglionares, criando assim um efeito mais amplo e permitindo a coordenação da resposta simpática em diferentes níveis. Além disso, os neurônios pós-ganglionares possuem múltiplas tumefações em suas extremidades terminais chamadas "varicosidades" que liberam neurotransmissores em uma grande área no tecido efetor.

Capítulo 2 | Sistema Nervoso 65

**Rota 1:** neurônios simpáticos pré-ganglionares que suprem as estruturas na cabeça prosseguem até a cadeia para fazer sinapse no gânglio cervical superior. Os neurônios pós-ganglionares deixam o gânglio por ramos que formam plexos nas artérias carótidas interna e externa. Neurônios percorrem para seu destino nesses plexos.

**Rota 2:** os membros e a parede do corpo contêm vasos sanguíneos, glândulas sudoríparas e músculos eretores de pelo que recebem inervação simpática. Alguns neurônios pré-ganglionares que inervam essas estruturas fazem sinapse nas cadeias ganglionares simpáticas no nível em que entraram na cadeia. Outros percorrem para cima ou para baixo na cadeia antes de fazer sinapse em uma cadeia ganglionar no nível de seu alvo. Os neurônios pós-ganglionares saem da cadeia simpática pelos ramos comunicantes cinzentos e se estendem por ramos posteriores ou anteriores ao seu alvo.

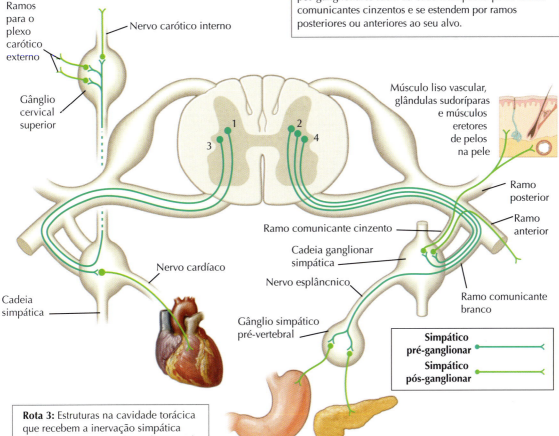

**Rota 3:** Estruturas na cavidade torácica que recebem a inervação simpática incluem o coração, a árvore bronquial e os vasos sanguíneos. Os neurônios pré-ganglionares fazem sinapse em cadeias ganglionares simpáticas e deixam a cadeia dentro dos nervos cardíacos, que se originam da face anteromedial da cadeia simpática. O termo "nervos cardíacos" é enganoso, pois embora sejam distribuídos para o coração, eles também alimentam outros alvos dentro do tórax.

**Rota 4:** Neurônios simpáticos pré-ganglionares destinados a estruturas na cavidade abdominopélvica saem da cadeia simpática sem sinapse por nervos esplâncnicos. Neurônios dentro dos nervos esplâncnicos fazem sinapse nos gânglios pré-vertebrais associados a vasos no abdome e pelve. Alguns desses gânglios têm nomes específicos – por exemplo, os dois gânglios adjacentes ao tronco celíaco são conhecidos como gânglios celíacos. Muitos neurônios pós-ganglionares inervam o músculo liso nos vasos sanguíneos para regular o fluxo sanguíneo, enquanto outros seguem os ramos dos vasos principais até o órgão-alvo.

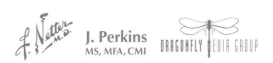

**Figura 2.23** Neurônios simpáticos.

## 2.24 SISTEMA NERVOSO PARASSIMPÁTICO

Os neurônios da divisão parassimpática são ativos quando o corpo está em repouso e estão associados a processos como digestão, excreção e reprodução. Os efeitos da estimulação parassimpática incluem diminuição da frequência cardíaca, constrição das pupilas, aumento do peristaltismo, secreção de enzimas no sistema digestório e contração da bexiga urinária para micção. Os corpos celulares dos neurônios parassimpáticos pré-ganglionares são encontrados em apenas dois locais – os **núcleos do tronco encefálico** associados a certos nervos cranianos e no corno lateral da **segunda a quarta partes sacrais** da medula espinal. Portanto, a porção parassimpática do SNA é frequentemente chamada **divisão craniossacral**. Os axônios parassimpáticos pré-ganglionares que saem do tronco encefálico percorrem quatro nervos cranianos: **NC III, NC VII, NC IX e NC X**. Os que emergem da parte sacral da medula espinal se ramificam a partir das ramificações anteriores denominados **nervos esplâncnicos pélvicos**. Os neurônios pré-ganglionares fazem sinapse com neurônios pós-ganglionares nos gânglios parassimpáticos. Alguns gânglios parassimpáticos na cabeça têm nomes específicos – os gânglios ciliares, pterigopalatino, submandibular e ótico – e os neurônios que surgem desses gânglios atravessam dentro de ramos dos nervos cranianos até seus alvos. Outros gânglios parassimpáticos estão localizados na parede dos órgãos-alvo, como dentro da parede do coração ou da bexiga urinária; assim, os neurônios pós-ganglionares desses gânglios são muito curtos.

Capítulo 2 | Sistema Nervoso 67

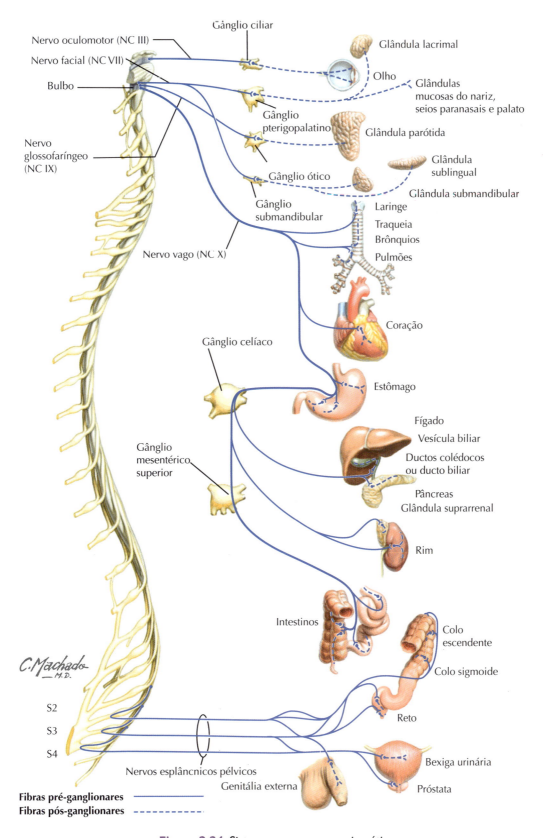

Figura 2.24 Sistema nervoso parassimpático.

## 2.25 OLHO

Apenas uma pequena parte do globo ocular fica visível no exterior do corpo. A **íris** e a **pupila** são as características mais proeminentes, cercadas pela esclera, que é de cor branca. A **esclera** é a camada mais externa do olho que fornece suporte e proteção. É contínua anteriormente à **córnea** – camada transparente anterior à íris que permite a passagem de luz para o olho através da pupila (o orifício no centro da íris). A camada média do bulbo do olho é a **úvea (túnica vascular do bulbo)**, que é composta por três componentes: corioide, corpo ciliar e íris. A **corioide** é a parte posterior da úvea que contém vasos e nervos que suprem os componentes do olho. O **corpo ciliar** consiste em uma camada de epitélio que secreta o humor aquoso (líquido nutritivo no olho) e o **músculo ciliar,** que regula a forma da lente. A **lente** é fixada ao corpo ciliar por ligamentos suspensores chamados **fibras zonulares**. O músculo ciliar é um esfíncter; assim, a contração libera a tensão nas fibras zonulares e permite que a lente se torne mais arredondada. Isso ocorre durante o processo de **acomodação**, quando o olho ajusta seu foco de objetos distantes para objetos próximos. O componente final da camada uveal, a **íris**, possui células que produzem o pigmento responsável pela cor do olho. A íris também contém dois músculos lisos que regulam o tamanho da pupila. O **músculo esfíncter da pupila** diminui o tamanho da pupila; é inervado por neurônios parassimpáticos originários do NC III. Em contrapartida, o **músculo dilatador da pupila** aumenta o tamanho da pupila e é controlado por neurônios simpáticos que surgem no gânglio cervical superior. A camada mais interna do olho é a **retina**, que contém fotorreceptores que recebem informações visuais do ambiente.

### Foco clínico

A luz que entra no olho é refratada pela córnea e pela lente antes de atingir a retina. Com a visão ideal, a luz é focada na retina, mas em muitos indivíduos a luz é focada na frente da retina (**miopia** ou míope) ou atrás da retina (**hipermetropia** ou hipermetrope) (devido à relação entre tamanho, formato e pressão ocular). O **astigmatismo** é uma condição em que a curvatura da córnea ou da lente apresenta forma irregular, fazendo com que a luz se concentre em vários locais. As lentes corretivas ou a cirurgia refrativa (que altera a forma da córnea) podem corrigir esses problemas para que a luz se concentre na retina.

#### Olho normal (emetropia)

Os raios de luz estão em posição inclinada (refratados) pela córnea e lente (principalmente pela córnea) para focar a imagem na porção macular da retina

A elasticidade da lente permite que ela mude de forma para focar raios divergentes de alvos próximos. A perda dessa elasticidade com o envelhecimento causa diminuição da visão de perto (presbiopia)

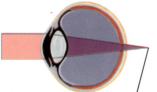

**Hipermetropia:** se a curvatura da córnea for muito plana ou o comprimento axial do olho muito curto, a imagem é focada atrás da retina (hipermetrope)

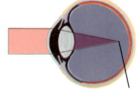

**Miopia:** se a curvatura da córnea for muito acentuada ou o comprimento axial do olho muito longo, a luz é focada perto da retina (míope)

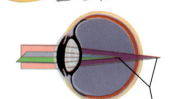

**Astigmatismo:** a curvatura irregular da córnea resulta em luz de diferentes eixos sendo focalizada em diferentes pontos

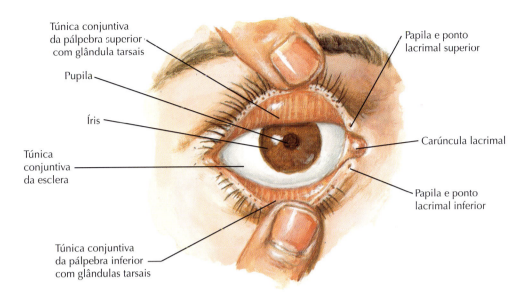
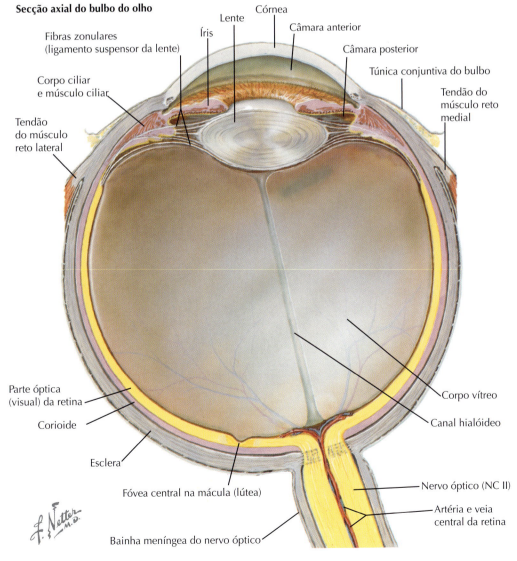

**Figura 2.25** Olho.

## 2.26 ÓRBITA, PÁLPEBRAS E APARELHO LACRIMAL

O olho é circundado pela **órbita** óssea, que tem função protetora e possui aberturas que permitem a comunicação com a cavidade do crânio. Os olhos também são protegidos pelas pálpebras, túnica conjuntiva e filme lacrimal. As **pálpebras** são duas dobras de pele que cobrem o olho quando fechadas. Sua forma é mantida por **placas tarsais**, que são bandas grossas de tecido conectivo no tecido subcutâneo de cada pálpebra. As glândulas associadas às pálpebras produzem secreções que contribuem para o filme lacrimal (glândulas tarsais) e lubrificam os cílios (glândulas sebáceas). A superfície interna da pálpebra, bem como a porção escleral da superfície ocular, é revestida por uma fina camada de epitélio denominada **túnica conjuntiva**. A **túnica conjuntiva** secreta muco que lubrifica o olho e participa da vigilância imunológica. Dois músculos elevam a pálpebra: o **levantador da pálpebra superior**, que é inervado pelo NC III; e o **músculo tarsal superior**, que é inervado por neurônios simpáticos. O músculo **orbicular do olho**, inervado pelo NC VII, fecha as pálpebras. A superfície do olho é mantida úmida por um **filme lacrimal**, que protege o olho e nutre a córnea avascular. Ele é composto por uma porção lipídica secretada pelas glândulas tarsais, uma camada aquosa produzida pelas glândulas lacrimais e uma camada mucosa produzida sobretudo pela túnica conjuntiva. As **glândulas lacrimais** estão localizadas na órbita superolateral a cada olho. Durante o piscar, as lágrimas se espalham pela superfície ocular e drenam para o **ducto lacrimonasal** através de dois pequenos poros, conhecidos como **pontos lacrimais**. O ducto lacrimonasal desemboca no meato nasal inferior.

### Foco clínico

O osso etmoide na parede medial da órbita é particularmente fino; assim, infecções dos seios etmoidais podem se espalhar para a órbita por meio do osso. A conjuntiva também é propensa a infecções e a **conjuntivite** (condição popularmente conhecida como "olho rosa") é uma condição inflamatória comum que costuma ser causada por bactérias, vírus ou alergias. Uma variedade de condições ocorre se as glândulas associadas às pálpebras forem infectadas ou bloqueadas. Entre as possíveis infecções estão a **blefarite** (inflamação das pálpebras), **terçol** (infecção do folículo dos cílios), **calázio** (inchaço causado por uma glândula tarsal bloqueada) e **meibomianite** (inflamação das glândulas tarsais). A **ptose** (queda da pálpebra) pode ser causada pela perda da função do músculo levantador da pálpebra superior ou do músculo tarsal superior.

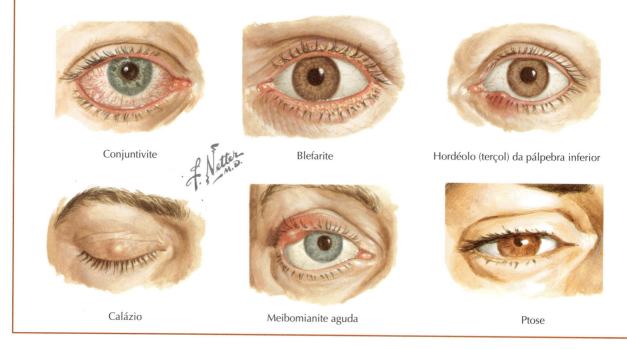

Conjuntivite — Blefarite — Hordéolo (terçol) da pálpebra inferior

Calázio — Meibomianite aguda — Ptose

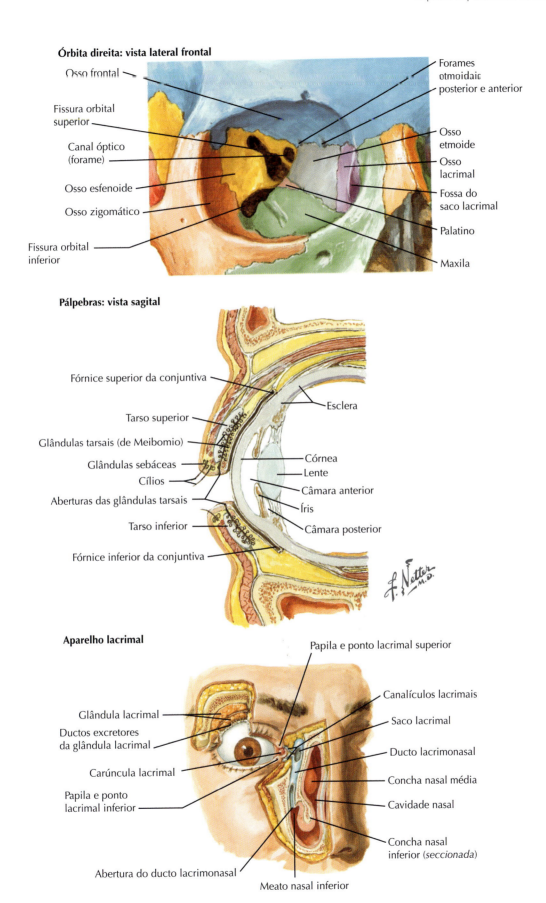

Figura 2.26 Órbita, pálpebras e aparelho lacrimal.

## 2.27 MÚSCULOS EXTRÍNSECOS DO BULBO DO OLHO

Existem seis músculos extraoculares que movem o olho. Os quatro músculos retos – **reto superior, reto inferior, reto medial** e **reto lateral** – originam-se de um **anel tendíneo comum** na órbita posterior. Eles se inserem na parte anterior do bulbo, circundando-o em quatro lados. Em contrapartida, os músculos oblíquos se inserem na parte posterior do globo. O **músculo oblíquo superior** passa por uma suspensão fibrosa denominada **tróclea** na parte medial da órbita e se insere na parte posterossuperior do bulbo do olho. O **músculo oblíquo inferior** origina-se do assoalho anteromedial da órbita e passa inferiormente ao bulbo do olho para se inserir em posição posterolateral. A oculomotricidade são rotações em torno de eixos imaginários que passam pelo centro do bulbo do olho. **Elevação** e **depressão** são movimentos que fazem com que a íris se mova superior e inferiormente, respectivamente. Da mesma forma, **abdução** e **adução** fazem com que a íris se mova lateral e medialmente. **Intorção** (rotação medial) e **extorsão** (rotação lateral) são movimentos rotacionais em torno do eixo anteroposterior do bulbo do olho. A intorção faz com que a parte superior da íris gire medialmente em direção ao nariz; durante a extorsão, a parte superior da íris gira para longe do nariz.

| MÚSCULO | ORIGEM GERAL | INSERÇÃO GERAL | INERVAÇÃO | PRINCIPAIS AÇÕES |
|---|---|---|---|---|
| Reto superior | Anel tendíneo comum | Parte anterossuperior da esclera | Nervo oculomotor | Elevação, adução e intorção do olho |
| Reto inferior | Anel tendíneo comum | Parte anteroinferior da esclera | Nervo oculomotor | Depressão, adução e extorsão do olho |
| Reto medial | Anel tendíneo comum | Parte anteromedial da esclera | Nervo oculomotor | Adução o olho |
| Reto lateral | Anel tendíneo comum | Parte anterolateral da esclera | Nervo abducente | Abdução do olho |
| Oblíquo superior | Órbita posterior perto do canal óptico | Parte posterossuperior da esclera, porção lateral | Nervo troclear | Depressão, abdução e intorção do olho |
| Oblíquo inferior | Assoalho anteromedial da órbita | Parte posteroinferior da esclera, porção lateral | Nervo oculomotor | Elevação, abdução e extorsão do olho |

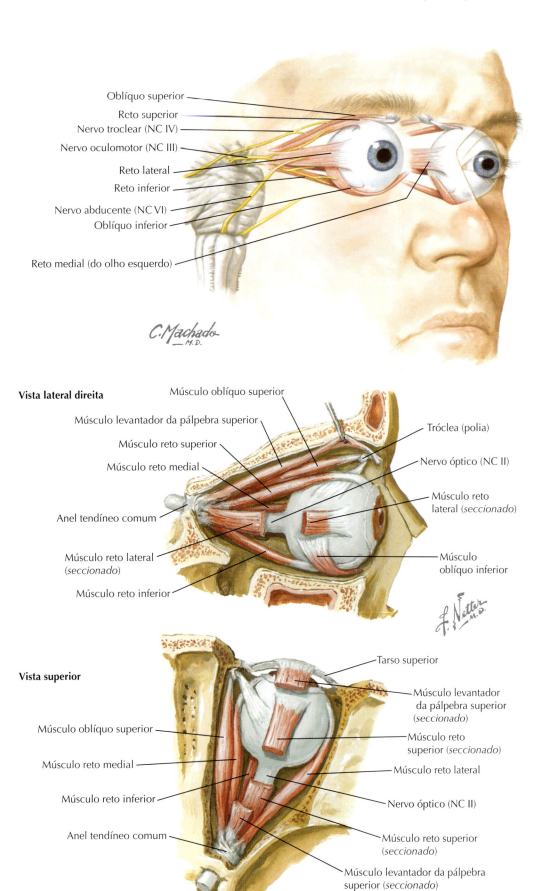

**Figura 2.27** Músculos extrínsecos do bulbo do olho.

## 2.28 MÚSCULOS EXTRÍNSECOS DO BULBO DO OLHO (CONTINUAÇÃO)

Para entender como os músculos oculares funcionam, é importante perceber que quando os olhos estão voltados para a frente (posição neutra), nenhum dos músculos extraoculares está alinhado com o **eixo óptico** (linha imaginária traçada no centro da pupila/lente). Portanto, a tração da maioria dos músculos do bulbo do olho causa torção (rolamento), além de movimentos como elevação e depressão (abaixamento). Compare a tração do reto superior no bulbo do olho quando o olho está voltado para frente *versus* quando o olho está abduzido (Figura 2.28, *parte superior*). Quando o olho é abduzido, o reto superior só pode elevar o olho – ele não tem mais a capacidade de causar torção. O mesmo vale para os músculos oblíquos quando o olho é aduzido (Figura 2.28, *parte inferior*). Para produzir movimentos sem torção, como elevação ou depressão "simples" (para cima ou para baixo), os músculos trabalham em pares para "cancelar" ações indesejadas. Por exemplo, quando os olhos estão em uma posição neutra, o reto superior eleva, aduz e distorce o olho, enquanto o oblíquo inferior promove a elevação, abdução e extorsão do olho. Se esses dois músculos trabalham juntos, as ações de abdução/adução e intorção/extorsão se contrapõem e o resultado é estritamente elevação. Da mesma forma, o reto inferior e o oblíquo superior trabalham juntos para produzir depressão. Como os músculos retos medial e lateral estão nas laterais do olho, eles não produzem torção e podem agir individualmente para produzir a ação desejada de adução ou abdução.

### Foco clínico

É importante testar a função de cada músculo extraocular durante um exame oftalmológico. Os músculos retos medial e lateral são facilmente avaliados pedindo ao paciente para aduzir e abduzir os olhos. No entanto, se um paciente é solicitado a "olhar para cima" ou "olhar para baixo", dois músculos estão sendo testados, pois pares de músculos produzem essas ações. Para isolar cada músculo, os pacientes são solicitados a seguir um **padrão em forma de H** com os olhos para alinhar o eixo óptico com cada músculo. Quando o olho é abduzido, os retos superior e inferior podem ser avaliados pedindo ao paciente para elevar (reto superior) e abaixar (reto inferior) o olho. Quando o olho é aduzido, a elevação testa o oblíquo inferior, enquanto a depressão avalia o oblíquo superior.

**Padrão H utilizado para testar os músculos extraoculares**

RI = reto inferior; RL = reto lateral; RM = reto medial; RS = reto superior;
OI = oblíquo inferior; OS = oblíquo superior.

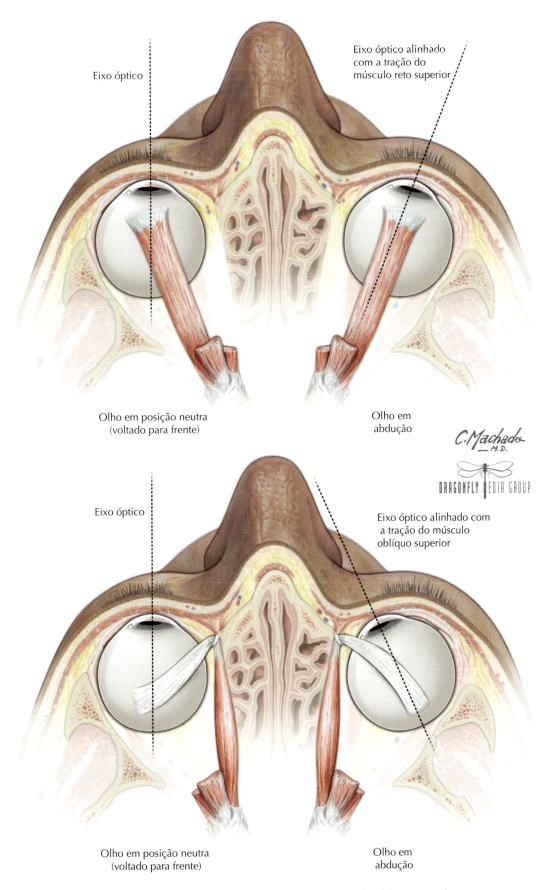

Figura 2.28 Músculos extrínsecos do bulbo do olho (*Continuação*).

## 2.29 NERVOS DA ÓRBITA

Existem vários nervos na órbita, alguns que inervam as estruturas do olho e outros que seguem para outros destinos. A maioria dos nervos entra na órbita pela **fissura orbital superior**, exceto o nervo óptico, que passa pelo **canal óptico**. O **nervo óptico** contém neurônios sensoriais especiais que transmitem informações visuais da retina para o cérebro. O nervo oftálmico (NC $V_1$) se ramifica ao entrar na órbita (**nervos frontal, lacrimal** e **nasociliar**). O nervo frontal não inerva a órbita – ele transmite neurônios sensitivos principalmente da pele da fronte e do couro cabeludo. O nervo lacrimal conduz neurônios sensitivos da glândula lacrimal e da pele da parte lateral da órbita. O nervo nasociliar emite ramos ciliares longos e curtos que conduzem neurônios sensitivos da córnea e da conjuntiva. Outros ramos saem da órbita para suprir porções do nariz externo, cavidades nasais e seios paranasais. Os nervos restantes da órbita suprem os músculos. O **nervo oculomotor** inerva o levantador da pálpebra superior, bem como quatro músculos extraoculares (reto superior, reto inferior, reto medial e oblíquo inferior). Também conduz neurônios parassimpáticos que inervam os músculos esfíncter e ciliar da pupila. Os neurônios pré-ganglionares fazem sinapse no gânglio ciliar e os neurônios pós-ganglionares percorrem os nervos ciliares curtos para alcançar o bulbo do olho. Os **nervos troclear** e **abducente** inervam um único músculo, o oblíquo superior e o reto lateral, respectivamente. Finalmente, os **neurônios simpáticos** pós-ganglionares do gânglio cervical superior entram na órbita por um plexo na artéria oftálmica. Esses neurônios inervam o músculo dilatador da pupila e o músculo tarsal superior.

### Foco clínico

A pupila normalmente se contrai quando a luz incide sobre o olho devido ao **reflexo pupilar à luz**. Uma resposta normal indica que tanto o NC II quanto o NC III estão funcionando, pois o NC II detecta a luz e o NC III inerva o músculo esfíncter da pupila. Existem conexões entre os neurônios do reflexo no encéfalo que produzem uma resposta bilateral (ou seja, ambas as pupilas se contraem quando um olho é exposto à luz). A resposta do olho exposto à luz é chamada "resposta direta", enquanto a resposta do outro olho é chamada "resposta consensual". Outro reflexo associado ao olho é o **reflexo córneo (piscar dos olhos)**. Tocar a córnea (p. ex., com um pedaço de algodão) normalmente faz com que o olho pisque – uma resposta protetora para evitar que corpos estranhos entrem no olho. O NC V I conduz os neurônios sensitivos desse reflexo, enquanto o NC VII conduz os neurônios motores que inervam o músculo orbicular do olho.

**Reflexo pupilar à luz**

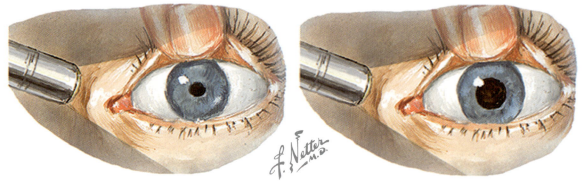

*A pupila se contrai (resposta normal)*      *A pupila permanece dilatada (resposta anormal)*

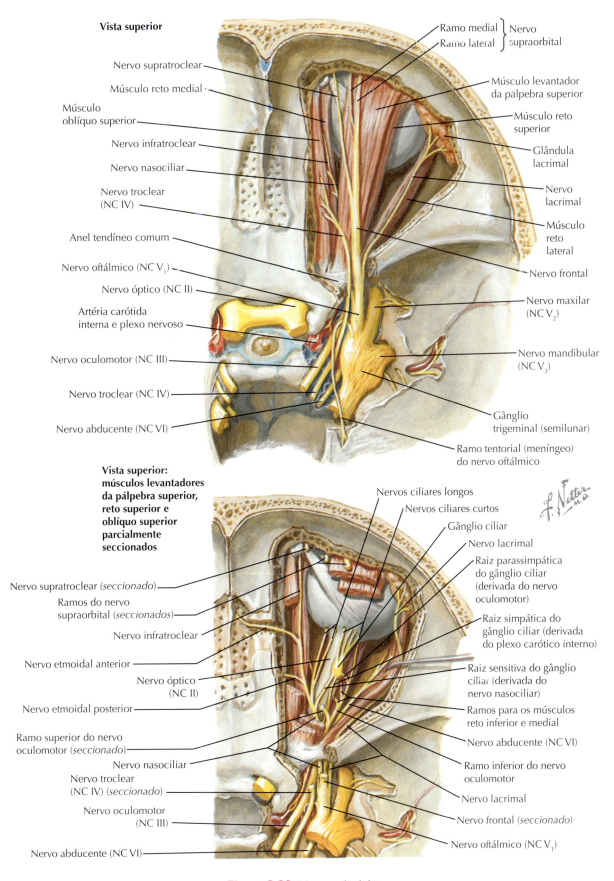

**Figura 2.29** Nervos da órbita.

## 2.30 VASCULARIZAÇÃO DA ÓRBITA

O suprimento sanguíneo para as estruturas da órbita é fornecido pela **artéria oftálmica**, que é o primeiro ramo da artéria carótida interna. A artéria oftálmica entra na órbita com o NC II pelo canal óptico, ramificando-se. O **ramo central da retina** é particularmente importante por fornecer sangue à retina. A obstrução desse vaso resulta em cegueira. As artérias ciliares posteriores perfuram a esclera, seguindo dentro da corioide para suprir estruturas do bulbo do olho, como o corpo ciliar e a íris. Outros ramos, como as artérias supraorbital e supratroclear, passam pela órbita para suprir a fronte e o couro cabeludo. As veias que drenam o olho convergem para formar as **veias oftálmicas superior e inferior**, que saem da órbita pela fissura orbital superior e drenam sobretudo para o seio cavernoso. As conexões entre as veias oftálmicas e outras veias da cabeça (p. ex., veias faciais e plexo pterigóideo) fornecem vias alternativas de drenagem.

### Foco clínico

A saúde da retina e do nervo óptico pode ser avaliada por meio de um **exame fundoscópico** (visualização da retina com um oftalmoscópio). Os quatro ramos principais da artéria e veia central da retina são visualizados e seu tamanho relativo é observado. Duas doenças comuns que produzem alterações na retina são diabetes e hipertensão. Os níveis elevados de açúcar no sangue associados ao diabetes podem causar danos aos vasos sanguíneos na retina e isso pode ser detectado durante o exame. A hipertensão pode causar hemorragias retinianas, que também podem ser encontradas durante a fundoscopia e podem oferecer informações sobre a progressão da doença.

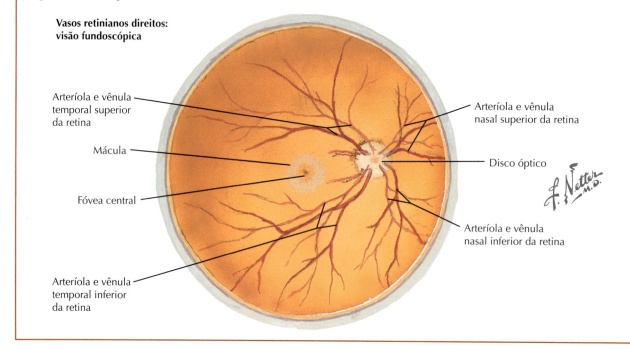

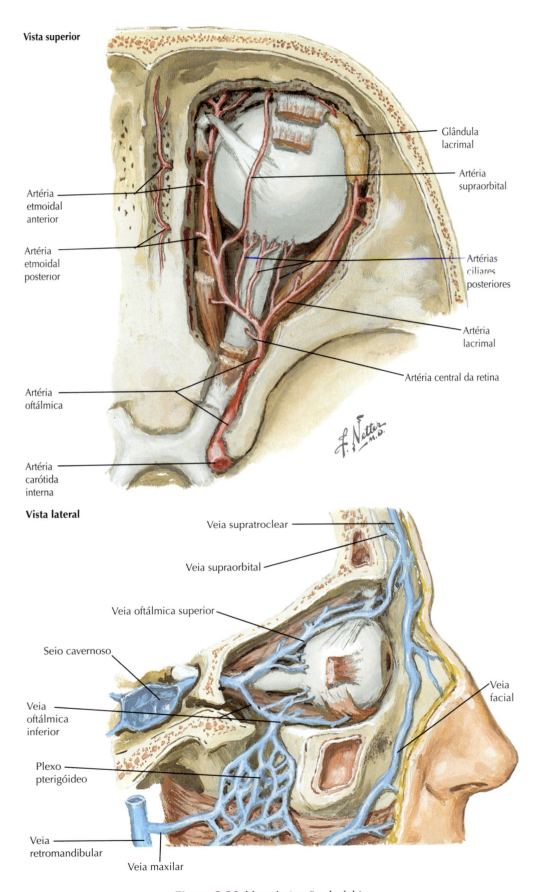

Figura 2.30 Vascularização da órbita.

## 2.31 OUVIDO EXTERNO E MEMBRANA TIMPÂNICA

O ouvido é composto por três regiões designadas externa, média e interior (interna). O **ouvido externo** dispõe de duas partes: a aurícula e o meato acústico externo. A **aurícula** é uma estrutura oval que consiste em um núcleo de cartilagem elástica coberta por pele. Ela envolve o **meato acústico externo** (canal auditivo), que é uma passagem curva formada por cartilagem (parte lateral) e osso (parte medial). O meato acústico externo é revestido por pele contendo folículos pilosos e glândulas. As secreções das glândulas, assim como as células mortas da pele, combinam-se para formar o **cerume** (cera de ouvido) que lubrifica a pele e impede a entrada de partículas estranhas. Na extremidade medial do meato está a **membrana timpânica** semitransparente, de formato oval, que separa o ouvido externo da cavidade timpânica da orelha média. A cavidade timpânica contém os ossículos (ossos do ouvido) e um deles, o martelo, possui uma alça presa à superfície interna da membrana timpânica. Essa fixação coloca uma leve tensão na membrana, produzindo uma concavidade em sua superfície externa. A parte central da membrana timpânica, em que a ponta da alça está presa, é chamada **umbigo**. As ondas sonoras captadas pelo ouvido externo são transmitidas aos ossículos da orelha média por meio de oscilações da membrana timpânica. Os componentes do ouvido externo recebem inervação sensitiva de vários nervos, como NC V, NC VII e NC X.

### Foco clínico

A **otite externa aguda** (popularmente conhecida como "ouvido de nadador") é uma inflamação do canal auditivo que costuma ser causada por infecção bacteriana. A exposição excessiva à água é a causa mais comum, pois a água pode ficar presa no ouvido e criar um ambiente úmido para o crescimento de bactérias. Danos da barreira protetora da cera, por exemplo, pelo uso de cotonetes, também criam um ambiente propenso a infecções. A visualização da membrana timpânica com um otoscópio pode fornecer pistas sobre a saúde da orelha média. Quando a luz atinge o lado lateral da membrana timpânica, costuma produzir um reflexo aproximadamente às 5 horas para a orelha direita e às 7 horas para a orelha esquerda – o "reflexo de luz" ou "cone de luz". Encontrar esse reflexo durante a otoscopia confirma que você encontrou a membrana timpânica. Em um paciente com infecção na cavidade timpânica **(otite média)**, o líquido pode se acumular na orelha média, fazendo com que a membrana timpânica se projete em direção ao canal auditivo.

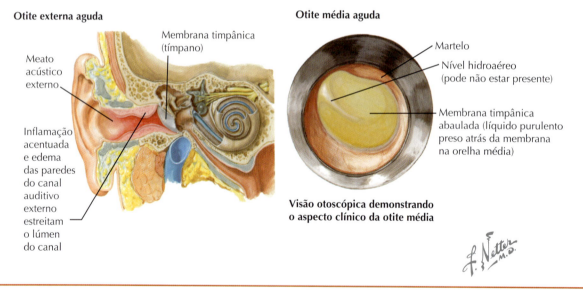

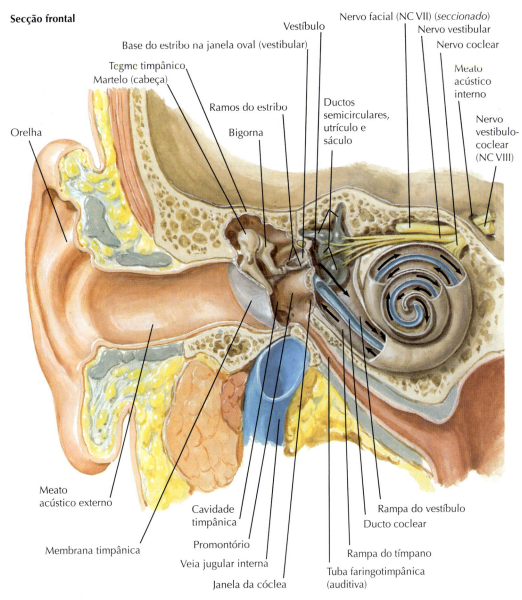
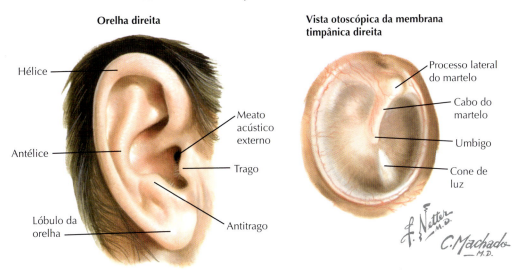

**Figura 2.31** Ouvido externo e membrana timpânica.

## 2.32 ORELHA MÉDIA

A orelha média consiste em uma cavidade de formato irregular dentro do osso temporal (**cavidade timpânica**) que é revestida por membrana mucosa. Os ossículos – **martelo, bigorna** e **estribo** – estão localizados dentro da cavidade, assim como vários músculos e nervos. As vibrações da cadeia ossicular transmitem ondas sonoras para a orelha interna pela base do estribo, que é aplicada à janela oval na parede medial da cavidade timpânica. Dois músculos, o **tensor do tímpano** e o **estapédio**, desempenham função protetora ao evitar vibrações excessivas dos ossículos em resposta a sons altos. A parede anterior da cavidade timpânica possui uma abertura para a **tuba auditiva**, que conecta a orelha média à nasofaringe e permite que a pressão na cavidade timpânica se iguale à pressão atmosférica. Uma abertura na parede posterior, o **ádito ao antro mastóideo**, é contínua com as células aéreas revestidas por mucosa no processo mastoide. A parede medial da cavidade timpânica separa a orelha média do interno; suas características mais importantes são as **janelas do vestíbulo e da cóclea**, além do **promontório** que marca a posição da cóclea subjacente. A mucosa da orelha média recebe inervação sensitiva do **ramo timpânico do nervo glossofaríngeo**, que forma um plexo na superfície do promontório. O **nervo facial** segue posteriormente à cavidade timpânica no canal do nervo facial e emite dois ramos: o **nervo corda do tímpano**, que passa pela orelha média entre o martelo e a bigorna; e o **nervo para o músculo estapédio**, que inerva o músculo estapédio. O nervo corda do tímpano conduz neurônios parassimpáticos que inervam as glândulas salivares submandibulares e sublinguais e neurônios aferentes especiais para o paladar a partir dos dois terços anteriores da língua.

### Foco clínico

O epitélio da tuba auditiva apresenta cílios que limpam o muco da cavidade timpânica. No entanto, se as secreções se acumularem, a orelha média pode ficar inflamada (**otite média**). Em crianças, isso geralmente ocorre devido à drenagem inadequada (a tuba auditiva é mais horizontal em recém-nascidos e crianças pequenas) ou bloqueio da abertura da tuba (p. ex., por adenoides inchadas). Em adultos, a otite média é frequentemente associada ao tabagismo, pois a fumaça do tabaco paralisa os cílios. Infecções na orelha média podem se espalhar para as células aéreas da mastoide, causando **mastoidite**.

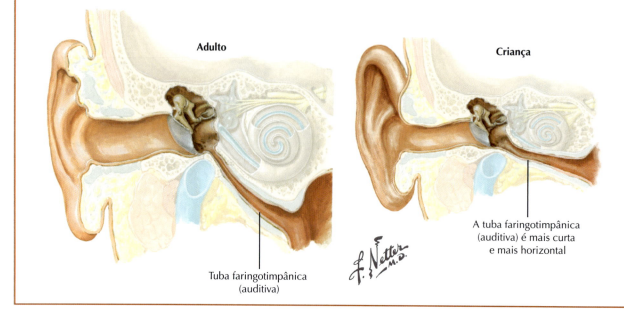

Adulto

Criança

Tuba faringotimpânica (auditiva)

A tuba faringotimpânica (auditiva) é mais curta e mais horizontal

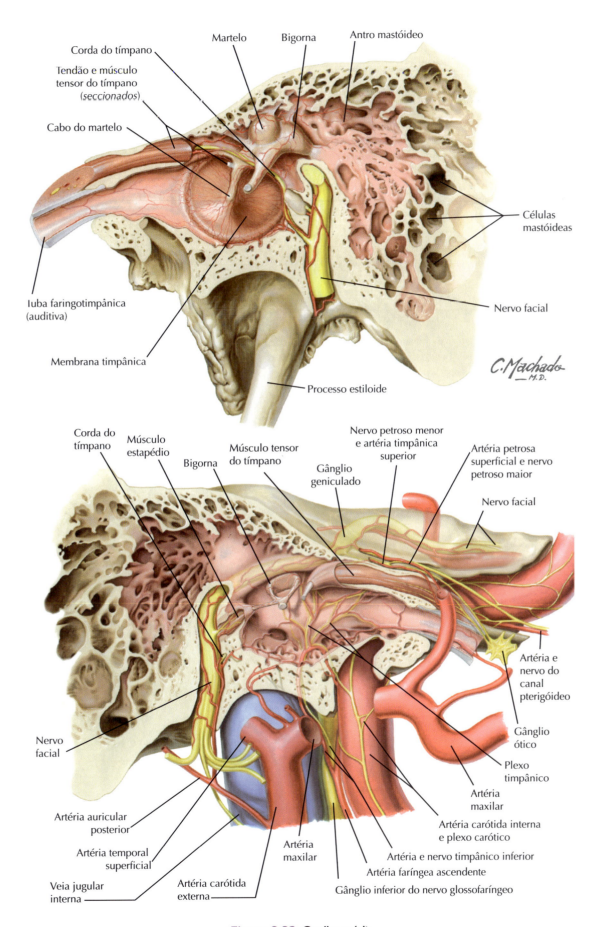

Figura 2.32 Orelha média.

## 2.33 ORELHA INTERNA

A orelha interna consiste em múltiplas cavidades dentro da parte petrosa do osso temporal, que contém os órgãos sensitivos especiais para audição e equilíbrio. Essas cavidades, conhecidas como **labirinto ósseo**, consistem na **cóclea**, **vestíbulo** e três **canais semicirculares**. O labirinto ósseo é revestido por uma coleção de sacos e ductos conhecidos como **labirintos membranáceos**. Especificamente, a cóclea circunda o **ducto coclear**, o vestíbulo abriga o **utrículo** e o **sáculo**, e os canais semicirculares envolvem os **ductos semicirculares**. O labirinto membranáceo é preenchido com um fluido chamado **endolinfa**, enquanto o espaço entre os labirintos membranáceo e ósseo são preenchidos com **perilinfa**. O ducto coclear contém o órgão sensitivo especial para a audição (**órgão espiral**). Os órgãos que transmitem informações sobre o equilíbrio (**máculas** e **cristas ampulares**) estão localizados no sáculo, utrículo e nas ampolas (porções dilatadas) dos ductos semicirculares. Os receptores sensitivos nesses órgãos contêm células ciliadas que são estimuladas pelo movimento do fluido. As ondas sonoras da base do estribo são transmitidas pela perilinfa e atravessam as paredes do labirinto membranáceo para as cavidades cheias de endolinfa. A estimulação das células ciliadas gera potenciais de ação nas divisões coclear e vestibular do NC VIII.

### Foco clínico

Existem três tipos principais de perda auditiva – condutiva, neurossensitiva e mista. A **perda auditiva condutiva** ocorre quando uma obstrução impede que as ondas sonoras cheguem à orelha interna, como cerume excessivo ou um tumor. Danos às células ciliadas da orelha interna ou ao nervo vestibulococlear produzem **perda auditiva neurossensitiva**. A causa mais comum desse tipo é o envelhecimento, e os aparelhos auditivos costumam ser um tratamento eficaz, a menos que a perda auditiva seja particularmente grave. Os implantes cocleares são dispositivos que convertem ondas sonoras em sinais elétricos, que estimulam o nervo vestibulococlear. Esses dispositivos oferecem uma opção de tratamento para pacientes com perda auditiva grave. Pacientes com **perda auditiva mista** apresentam uma combinação de perda auditiva neurossensitiva e condutiva. Um dos distúrbios mais comuns do sistema vestibular é a **vertigem** – tontura ou sensação de que o ambiente ao redor está girando. A vertigem costuma ser causada pelo acúmulo de cristais de carbonato de cálcio no labirinto membranáceo, o que interfere no movimento do líquido e causa estimulação anormal das células ciliadas nos órgãos vestibulares.

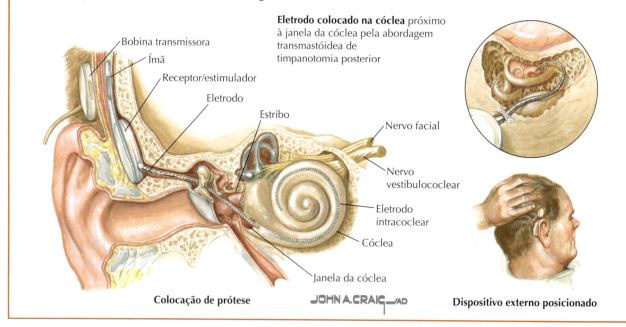

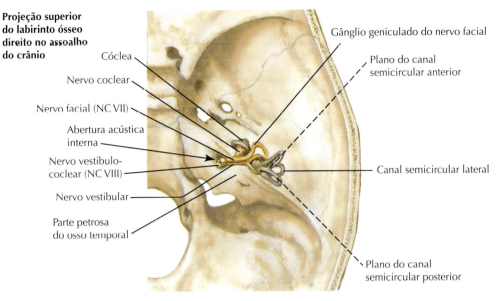
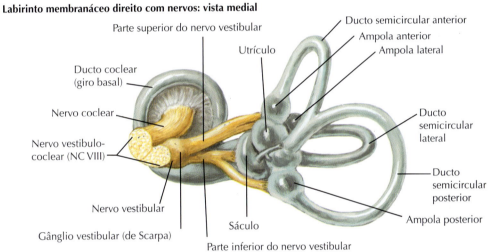
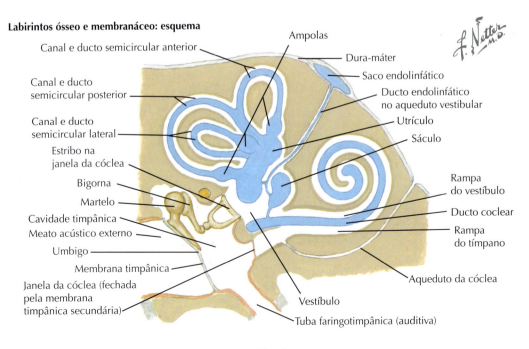

**Figura 2.33** Orelha interna.

## QUESTÕES DE REVISÃO

### Teste seu conhecimento

1. Um médico precisa obter uma amostra de líquido cerebrospinal (LCS) de um paciente para verificar se está com meningite. Qual é a melhor região para inserir uma agulha e obter essa amostra?
   A. Seio da dura-máter
   B. Espaço epidural
   C. Espaço subaracnóideo
   D. Espaço subdural

2. Quais nervos cranianos saem da cavidade craniana pelo forame jugular?
   A. NC VI, NC VII e NC VIII
   B. NC VII e NC VIII
   C. NC VIII, NC IX e NC X
   D. NC IX e NC X
   E. NC IX, NC X e NC XI

3. Uma espectadora de um jogo de beisebol fraturou sua lâmina cribriforme após ser atingida no rosto por uma bola de beisebol. Qual nervo provavelmente foi lesionado pela fratura?
   A. NC I
   B. NC II
   C. NC III
   D. NC IV
   E. NC VII

4. Uma célula sanguínea percorre o interior do seio reto a caminho da veia jugular interna. A seguir, que seio a levaria ao seu destino?
   A. Seio cavernoso
   B. Seio petroso inferior
   C. Seio sagital superior
   D. Seio petroso superior
   E. Seio transverso

5. Após um procedimento cirúrgico, o paciente relata que não consegue fechar o olho direito. Qual dos seguintes nervos foi provavelmente mais lesionado durante o procedimento?
   A. Nervo facial
   B. Nervo oculomotor
   C. Nervo oftálmico
   D. Nervo óptico
   E. Nervo trigêmeo

### Aplique seu conhecimento

6. Um paciente tem um tumor meníngeo que está comprimindo estruturas no forame redondo direito. Qual dos sintomas a seguir você espera que o paciente demonstre do lado direito?
   A. Perda de sensibilidade na fronte
   B. Perda de sensibilidade logo abaixo do olho
   C. Fraqueza no fechamento da boca
   D. Fraqueza na mastigação
   E. Fraqueza nos movimentos da língua

7. Um adenoma na orelha média (tumor derivado da mucosa da orelha média) está impedindo a drenagem normal do líquido da cavidade timpânica. Em qual parede da cavidade timpânica essa massa provavelmente está localizada?
   A. Parede anterior
   B. Parede posterior
   C. Parede medial
   D. Parede lateral
   E. Parede inferior (assoalho)
   F. Parede superior (teto)

8. Um coágulo está comprimindo estruturas dentro do seio cavernoso ("trombose do seio cavernoso"). Qual dos seguintes sintomas você espera que o paciente demonstre do lado afetado?
   A. Pupila fixa e dilatada
   B. Incapacidade de abduzir o olho
   C. Incapacidade de aduzir o olho
   D. Incapacidade de elevar o olho
   E. Perda de sensibilidade da córnea

9. Você está tentando remover uma farpa de seu dedo com uma pinça. Qual das seguintes opções melhor descreve a alteração em sua lente que ocorre ao focalizar a farpa?
   A. A lente torna-se redonda devido à contração do músculo ciliar pelo parassimpático.
   B. A lente torna-se redonda devido à contração do músculo ciliar pelo simpático.
   C. A lente torna-se redonda devido ao relaxamento do músculo ciliar pelo parassimpático.
   D. A lente torna-se redonda devido ao relaxamento do músculo ciliar pelo simpático.
   E. A lente achata devido à contração do músculo ciliar pelo parassimpático.
   F. A lente achata devido à contração do músculo ciliar pelo simpático.
   G. A lente achata devido ao relaxamento do músculo ciliar pelo parassimpático.
   H. A lente achata devido ao relaxamento do músculo ciliar pelo simpático.

10. Um homem foi levado ao pronto-socorro após sofrer ferimentos em um acidente automobilístico. Apresenta leve ptose e pupila contraída. Qual das seguintes partes, provavelmente, foi a mais afetada no acidente?
    A. Gânglio ciliar
    B. Nervo facial (NC VII)
    C. Nervo oculomotor (NC III)
    D. Nervo óptico (NC II)
    E. Gânglio cervical superior

Ver respostas no Apêndice.

# CAPÍTULO 3

# SISTEMA MUSCULOESQUELÉTICO

3.1 Sistema musculoesquelético, 90
3.2 Articulações, 92
3.3 Músculos esqueléticos, 94
3.4 Crânio, 96
3.5 Músculos superficiais da face e do couro cabeludo, 98
3.6 Músculos profundos da face e articulação temporomandibular, 100
3.7 Vascularização da face, 102
3.8 Regiões e fáscia cervicais, 104
3.9 Músculos do pescoço, 106
3.10 Vascularização e nervos do pescoço, 108
3.11 Linfáticos da cabeça e do pescoço, 110
3.12 Coluna vertebral, 112
3.13 Tipos regionais de vértebras, 114
3.14 Articulações e ligamentos da coluna vertebral, 116
3.15 Músculos do dorso, 118
3.16 Osteologia do ombro, 120
3.17 Músculos do ombro: úmero, 122
3.18 Músculos do ombro: escápula, 124
3.19 Vascularização do ombro e da axila, 126
3.20 Nervos do ombro e da axila, 128
3.21 Osteologia do braço e da articulação do cotovelo, 130
3.22 Músculos do braço, 132
3.23 Vascularização do braço, 134
3.24 Nervos do braço, 136
3.25 Osteologia do antebraço, do punho e da mão, 138
3.26 Músculos do antebraço: compartimento anterior, 140
3.27 Músculos do antebraço: compartimento posterior, 142
3.28 Túnel do carpo e tabaqueira anatômica, 144
3.29 Vascularização e nervos do antebraço, 146
3.30 Músculos da mão, 148
3.31 Vascularização e nervos da mão, 150
3.32 Osteologia e fáscia do tronco, 152
3.33 Músculos do tronco, 154
3.34 Vascularização do tronco, 156
3.35 Nervos do tronco, 158
3.36 Região inguinal, 160
3.37 Osteologia da coxa e do quadril, 162
3.38 Osteologia da região glútea, 164
3.39 Músculos da coxa e da região glútea, 166
3.40 Músculos da coxa e da região glútea (*continuação*), 170
3.41 Vascularização da coxa e da região glútea, 172
3.42 Nervos da coxa e da região glútea, 174
3.43 Articulação do joelho, 176
3.44 Osteologia da perna, 178
3.45 Osteologia do pé e da articulação talocrural (do tornozelo), 180
3.46 Músculos da perna: compartimentos anterior e lateral da perna, 182
3.47 Músculos da perna: compartimento posterior da perna, 184
3.48 Vascularização da perna, 186
3.49 Nervos da perna, 188
3.50 Dorso do pé, 190
3.51 Músculos da planta: primeira camada, 192
3.52 Músculos da planta: segunda, terceira e quarta camadas, 194

## 3.1 SISTEMA MUSCULOESQUELÉTICO

Os **sistemas esquelético** e **muscular** formam um par natural, uma vez que trabalham juntos para sustentar e movimentar o corpo. O sistema esquelético consiste em dois tecidos principais: o osso e a cartilagem, que, juntos, formam os componentes dos esqueletos axial e apendicular. O **osso** é um tecido vivo, que pode mudar em resposta às forças aplicadas a ele. Assim, as diversas protuberâncias, cristas e sulcos que são observados na superfície dos ossos normalmente estão associados às fixações dos tendões dos músculos, ligamentos ou estruturas que atravessam os ossos, como vasos e nervos. A **cartilagem** cobre as faces articulares dos ossos para evitar o atrito nas articulações móveis e une os ossos entre si em articulações projetadas para ter uma força flexível. Embora existam três tipos básicos de músculo no sistema muscular, o **músculo esquelético** é o único tipo que está associado ao esqueleto para movimentar o corpo. O músculo esquelético também é conhecido como músculo estriado, devido à presença de estrias visíveis em suas fibras, e como músculo voluntário, visto que está sob controle voluntário. O músculo esquelético produz os movimentos do corpo tracionando estruturas como a pele, os ossos e o tecido conjuntivo. Os músculos são incapazes de empurrar – eles só podem puxar, encurtando o comprimento de suas fibras durante a contração.

Capítulo 3 | Sistema Musculoesquelético 91

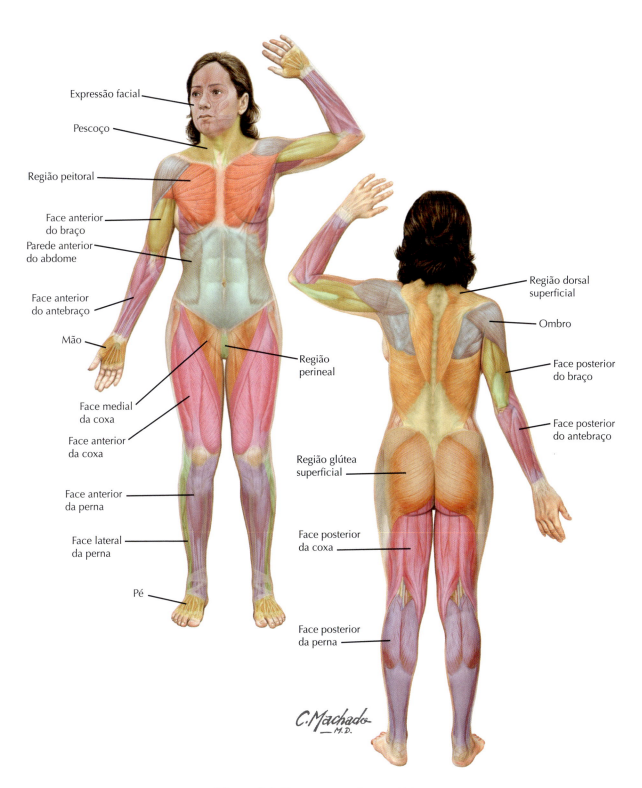

**Figura 3.1** Sistema musculoesquelético.

## 3.2 ARTICULAÇÕES

Os ossos do esqueleto articulam-se entre si nas articulações, que são projetadas para promover o movimento (articulações sinoviais, permitindo grandes amplitudes de movimento) ou para proporcionar uma união estável entre os ossos (articulações não sinoviais, como as *sinartroses*). As faces dos ossos adjacentes nas **articulações sinoviais** são cobertas com **cartilagem articular** e circundadas por uma **cápsula articular fibrosa**. A face interna da cápsula é revestida por uma **membrana sinovial**, que secreta líquido sinovial. Esse líquido lubrifica as faces articulares da articulação e fornece nutrição para a cartilagem articular. A articulação do cotovelo é um exemplo de articulação sinovial. Existem duas categorias de articulações não sinoviais – fibrosa e cartilagínea –, classificadas pelo material que une os ossos (uma vez que as articulações também podem ser classificadas por funcionalidade). Os ossos nas **articulações fibrosas** são unidos por tecido conjuntivo fibroso denso e têm movimento limitado. Dois exemplos de articulações fibrosas são as suturas do crânio e a sindesmose radiulnar que liga o rádio à ulna no antebraço por meio de uma membrana interóssea (articulação fibrosa que une ossos distantes). As **articulações cartilagíneas** consistem em elementos esqueléticos unidos por cartilagem. Algumas articulações cartilagíneas são temporárias – como a placa epifisial entre duas partes de um osso em crescimento. Outras utilizam um disco fibrocartilagíneo para unir os ossos, proporcionando flexibilidade e resistência, como, por exemplo, os discos intervertebrais que unem as vértebras. As articulações são sustentadas passivamente, em sua maioria, por **ligamentos**, que são faixas de tecido conjuntivo que conectam partes de ossos entre si.

### Foco clínico

A inflamação de uma articulação é denominada **artrite** e costuma gerar dor, edema e rigidez na articulação. O tipo mais comum de artrite é a **osteoartrite**, também denominada "artrite degenerativa", visto que é causada pela deterioração gradual da cartilagem articular ao longo do tempo. Nos estágios mais avançados da doença, a cartilagem se desgasta por completo, causando atrito entre os ossos. Os casos graves podem ser tratados com artroplastia (prótese). A **artrite reumatoide** é outro tipo comum de artrite, embora seja causada por um mecanismo diferente – trata-se de um distúrbio autoimune. Nessa doença, o sistema imune ataca as membranas sinoviais das articulações, produzindo inflamação crônica que pode causar dano permanente ao osso e à cartilagem.

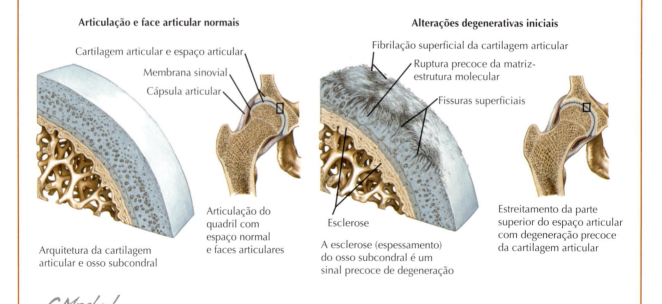

**Articulação e face articular normais**
- Cartilagem articular e espaço articular
- Membrana sinovial
- Cápsula articular
- Arquitetura da cartilagem articular e osso subcondral
- Articulação do quadril com espaço normal e faces articulares

**Alterações degenerativas iniciais**
- Fibrilação superficial da cartilagem articular
- Ruptura precoce da matriz-estrutura molecular
- Fissuras superficiais
- Esclerose
- A esclerose (espessamento) do osso subcondral é um sinal precoce de degeneração
- Estreitamento da parte superior do espaço articular com degeneração precoce da cartilagem articular

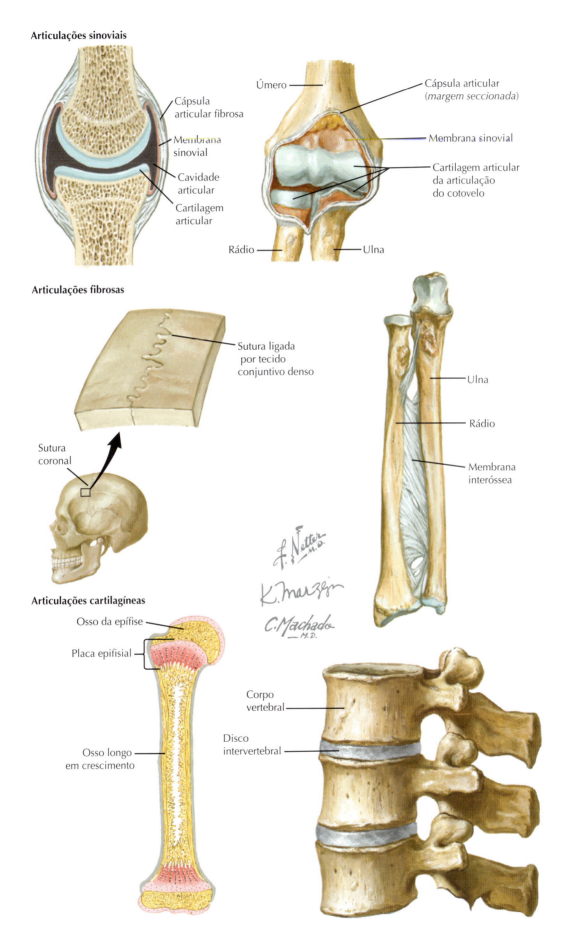

Figura 3.2 Articulações.

## 3.3 MÚSCULOS ESQUELÉTICOS

Um músculo esquelético típico dispõe de um **ventre** composto de fibras musculares e um ou mais **tendões** constituídos por tecido conjuntivo denso. Em geral, os tendões têm o formato de um cordão ou uma lâmina (**aponeurose**, mais presentes em regiões de tronco e crânio). As regiões onde os músculos estão fixados a estruturas, como os ossos, são denominadas **fixações**. Um músculo típico dispõe de uma ou mais fixações fixas (imóveis), denominadas **origens**. O movimento ocorre nas **inserções**. Normalmente, quando um músculo se contrai, a inserção move-se em direção à origem (a **ação** do músculo). Entretanto, se a inserção for fixa (impedindo o movimento), a origem pode se mover em direção à inserção, e o movimento é denominado "ação reversa" do músculo. O nome de um músculo costuma descrever uma ou mais de suas características, como **formato**, **tamanho**, **orientação das fibras**, **localização**, **função** ou **pontos de fixação**. Por exemplo, o músculo pronador quadrado do antebraço é o músculo de quatro lados que realiza a pronação. O músculo esternocleidomastóideo é o músculo que se origina no esterno e na clavícula (cleido é uma palavra que significa clavícula) e se insere no processo mastoide do crânio. As fibras musculares do músculo reto do abdome são retas (*rectus* significa reto), enquanto as fibras do músculo oblíquo interno do abdome contam com fibras musculares orientadas em um ângulo oblíquo. Os músculos são inervados por neurônios tanto motores quanto sensitivos. Os neurônios motores mantêm o tônus do músculo e produzem sua contração. Os neurônios sensitivos transmitem informações proprioceptivas (percepção da tensão e da posição no espaço de um músculo) e sensações de dor, por exemplo, devido à ruptura das fibras musculares.

Capítulo 3 | Sistema Musculoesquelético    95

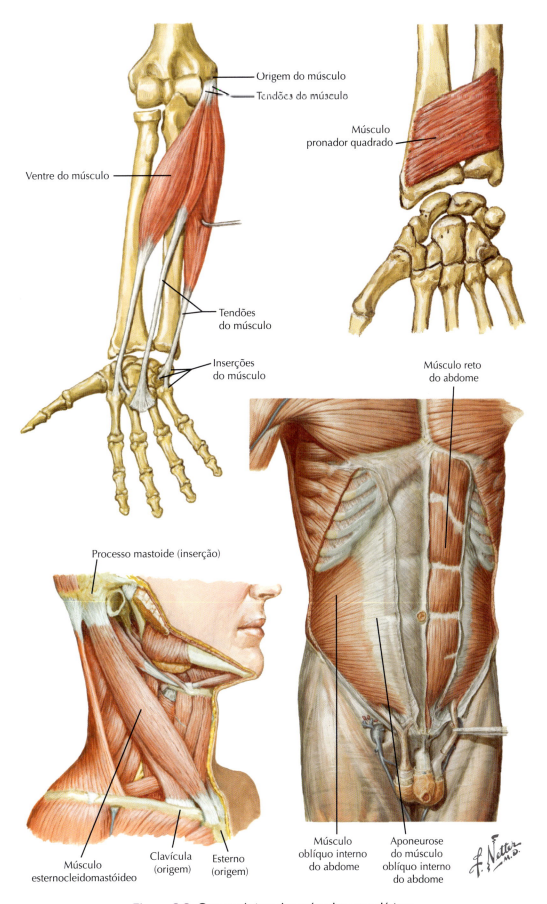

**Figura 3.3** Características dos músculos esqueléticos.

## 3.4 CRÂNIO

O crânio é composto de numerosos ossos pequenos conectados por articulações fibrosas, denominadas **suturas**. Nos lactentes, existem áreas membranáceas, denominadas **fontículos** ou fontanelas entre os ossos do crânio para permitir o crescimento. Os fontículos anterior e posterior são os maiores e são popularmente conhecidos como "moleira" na cabeça de um recém-nascido. As suturas não se fecham por completo até a idade adulta, permitindo a expansão da cavidade do crânio com o crescimento do cérebro. As duas partes básicas do crânio são o **neurocrânio**, que encerra o cérebro, e o **viscerocrânio** (esqueleto facial), que forma a estrutura da face. O teto do crânio em forma de cúpula é conhecido como **calvária**, que é composta pelos ossos **frontal**, dois **parietais** e **occipital**. As suturas entre esses ossos são as **suturas coronal**, **sagital** e **lambdóidea**, que se cruzam no **bregma** e **lambda**. Além das contribuições do frontal e dos parietais, a face lateral do crânio é formada pelo **temporal** e pelo **esfenoide**. O **ptério** é o ponto de encontro dos ossos frontal, parietais e temporal. O viscerocrânio é composto sobretudo pelo **frontal**, três conjuntos de ossos pares (**osso nasal**, **maxila** e **zigomático**) e **mandíbula**. Pequenos ossos adicionais nas órbitas e nas cavidades nasais ósseas também são considerados como parte do viscerocrânio. Os alvéolos dentais para a fileira superior de dentes estão dentro das maxilas, enquanto os ossos para os dentes inferiores estão na mandíbula. A mandíbula é um osso separado que se articula com a base do crânio nas **articulações temporomandibulares** (ATM). As principais partes da mandíbula são o corpo, ramo, ângulo, processo coronoide e processo condilar.

### Foco clínico

A **craniossinostose** é uma condição em que ocorre fechamento prematuro das suturas do crânio. Isso interfere no crescimento normal do crânio e do cérebro. O tipo mais comum de craniossinostose é a escafocefalia, em que ocorre fusão precoce da sutura sagital, fazendo com que o crânio cresça mais nas faces anterior e posterior. Se ocorrer fechamento prematuro da sutura coronal, o crânio não pode se expandir superiormente; em consequência, cresce lateralmente e produz uma cabeça curta e larga (braquicefalia). O **ptério** é uma área particularmente fraca do crânio, que é propensa a fraturas durante o traumatismo craniano. As fraturas nessa área podem causar dano à artéria meníngea média subjacente, provocando hematoma epidural (ver Foco clínico 2.4).

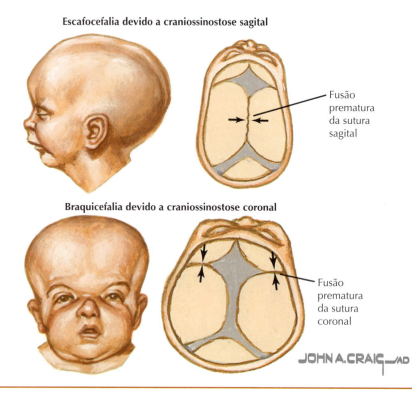

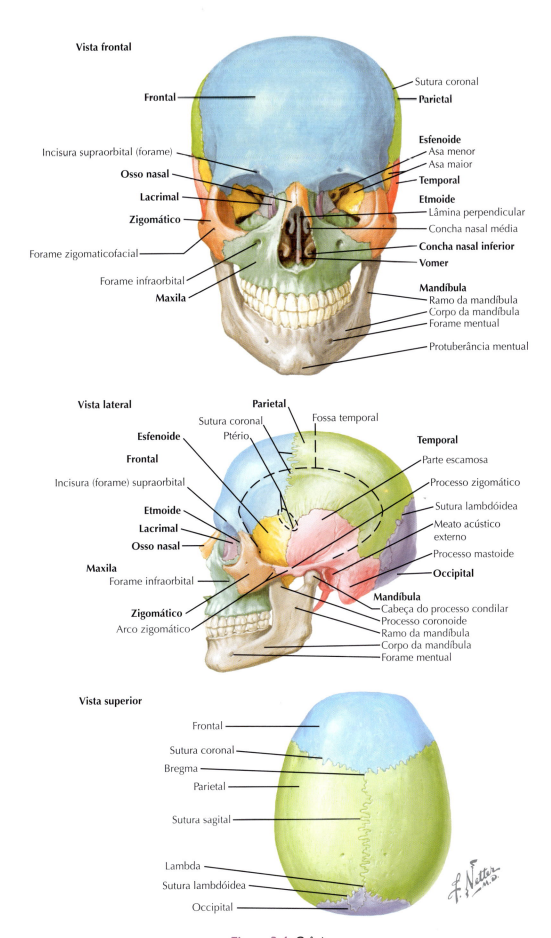

Figura 3.4 Crânio.

## 3.5 MÚSCULOS SUPERFICIAIS DA FACE E DO COURO CABELUDO

Os **músculos da expressão facial** estão localizados na tela subcutânea da face e do pescoço, e são inervados pelos ramos terminais do **nervo facial (NC VII)** (ver 2.13). A maior parte desses músculos origina-se dos ossos do crânio ou da fáscia e inserem-se na pele. Alguns dos principais músculos são os seguintes:

- **Ventre frontal do músculo occipitofrontal** – músculo que move o couro cabeludo, enruga a pele da fronte e eleva os supercílios
- **Músculo orbicular do olho** – músculo circular que envolve o olho e funciona para fechar as pálpebras
- **Músculo zigomático maior** – músculo que eleva o ângulo da boca, por exemplo, para produzir um sorriso
- **Músculo bucinador** – principal músculo da bochecha, que é usado para soprar e mastigar
- **Músculo orbicular da boca** – músculo circular que fecha a boca
- **Platisma** – músculo plano que abaixa os ângulos da boca e tensiona a pele do pescoço.

O couro cabeludo apresenta cinco camadas, que podem ser lembradas convenientemente pelo mnemônico dos termos na língua inglesa "SCALP: **pele** (*skin*), **tecido conjuntivo (denso)** (*connective tissue*), **aponeurose** (*aponeurosis*), **tecido conjuntivo frouxo** (*loose connective tissue*) e **pericrânio** (*pericranium*) (periósteo da calvária). O tecido conjuntivo denso da segunda camada contém os vasos e os nervos que suprem o couro cabeludo. A aponeurose na terceira camada serve como tendão para o ventre frontal do músculo occipitofrontal, bem com sua contraparte na parte posterior do crânio, o ventre occipital; juntos, esses dois ventres musculares formam o músculo occipitofrontal. A pele da face e da parte anterolateral do couro cabeludo são inervadas pelo **nervo trigêmeo** (ver 2.12). Ramos dos nervos espinais cervicais suprem a parte posterior do couro cabeludo.

### Foco clínico

A integridade do nervo facial pode ser avaliada durante um exame dos nervos cranianos ao testar a função dos músculos faciais. Normalmente, pede-se ao paciente para elevar os supercílios, fechar os olhos com força, sorrir, encher as bochechas e apertar os lábios. A presença de lesões do nervo facial provoca déficits na função dos músculos faciais (ver Foco clínico 2.13). O tecido conjuntivo denso que envolve as artérias e as veias do couro cabeludo impede a ocorrência de vasoconstrição significativa. Em consequência, feridas no couro cabeludo costumam apresentar sangramento profuso.

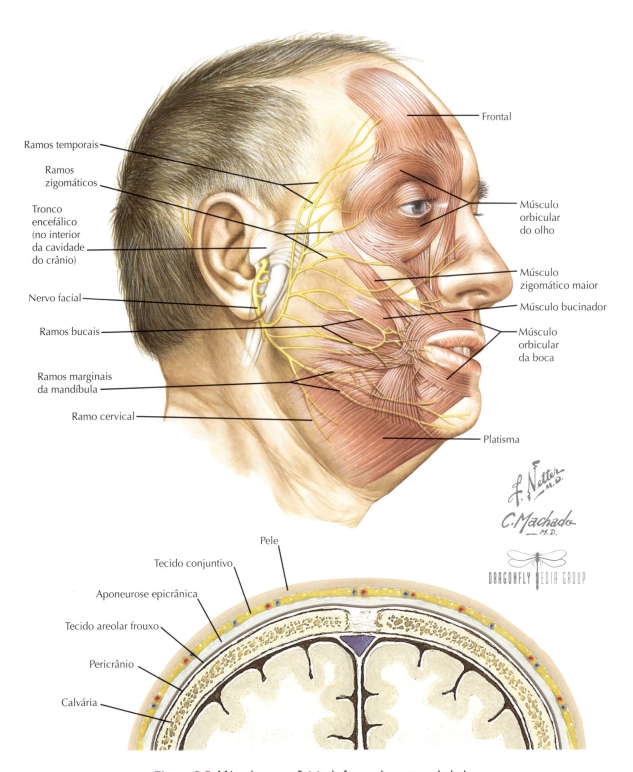

Figura 3.5 Músculos superficiais da face e do couro cabeludo.

## 3.6 MÚSCULOS PROFUNDOS DA FACE E ARTICULAÇÃO TEMPOROMANDIBULAR

A **articulação temporomandibular** é formada por uma articulação entre o **processo condilar** da mandíbula e a **fossa mandibular** do temporal. Existe um **disco articular** dentro da articulação, que separa a cavidade sinovial em duas partes. O tubérculo articular marca o limite anterior da face articular. Existem quatro movimentos básicos da mandíbula na ATM: elevação, depressão, protrusão (movimento anterior da mandíbula) e retração (movimento posterior da mandíbula). A abertura da mandíbula envolve tanto a depressão quanto a protrusão, visto que o processo condilar da mandíbula desliza anteriormente sobre o tubérculo articular e sofre rotação para baixo (artrocinemática). Os quatro **músculos da mastigação** são os principais músculos que movem a mandíbula. Os complexos movimentos que ocorrem durante a mastigação resultam das contrações alternadas dos músculos nos lados direito e esquerdo do corpo.

| MÚSCULO | ORIGEM GERAL | INSERÇÃO GERAL | INERVAÇÃO | PRINCIPAIS AÇÕES |
|---|---|---|---|---|
| Temporal | Fossa temporal | Processo coronoide da mandíbula | NC $V_3$ | Eleva e retrai a mandíbula |
| Masseter | Arco zigomático | Ramo da mandíbula (superfície lateral) | NC $V_3$ | Eleva a mandíbula |
| Pterigóideo medial | Lâmina lateral do processo pterigoide (superfície medial) | Ramo da mandíbula (superfície medial) | NC $V_3$ | Eleva e protrai a mandíbula, movimento lateral da mastigação |
| Pterigóideo lateral | Esfenoide, lâmina lateral do processo pterigoide (superfície lateral) | Disco articular/cápsula da ATM, colo da mandíbula | NC $V_3$ | Protrai a mandíbula, movimento lateral da mastigação |

Os músculos da mastigação são inervados pelo nervo mandibular, divisão do nervo trigêmeo (NC $V_3$).

### Foco clínico

Pode ocorrer luxação da ATM se a boca for aberta de maneira a superar a amplitude fisiológica de movimento, ou se alterações estruturais alterarem a estabilidade da articulação (p. ex., devido à artrite). Normalmente, a luxação ocorre em direção anterior, quando o processo condilar desliza além do tubérculo articular e é incapaz de retornar para a fossa mandibular.

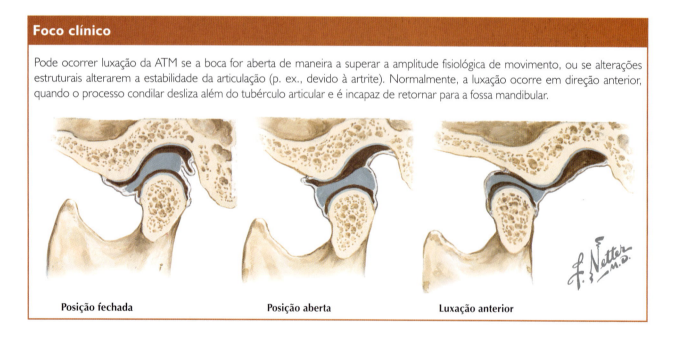

Posição fechada     Posição aberta     Luxação anterior

Capítulo 3 | Sistema Musculoesquelético 101

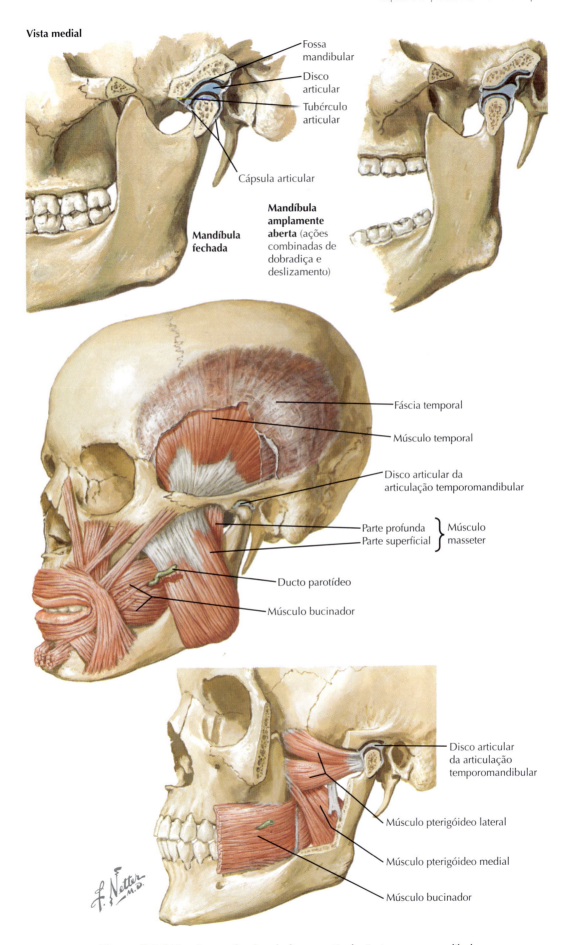

**Figura 3.6** Músculos profundos da face e articulação temporomandibular.

## 3.7 VASCULARIZAÇÃO DA FACE

As artérias que suprem a face e o couro cabeludo são compostas sobretudo por ramos das artérias carótidas externas; entretanto, as artérias carótidas internas também contribuem. A **artéria facial** origina-se da artéria carótida externa no pescoço e atravessa a margem inferior da mandíbula, alcançando a face. A **artéria temporal superficial,** um ramo terminal da artéria carótida externa, ramifica-se para a parte lateral da face, porém supre principalmente a face lateral do couro cabeludo. A parte posterior do couro cabeludo também é suprida pela artéria carótida externa por meio de seu ramo, a artéria occipital. Ramos terminais da **artéria oftálmica** (da artéria carótida interna) emergem da órbita e suprem a fronte e a parte anterior do couro cabeludo. As veias acompanham todas essas artérias e, por fim, drenam para as veias jugulares externa e interna. A parte profunda da face é suprida pela **artéria maxilar**. Com origem na artéria carótida externa, a artéria maxilar segue pelo interior da mandíbula, ramificando-se para os músculos da mastigação, bem como para numerosas outras estruturas, como a cavidade nasal, o palato e os dentes.

### Foco clínico

As veias profundas da face formam um extenso plexo, denominado **plexo pterigóideo**, que se conecta a múltiplas veias, como as da órbita, das cavidades nasais e da cavidade oral. Além disso, pequenas veias conectam o plexo ao seio cavernoso. Assim, as infecções de regiões como a face ou a cavidade nasal podem se espalhar por meio do sistema venoso para a cavidade do crânio (ver também Foco clínico 2.6).

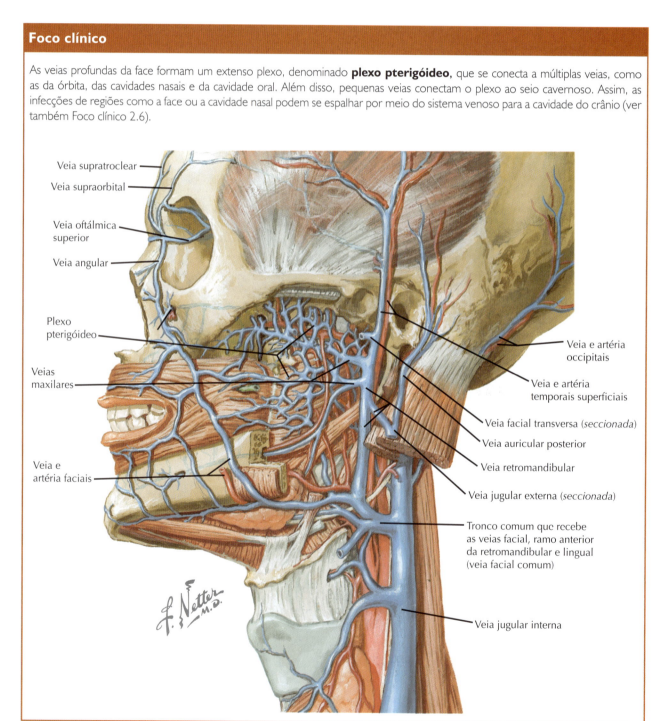

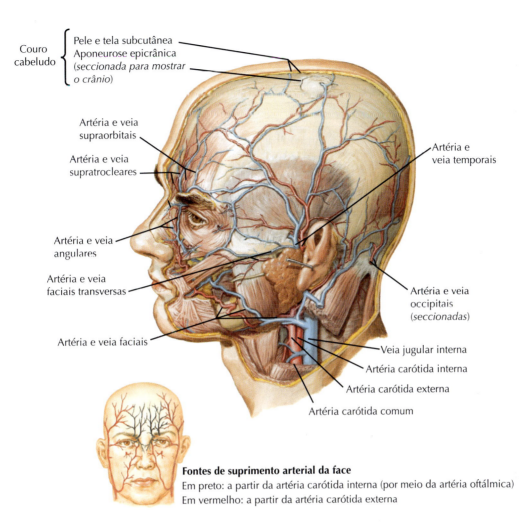
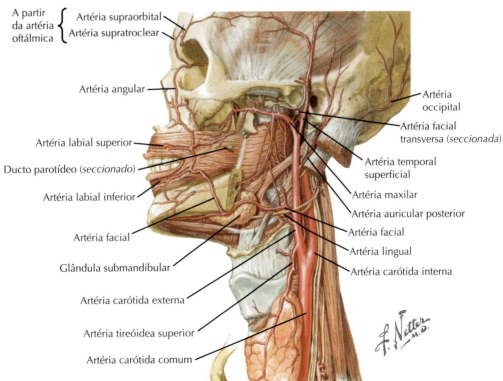

**Figura 3.7** Vascularização da face.

## 3.8 REGIÕES E FÁSCIA CERVICAIS

O **pescoço** é organizado em regiões e compartimentos fasciais. As duas regiões do pescoço – a cervical anterior (trígono anterior) e a cervical lateral (trígono posterior) – são definidas, em parte, pela sua relação com o **músculo esternocleidomastóideo (ECM)** palpável. O **trígono cervical anterior (trígono anterior)** é anterior ao músculo ECM e também é limitado pela margem inferior da mandíbula e linha mediana. A **região cervical lateral (trígono posterior)** é delimitada pela margem posterior do músculo ECM, pela margem anterior do músculo trapézio e pela clavícula. No interior do tecido subcutâneo, a fáscia cervical apresenta múltiplas lâminas que separam as estruturas em compartimentos fasciais. A lâmina mais superficial da fáscia cervical envolve os músculos trapézio e ECM e é conhecida pelo termo descritivo **lâmina superficial da fáscia cervical**. A lâmina média da fáscia cervical inclui a **lâmina infra-hióidea** ao redor dos músculos infra-hióideos, a **lâmina pré-traqueal** que circunda as vísceras do pescoço e a **fáscia bucofaríngea**, posterior à faringe e ao esôfago. A lâmina profunda da fáscia cervical envolve as vértebras cervicais e os músculos profundos do pescoço. Em geral, forma uma única lâmina denominada **lâmina pré-vertebral**; entretanto, anteriormente à coluna vertebral, pode-se identificar uma segunda lâmina, denominada **fáscia alar**. As duas **bainhas caróticas** circundam as principais estruturas neurovasculares do pescoço.

| MÚSCULO | ORIGEM GERAL | INSERÇÃO GERAL | INERVAÇÃO | PRINCIPAIS AÇÕES |
|---|---|---|---|---|
| Esternocleidomastóideo | Manúbrio do esterno e terço medial da clavícula | Processo mastoide do temporal | Nervo acessório | Flexão lateral do pescoço, fazendo com que o queixo aponte para o lado contralateral do corpo |

### Foco clínico

O músculo esternocleidomastóideo é um importante ponto de referência na superfície do pescoço. O **pulso carotídeo** pode ser localizado anteriormente à metade superior do músculo ECM, enquanto a margem posterior é utilizada para guiar a colocação da agulha para **bloqueios nervosos do plexo cervical**. O espaço retrofaríngeo é uma área de tecido conjuntivo frouxo posterior à fáscia bucofaríngea e anterior à fáscia alar. Estende-se da base do crânio até o mediastino superior e, assim, fornece uma via para a **disseminação da infecção** do pescoço para o mediastino.

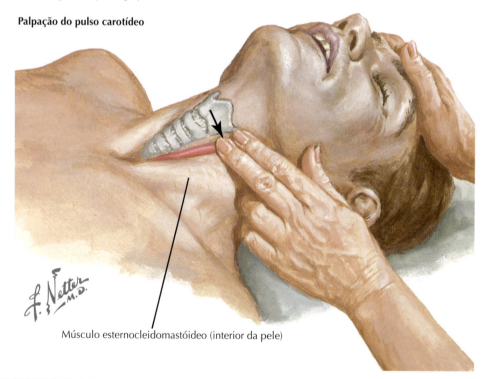

Palpação do pulso carotídeo

Músculo esternocleidomastóideo (interior da pele)

Capítulo 3 | Sistema Musculoesquelético  105

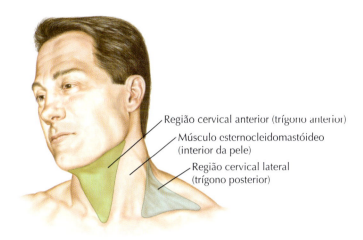

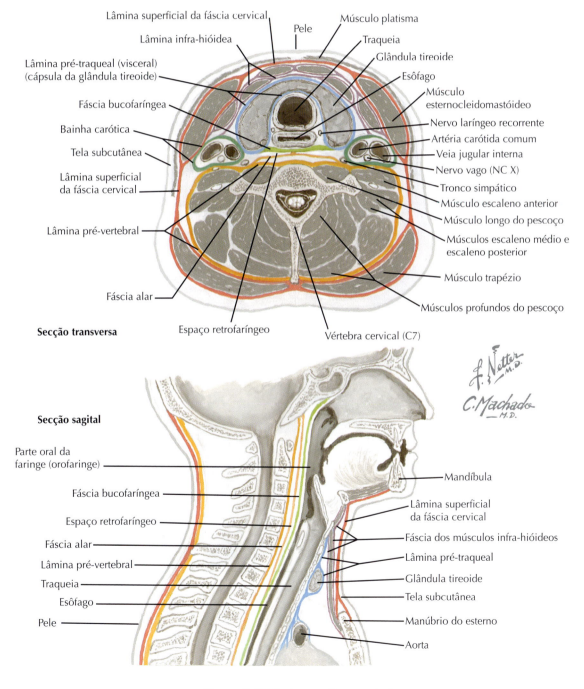

**Figura 3.8** Fáscia e regiões cervicais.

## 3.9 MÚSCULOS DO PESCOÇO

O trígono cervical anterior contém músculos que movem o esqueleto hióideo e laríngeo, especificamente os **músculos supra-hióideos** e os **músculos infra-hióideos**. Em contrapartida, os músculos do trígono posterior estão associados ao movimento da coluna cervical e auxílio na respiração.

### Trígono cervical anterior do pescoço.

| MÚSCULO | ORIGEM GERAL | INSERÇÃO GERAL | INERVAÇÃO | PRINCIPAIS AÇÕES |
|---|---|---|---|---|
| *Músculos supra-hióideos* | | | | |
| Digástrico, ventre anterior | Mandíbula | Hioide por meio do tendão intermédio | Nervo para o músculo milo-hióideo (NC $V_3$) | Elevação e estabilização do hioide, abaixa a mandíbula se o hioide estiver fixo |
| Digástrico, ventre posterior | Processo mastoide (face medial) | Hioide por meio do tendão intermédio | Nervo facial | |
| Estilo-hióideo | Processo estiloide | Hioide | Nervo facial | Elevação do hioide |
| Milo-hióideo | Mandíbula | Rafe milo-hióidea | Nervo para o músculo milo-hióideo (NC $V_3$) | Eleva o hioide, o assoalho da boca e a língua (p. ex., durante a deglutição) |
| *Músculos infra-hióideos* | | | | |
| Esterno-hióideo | Manúbrio | Hioide | Alça cervical | Abaixa o hioide |
| Omo-hióideo | Margem superior da escápula | Hioide | Alça cervical | Abaixa o hioide |
| Esternotireóideo | Manúbrio | Cartilagem tireóidea | Alça cervical | Abaixa a cartilagem tireóidea e a laringe |
| Tireo-hióideo | Cartilagem tireóidea | Hioide | C1 por meio do nervo hipoglosso | Abaixa o hioide; eleva a laringe quando o hioide está fixo |

### Trígono posterior do pescoço.

| MÚSCULO | ORIGEM GERAL | INSERÇÃO GERAL | INERVAÇÃO | PRINCIPAIS AÇÕES |
|---|---|---|---|---|
| Escalenos anterior, médio e posterior | Processos transversos das vértebras cervicais | 1ª e 2ª costelas | Ramos anteriores dos nervos espinais cervicais | Flexão lateral do pescoço, eleva a 1ª e a 2ª costelas |

Capítulo 3 | Sistema Musculoesquelético    107

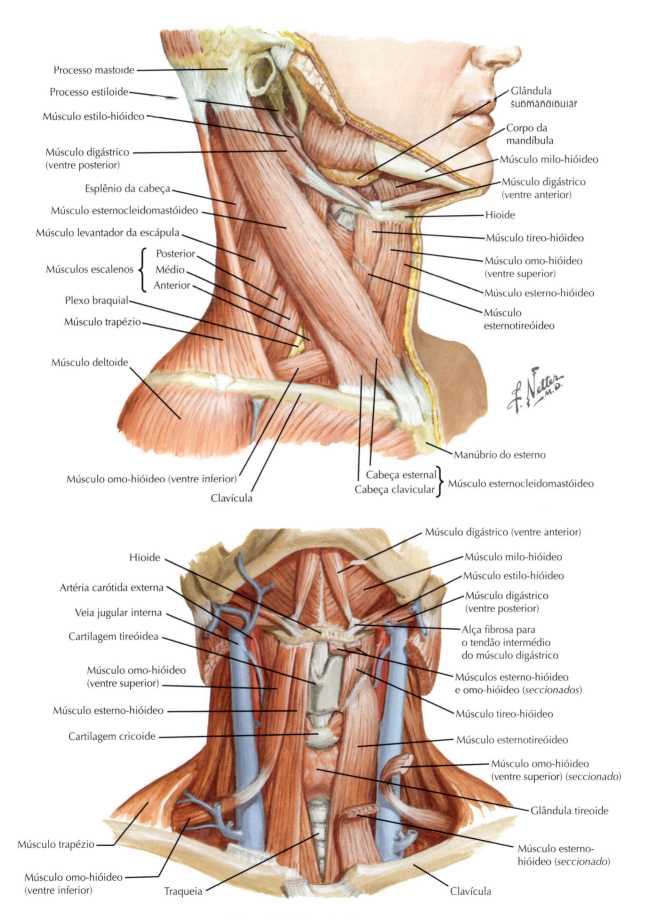

Figura 3.9 Músculos do pescoço.

## 3.10 VASCULARIZAÇÃO E NERVOS DO PESCOÇO

A bainha **carótica** contém importantes estruturas neurovasculares que passam pela parte superior do trígono cervical anterior. A **artéria carótida comum direita** origina-se do tronco braquiocefálico, enquanto a esquerda é um ramo do arco da aorta. Ambas ascendem no pescoço e bifurcam-se nas artérias carótidas externa e interna aproximadamente no nível da margem superior da cartilagem tireóidea. A **artéria carótida interna** não tem nenhum ramo no pescoço; entretanto, sua parte proximal dilatada (**seio carótico**) contém barorreceptores que são sensíveis a mudanças da pressão arterial. O **glomo carótico** ou corpo carotídeo, um quimiorreceptor que detecta o conteúdo de oxigênio no sangue, também está localizado próximo à bifurcação da carótida. A **artéria carótida externa** se ramifica no pescoço antes de ascender para a cabeça, produzindo ramificações dentre as quais podemos destacar as artérias tireóidea superior, lingual e facial. A **veia jugular interna** recebe sangue da cabeça e do pescoço e situa-se adjacente aos vasos carotídeos dentro da bainha carótica. O **nervo vago** é outra estrutura importante dentro da bainha carótica; segue um trajeto posterior aos vasos e dá origem a ramos para a faringe, a laringe e o coração enquanto segue pelo pescoço. Outros nervos localizados no trígono cervical anterior incluem o **nervo hipoglosso**, que atravessa os vasos carotídeos próximo ao ventre posterior do músculo digástrico, e a **alça cervical** na face anterior da bainha carótica, que emite ramos para os músculos infra-hióideos. O trígono posterior contém as partes proximais do **plexo braquial**. Os grandes nervos desse plexo seguem entre os músculos escaleno anterior e escaleno médio em seu trajeto para o membro superior. O **nervo acessório** inerva o músculo esternocleidomastóideo e, em seguida, atravessa o trígono posterior para alcançar outro alvo: o músculo trapézio. Por fim, o trígono posterior também contém as partes proximais dos **nervos cervicais** (nervos auricular magno, cervical transverso, supraclavicular e occipital menor). Esses nervos são ramos do plexo cervical (ramos anteriores C1–C4), que emergem da margem posterior do músculo ECM e inervam a pele.

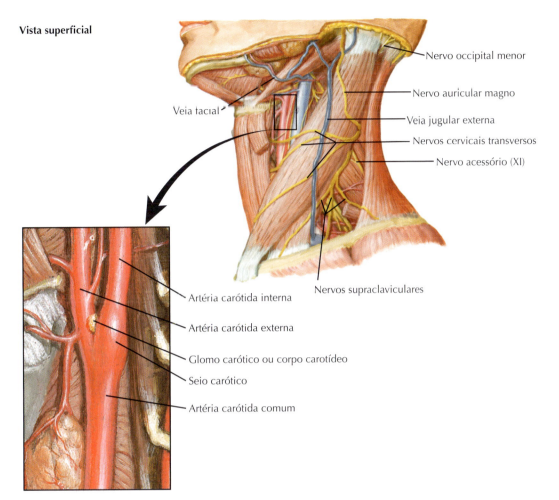
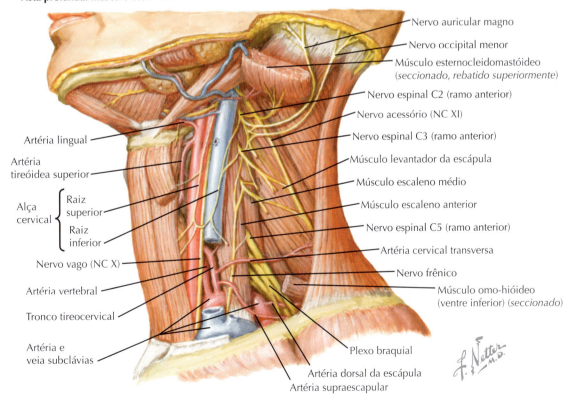

Figura 3.10 Vasos e nervos do pescoço.

## 3.11 LINFÁTICOS DA CABEÇA E DO PESCOÇO

Os linfonodos da cabeça e do pescoço estão organizados em grupos superficiais e profundos. Os linfonodos superficiais são encontrados em uma variedade de locais, enquanto os linfonodos profundos estão localizados dentro da bainha carótica adjacente à veia jugular interna. Todos os linfonodos da cabeça e do pescoço em algum momento passam por esses **linfonodos cervicais profundos** e entram na circulação por meio do **ducto torácico** (lado esquerdo) ou do **ducto linfático direito** (lado direito).

**Principais grupos de linfonodos na cabeça e no pescoço.**

| LINFONODOS | LOCALIZAÇÃO |
|---|---|
| Occipitais | Base do crânio |
| Mastóideos (pós-auriculares) | Posterior à orelha |
| Parotídeos (pré-auriculares) | Anteriores à orelha |
| Jugulodigástricos (tonsilares) | Adjacentes ao ângulo da mandíbula |
| Submandibulares | Ao longo da margem inferior da mandíbula |
| Submentuais | Assoalho da boca |
| Cervicais superficiais | Superficiais ao músculo esternocleidomastóideo, adjacentes à veia jugular externa |
| Cervicais profundos | Dentro da bainha carótica, adjacentes à veia jugular interna |
| Supraclaviculares | Superiores à clavícula na fossa supraclavicular |

### Foco clínico

O exame dos linfonodos na cabeça e no pescoço é realizado para identificar infecções, inflamações ou neoplasias malignas. Procede-se à palpação bilateral dos linfonodos para avaliar a simetria entre os dois lados. Os linfonodos na cabeça costumam ser examinados de posterior para anterior, começando com os linfonodos occipitais e terminando com os linfonodos submentuais. Os linfonodos no pescoço costumam ser palpados de superior para inferior.

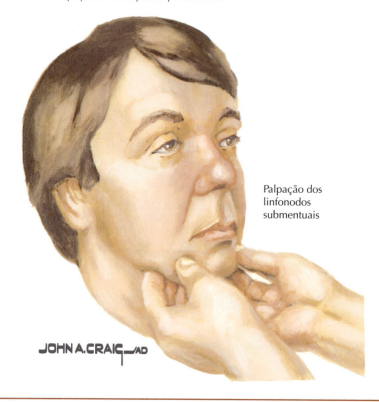

Palpação dos linfonodos submentuais

Capítulo 3 | Sistema Musculoesquelético 111

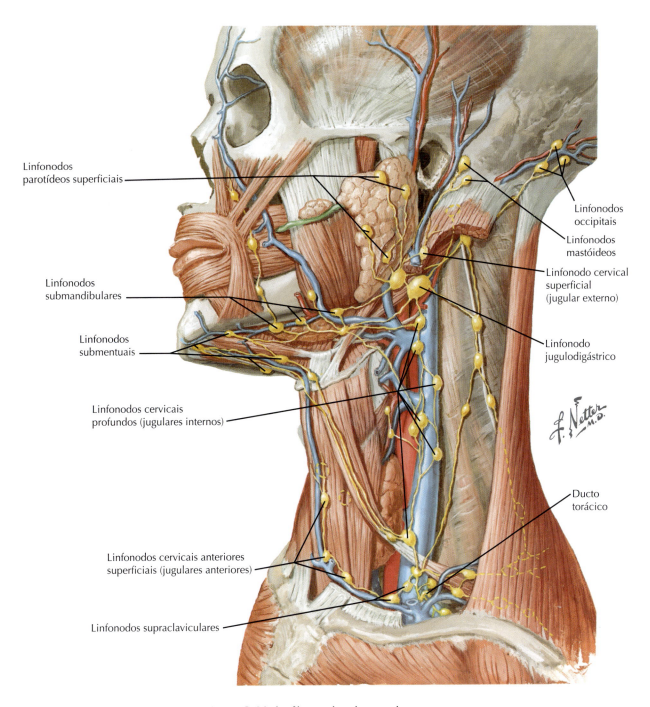

**Figura 3.11** Linfáticos da cabeça e do pescoço.

## 3.12 COLUNA VERTEBRAL

A **coluna vertebral** protege a medula espinal e sustenta o peso da cabeça e do tronco. É composta por 33 vértebras, que são separadas por discos intervertebrais (em sua maioria) ou fundidas em estruturas nomeadas (**sacro, cóccix**). A coluna vertebral não é reta, ela se curva no plano sagital (curvaturas fisiológicas). A principal curvatura que esteve presente no feto (anteriormente côncava) persiste no adulto nas regiões torácica e sacral. As curvaturas secundárias (anteriormente convexas) começam a se formar antes do nascimento, nas regiões cervical e lombar, embora não se desenvolvam por completo até que o lactente mantenha a cabeça ereta e aprenda a ficar de pé. Morfologicamente, existem cinco tipos regionais de vértebras que formam a coluna vertebral: as **vértebras cervicais, torácicas, lombares, sacrais e coccígeas**. Uma vértebra típica é constituída por um **corpo vertebral** e um **arco vertebral**. O arco vertebral é formado por dois **pedículos** e duas **lâminas**. Vários processos projetam-se do arco vertebral, como um **processo espinhoso** na linha média, dois **processos transversos** e quatro **processos articulares**, que são designados como superiores ou inferiores, dependendo de sua posição em relação ao arco vertebral. A fusão do arco vertebral com o corpo vertebral cria uma abertura, denominada **forame vertebral**. Forames vertebrais sucessivos formam um canal longitudinal, denominado **canal vertebral**, que abriga a medula espinal. A parte do canal vertebral que se estende no sacro é o **canal sacral**. Superiormente, o canal vertebral é contínuo com a cavidade do crânio por meio do forame magno.

### Foco clínico

Alterações no formato das vértebras individuais ou forças exercidas sobre a coluna vertebral podem provocar curvaturas anormais. A **cifose** torácica exagerada é denominada **hipercifose** (cifose na forma abreviada). Com frequência, é causada por uma redução da massa óssea nas partes anteriores dos corpos vertebrais devido à osteoporose. A **escoliose** é uma curvatura tridimensional da coluna, que costuma se tornar aparente quando os adolescentes sofrem um estirão de crescimento antes da puberdade. A etiologia costuma não ser reconhecida; entretanto, os problemas congênitos constituem, por exemplo, uma causa, se não houver desenvolvimento das vértebras de maneira simétrica. A **lordose** lombar exagerada é denominada **hiperlordose** (lordose na forma abreviada). Uma causa comum é a obesidade, visto que o aumento do peso abdominal desloca o centro de gravidade, e isso é compensado por um ajuste postural. As mulheres grávidas costumam adotar uma postura lordótica no final da gravidez, para contrabalançar o peso do feto.

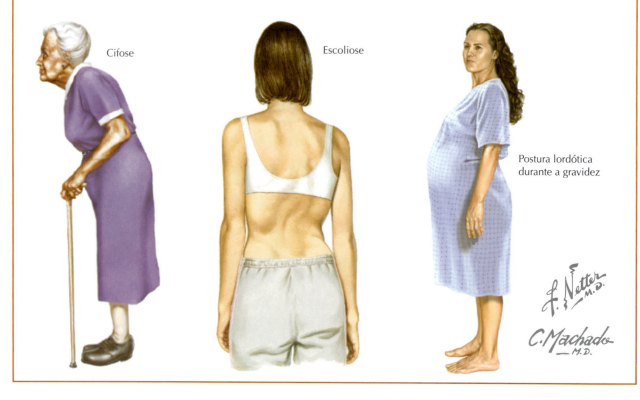

Cifose

Escoliose

Postura lordótica durante a gravidez

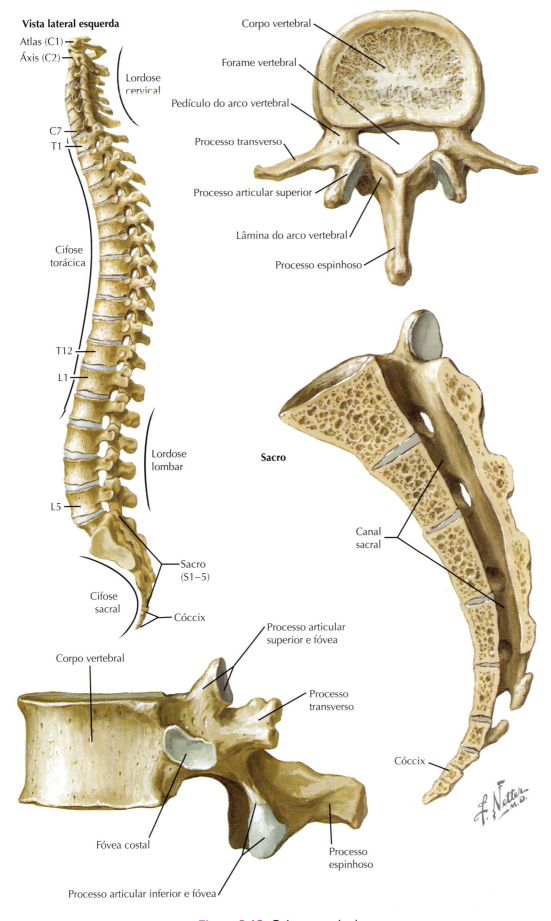

**Figura 3.12** Coluna vertebral.

## 3.13 TIPOS REGIONAIS DE VÉRTEBRAS

A primeira e a segunda vértebras cervicais apresentam características únicas destinadas a sustentar o crânio e a facilitar seu movimento. O **atlas** (C1) articula-se com os côndilos occipitais do crânio na **articulação atlantoccipital**; o movimento nessa articulação consiste em flexão e extensão (osteocinemática), por exemplo, o movimento de aceno usado para indicar "sim" com a cabeça. O **axis** (C2) assemelha-se mais a uma vértebra cervical típica, com exceção da grande projeção superior em forma de dente, denominada **dente do axis**. O dente do axis articula-se com o arco anterior do atlas na **articulação atlantoaxial**, que possibilita a rotação da cabeça, por exemplo, quando se indica "não". Uma **vértebra cervical** típica apresenta um **processo espinhoso bífido** e um **forame transversário** em cada um dos processos transversos. Em todas as vértebras cervicais, com exceção de C7, o forame transversário conduz as artérias vertebrais pareadas que seguem superiormente para o cérebro. As **vértebras torácicas** apresentam **fóveas costais** para articulação com as costelas e longos processos espinhosos inclinados. As **vértebras lombares** caracterizam-se por grandes corpos vertebrais robustos e processos espinhosos curtos e rombos. Seu grande tamanho reflete o fato de que elas sustentam mais peso do que as vértebras cervicais e torácicas. Na região sacral, as cinco vértebras são fundidas em uma única estrutura, denominada **sacro**. Existem forames sacrais anteriores e posteriores que possibilitam a passagem de raízes nervosas espinais (ver 2.19). O **cóccix** é um pequeno osso que consiste em três a quatro vértebras coccígeas normalmente fundidas.

### Foco clínico

A C7 conta com um processo espinhoso particularmente proeminente e facilmente palpável durante o exame físico. Por isso, essa vértebra é, com frequência, denominada **vértebra proeminente**.[1]

---

[1] N.R.T.: Uma estratégia para a palpação é solicitar que o paciente realize a flexão cervical; assim, o avaliador palpará as proeminências. Em seguida, é realizado o retorno da cervical e, então, solicitada a rotação. A vértebra C7 tende a se mover, enquanto a T1 tende a permanecer fixa, devido à estabilização dos arcos costais.

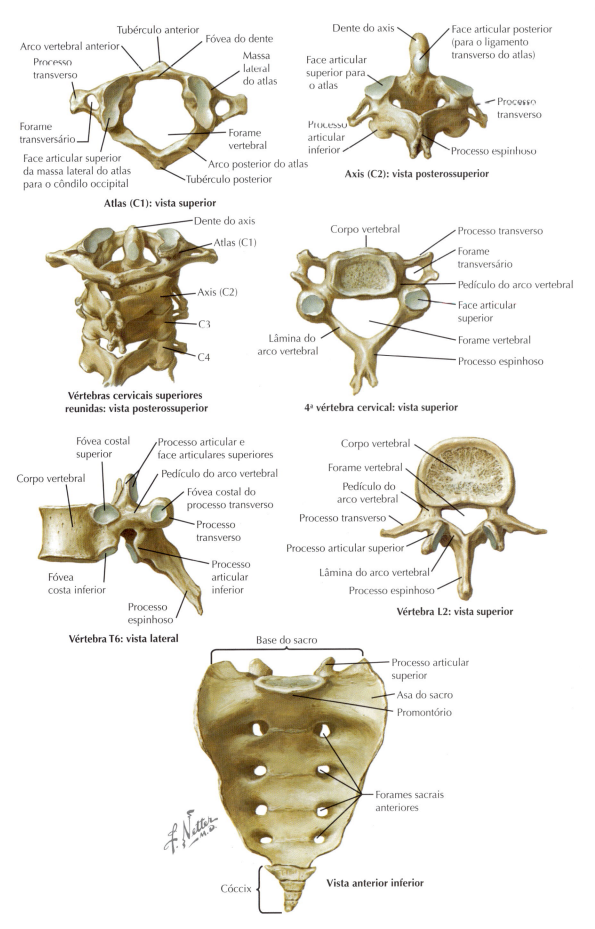

Figura 3.13 Tipos regionais de vértebras.

## 3.14 ARTICULAÇÕES E LIGAMENTOS DA COLUNA VERTEBRAL

As duas principais articulações da coluna vertebral são articulações cartilagíneas entre os corpos vertebrais e articulações sinoviais que, por sua vez, localizam-se entre os processos articulares. Os **discos intervertebrais** fornecem uma união forte, porém, flexível entre os corpos vertebrais, e atuam como amortecedores. Os discos são compostos por uma camada externa de fibrocartilagem (**anel fibroso**) e por um núcleo gelatinoso (**núcleo pulposo**). Os processos articulares dos arcos vertebrais formam **articulações sinoviais** – um processo articular superior de uma vértebra articula-se com um processo articular inferior de outra. Juntas, as articulações cartilagínea e sinovial possibilitam o movimento da coluna vertebral, ou seja, flexão, extensão, inclinação lateral e rotação. Os ossos e as articulações da coluna vertebral são sustentados por ligamentos. O **ligamento longitudinal anterior** é uma faixa contínua ao longo da face anterior dos corpos vertebrais, que é importante para prevenir a hiperextensão (extensão excessiva) da coluna vertebral. O **ligamento longitudinal posterior** é uma faixa mais fina, que ocupa uma posição semelhante na face posterior dos corpos vertebrais; limita a flexão da coluna vertebral. Os componentes dos arcos vertebrais também são conectados por ligamentos: os **ligamentos supraespinais** e **interespinais** ligam as extremidades e corpos dos processos espinhosos, respectivamente, enquanto os **ligamentos amarelos** estendem-se pelas lâminas adjacentes. Esses três ligamentos impedem a hiperflexão da coluna vertebral.

### Foco clínico

A **hérnia** ou **ruptura de disco intervertebral** constitui uma fonte comum de dorsalgia, e pode estar presente mesmo sem sintomatologia. Nessa condição, o anel fibroso sofre ruptura (p. ex., devido a trauma ou a alterações degenerativas), e o núcleo pulposo projeta-se através da área rota. Normalmente, a protrusão ocorre em direção posterolateral, em que não há suporte dos ligamentos longitudinais. O prolapso do núcleo pulposo pode comprimir as raízes dos nervos espinais ou a medula espinal, causando dorsalgia. As hérnias de disco intervertebral costumam se desenvolver na região lombar (aproximadamente 95% ocorrem entre L4 e L5 ou entre L5 e S1) devido a seu alinhamento, que favorece o deslizamento em função da força da gravidade, além de carga elevada na região em relação as vertebras superiores.

Os médicos acessam o canal vertebral para diversas finalidades, como, por exemplo, obter amostra do líquido cerebrospinal (**punção lombar**) e administrar anestesia (p. ex., **anestesia peridural**). A região lombar inferior é favorável, visto que a medula espinal não está presente, e existem espaços entre os processos espinhosos que possibilitam o acesso com uma agulha. A flexão da coluna vertebral alarga esses espaços, e isso deve ser considerado ao posicionar o paciente.

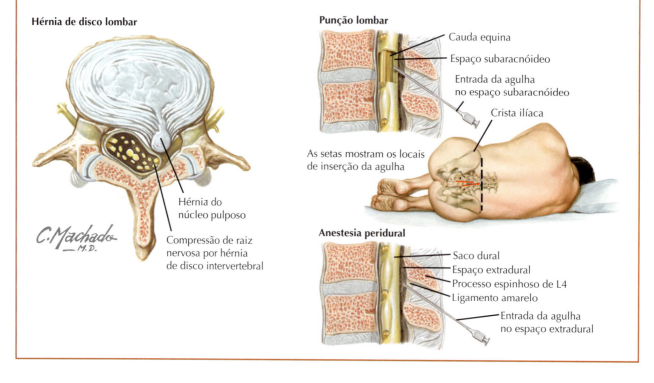

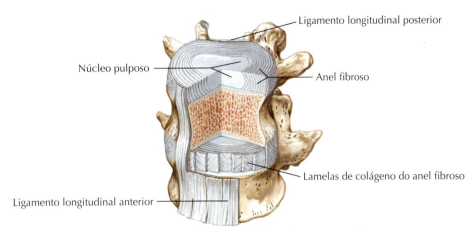

Disco intervertebral composto por uma zona nuclear central de colágeno e proteoglicanos hidratados circundados por lamelas concêntricas de fibras colágenas

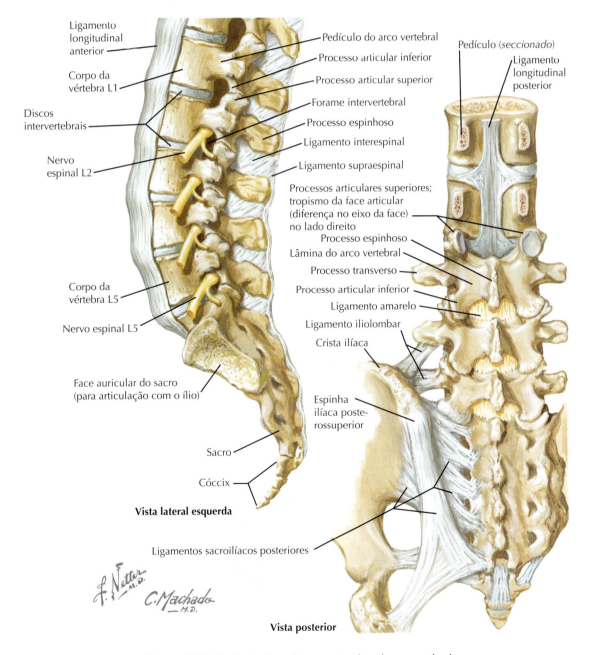

**Figura 3.14** Articulações e ligamentos da coluna vertebral.

## 3.15 MÚSCULOS DO DORSO

Os músculos do dorso são classificados como extrínsecos ou intrínsecos, dependendo dos movimentos que produzem. Os **músculos extrínsecos do dorso** estão localizados no dorso; entretanto, produzem movimentos dos membros e respiratórios. Em contrapartida, os **músculos próprios do dorso** (músculos intrínsecos do dorso) movem a coluna vertebral e mantêm a postura. Os músculos extrínsecos que movimentam o ombro e o braço costumam ser inervados por ramos anteriores dos nervos espinais, com exceção do músculo trapézio, que é inervado por um nervo craniano. Acredita-se que os músculos serrátil posterior superior e serrátil posterior inferior sejam músculos respiratórios acessórios, embora sua função não esteja bem definida. Existem diversos músculos próprios do dorso que são classificados em três camadas, de superficial a profunda. A camada superficial é constituída pelos dois **músculos esplênios**, que movem a cabeça e a coluna cervical. Os músculos da camada intermediária são os **músculos eretores da espinha**, que são os principais músculos que se estendem e inclinam lateralmente à coluna vertebral. O grupo de músculos intrínsecos da camada profunda é conhecido como **músculos transverso-espinais**, visto que suas fibras se estendem entre os processos transversos e espinhosos. Esses músculos estendem e estabilizam a coluna vertebral, e são importantes na manutenção da postura. Todos os músculos próprios do dorso são inervados por ramos posteriores dos nervos espinais (ver Figura 2.20) e recebem suprimento sanguíneo das artérias intercostais posteriores (ver Figura 2.5).

### Músculos extrínsecos do dorso.

| MÚSCULO | ORIGEM GERAL | INSERÇÃO GERAL | INERVAÇÃO | PRINCIPAIS AÇÕES |
|---|---|---|---|---|
| Trapézio | Occipital, processos espinhosos de C7–T12 | Terço lateral da clavícula, acrômio, espinha da escápula | Nervo acessório | Eleva, retrai, roda lateralmente e abaixa a escápula |
| Latíssimo do dorso | Processos espinhosos de T7–L5, crista ilíaca, sacro | Sulco intertubercular do úmero | Nervo toracodorsal | Extensão, adução e rotação medial do úmero |
| Levantador da escápula | Processos transversos de C1–C4 | Ângulo superior da escápula | Nervo dorsal da escápula | Elevação e rotação medial da escápula |
| Romboides maior e menor | Processos espinhosos de C7–T5 | Margem medial da escápula | Nervo dorsal da escápula | Retração e rotação medial da escápula |

### Músculos próprios do dorso (músculos intrínsecos).

| MÚSCULO | ORIGEM GERAL | INSERÇÃO GERAL | INERVAÇÃO | PRINCIPAIS AÇÕES |
|---|---|---|---|---|
| Esplênio da cabeça e esplênio do pescoço | Processos espinhosos C7–T6 | Da cabeça: occipital e processo mastoide. Do pescoço: processos transversos de C1–C3 | Ramos posteriores dos nervos espinais | Ação bilateral, extensão da cabeça e do pescoço; ação unilateral, rotação da cabeça e inclinação lateral do pescoço para o lado ipsilateral |
| Eretor da espinha | Sacro, crista ilíaca, processos espinhosos das vértebras lombares e sacrais | Processos espinhosos e transversos das vértebras, costelas, crânio | Ramos posteriores dos nervos espinais | Ação bilateral, extensão da cabeça e do tronco; ação unilateral, inclinação lateral do tronco; também importantes no controle da flexão contra a gravidade |

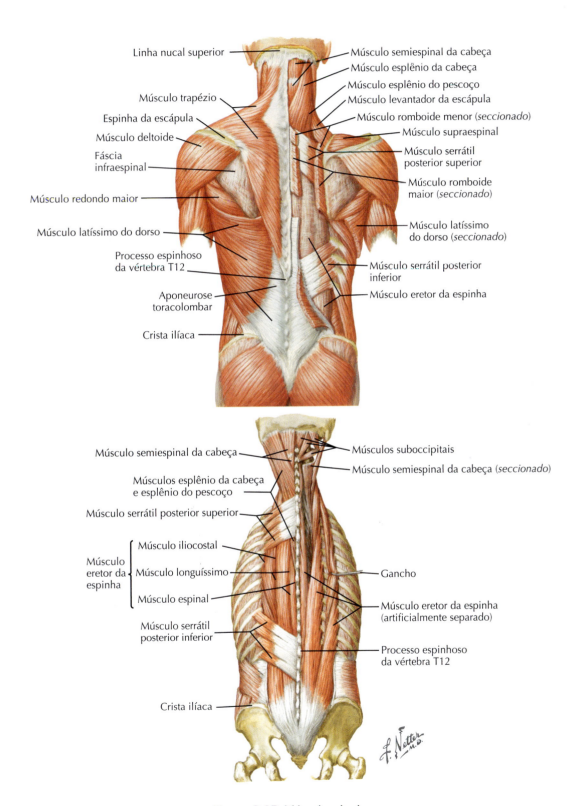

Figura 3.15 Músculos do dorso.

## 3.16 OSTEOLOGIA DO OMBRO

O membro superior está ligado ao esqueleto axial por meio do **cíngulo do membro superior** (embora seja um cíngulo incompleto da perspectiva de união entre os ossos, diferente do que será visto em membros inferiores), que é composto pela **clavícula** e **escápula**. O terceiro osso da região do ombro é o **úmero**, que é o osso do braço. Os movimentos do ombro constituem o resultado de um esforço colaborativo entre três articulações. As articulações **esternoclavicular** e **acromioclavicular** facilitam os movimentos de deslizamento e rotação da clavícula, que resultam em movimentos simultâneos da escápula contra a parede torácica. Os movimentos da escápula nessa interface escapulotorácica consistem em elevação, depressão, protração (deslizamento lateral), retração (deslizamento medial), rotação medial ou interna e rotação lateral ou externa (a rotação é definida pela direção em que o ângulo inferior se move). O forte **ligamento coracoclavicular** é importante sobretudo para sustentar essas articulações, manter a clavícula e a escápula juntas e sustentar parte do peso do membro. A **articulação do ombro** é uma articulação esferóidea entre a cabeça do úmero e a cavidade glenoidal rasa da escápula. Um anel de fibrocartilagem, conhecido como **lábio glenoidal**, serve para aprofundar a cavidade, de modo a segurar mais efetivamente o úmero. A arquitetura da articulação possibilita uma amplitude de movimento significativa do úmero, especificamente flexão, extensão, abdução, adução, rotação medial e rotação lateral (ver Figura 1.4). A cápsula fibrosa da articulação do ombro é reforçada por três **ligamentos glenoumerais**. Numerosas bolsas circundam a articulação do ombro para evitar o atrito entre os vários ossos, ligamentos e tendões nessa região.

### Foco clínico

Uma força aplicada na extremidade do ombro pode causar ruptura dos ligamentos da articulação acromioclavicular, o que provoca uma lesão denominada **separação do ombro**. Na separação completa, a perda da integridade do ligamento causa ampla separação da escápula e da clavícula, visto que a clavícula não mais sustenta o peso do membro. Ocorre **luxação do ombro** quando a cabeça do úmero se move para fora de sua posição normal na cavidade glenoidal. As luxações são evidentes pela perda do contorno normal do ombro, e normalmente ocorrem em direção anterior.

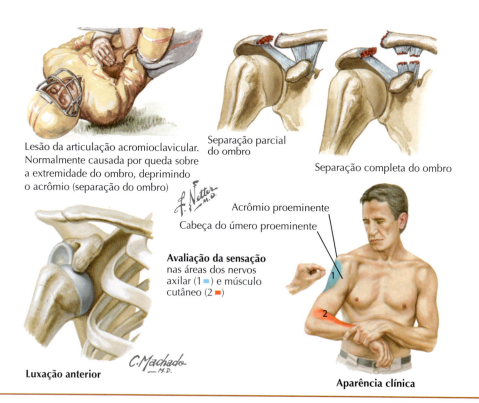

Lesão da articulação acromioclavicular. Normalmente causada por queda sobre a extremidade do ombro, deprimindo o acrômio (separação do ombro)

Separação parcial do ombro

Separação completa do ombro

Acrômio proeminente
Cabeça do úmero proeminente

Avaliação da sensação nas áreas dos nervos axilar (1 ■) e músculo cutâneo (2 ■)

Luxação anterior

Aparência clínica

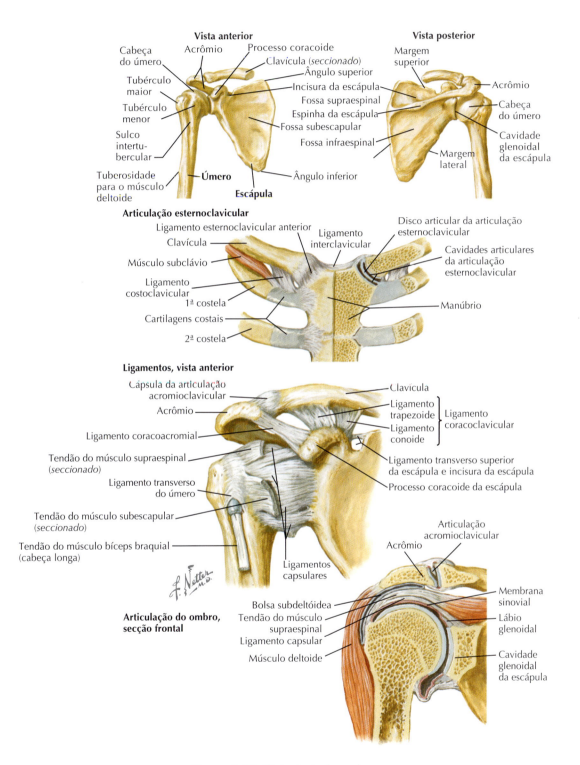

Figura 3.16 Osteologia do ombro.

## 3.17 MÚSCULOS DO OMBRO: ÚMERO

Os músculos do ombro movem o úmero ou a escápula e são importantes para proporcionar estabilidade ao cíngulo do membro superior e à articulação do ombro. Os músculos que movem o úmero incluem os quatro **músculos do manguito rotador** – os músculos subescapular, supraespinal, infraespinal e redondo menor. Esse grupo de músculos envolve a cabeça do úmero em três lados, formando, assim, um "manguito" que ajuda a manter o úmero na cavidade glenoidal relativamente rasa.

**Músculos que movem o úmero (ver também Figura 3.18).**

| MÚSCULO | ORIGEM GERAL | INSERÇÃO GERAL | INERVAÇÃO | PRINCIPAIS AÇÕES |
|---|---|---|---|---|
| Deltoide | Espinha da escápula, acrômio, terço lateral da clavícula | Tuberosidade para o músculo deltoide do úmero | Nervo axilar | Abdução do braço na articulação do ombro; as fibras anteriores podem flexionar o braço, enquanto as fibras posteriores podem estendê-lo |
| Peitoral maior | Clavícula, esterno e primeiras seis cartilagens costais | Face anterior do úmero (crista do tubérculo maior do sulco intertubercular) | Nervos peitorais medial e lateral | Flexão, adução e rotação medial do braço na articulação do ombro |
| Subescapular | Fossa subescapular da escápula | Tubérculo menor do úmero | Nervos subescapulares superior e inferior | Adução e rotação medial do braço na articulação do ombro |
| Supraespinal | Fossa supraespinal da escápula | Tubérculo maior do úmero (parte superior) | Nervo supraescapular | Abdução do braço na articulação do ombro; responsável pelo início da abdução |
| Infraespinal | Fossa infraespinal da escápula | Tubérculo maior do úmero (parte mediana) | Nervo supraescapular | Rotação lateral do braço na articulação do ombro |
| Redondo menor | Margem lateral da escápula (parte superior) | Tubérculo maior do úmero (parte inferior) | Nervo axilar | Rotação lateral do braço na articulação do ombro |
| Redondo maior | Margem lateral da escápula (parte inferior) | Face anterior do úmero (crista do tubérculo menor do sulco intertubercular) | Nervo subescapular inferior | Extensão, adução e rotação medial do braço na articulação do ombro |

Capítulo 3 | Sistema Musculoesquelético 123

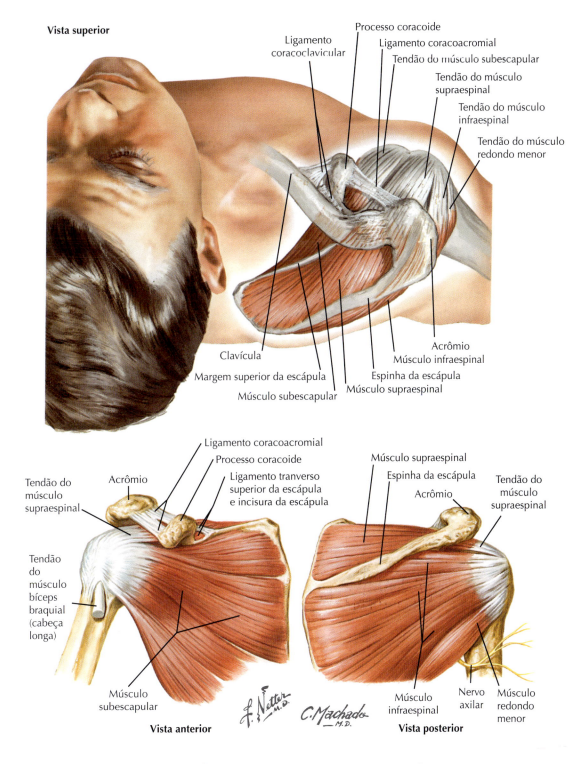

Figura 3.17 Músculos do ombro: manguito rotador.

## 3.18 MÚSCULOS DO OMBRO: ESCÁPULA

Os músculos que movem a escápula auxiliam seu posicionamento, facilitando, assim, mudanças na posição do membro. Alguns desses músculos são músculos extrínsecos do dorso e não serão repetidos aqui (ver Figura 3.15). Dois músculos adicionais inserem-se na escápula e estão localizados nas partes anterior e lateral do tórax – os músculos **serrátil anterior** e **peitoral menor**. O músculo serrátil anterior é importante sobretudo para manter a parte medial da escápula contra a parede torácica.

**Músculos que movem a escápula (ver também 3.15).**

| MÚSCULO | ORIGEM GERAL | INSERÇÃO GERAL | INERVAÇÃO | PRINCIPAIS AÇÕES |
|---|---|---|---|---|
| Serrátil anterior | Costelas 1–8 | Margem medial da escápula (face anterior) | Nervo torácico longo | Protração e rotação lateral da escápula; importante para manter a escápula contra a parede torácica |
| Peitoral menor | Costelas 3–5 | Processo coracoide da escápula | Nervo peitoral medial | Abaixa a escápula e auxilia na protração |

### Foco clínico

Os indivíduos que realizam movimentos repetitivos com o ombro (p. ex., arremessadores de beisebol, carpinteiros) correm risco de **bursite** e de **lesões do manguito rotador**. A bursite consiste na inflamação das bolsas ao redor da articulação do ombro, devido ao uso excessivo dessa articulação. O tratamento envolve repouso da articulação e intervenções para reduzir o edema (p. ex., aplicação de gelo, medicamentos anti-inflamatórios). A perda da integridade das bolsas ou a degeneração relacionada com a idade podem enfraquecer os tendões do manguito rotador. O músculo supraespinal corre risco particular, visto que ele passa entre duas estruturas ósseas – o acrômio e a cabeça do úmero –, de modo que pode sofrer atrito contra o osso e, por fim, laceração.

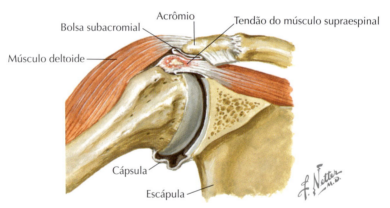

A abdução do braço causa impacto repetido do tubérculo maior do úmero sobre o acrômio, o que leva à degeneração e inflamação do tendão do músculo supraespinal, inflamação secundária da bolsa e dor com a abdução do braço. Depósitos calcários no tendão do músculo supraespinal podem progredir para a tendinite calcificada aguda e início súbito de dor intensa.

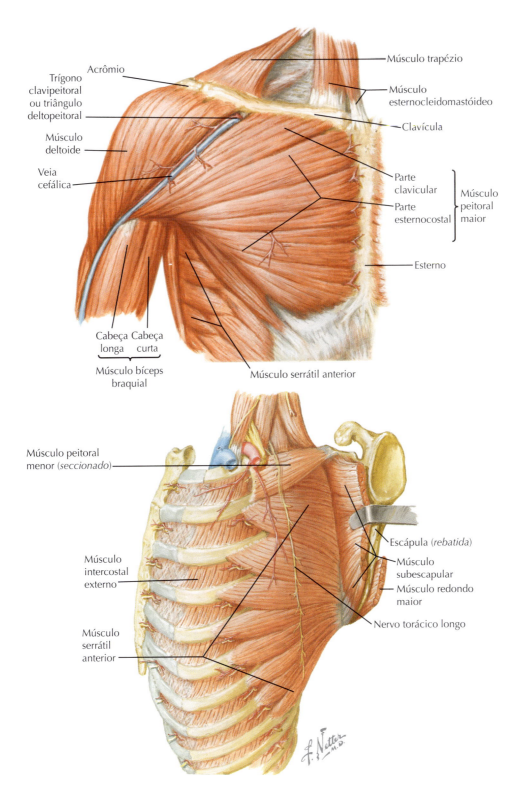

**Figura 3.18** Músculos do ombro: vistas anterior e lateral.

## 3.19 VASCULARIZAÇÃO DO OMBRO E DA AXILA

A região do ombro recebe suprimento sanguíneo de ramos das artérias subclávia e axilar. Como essas artérias encontram-se na face anterior do ombro, os ramos para a face posterior do ombro precisam passar entre músculos ou ao redor das margens da escápula para alcançar seus alvos. O **espaço quadrangular**, delimitado pelo úmero, músculo redondo maior, músculo redondo menor e cabeça longa do músculo tríceps braquial, é um exemplo dessa passagem para os vasos e os nervos. Os principais ramos da **artéria subclávia** que suprem a região do ombro são as artérias supraescapular e dorsal da escápula. A **artéria supraescapular** passa sobre o ligamento transverso da escápula ao entrar na fossa supraespinal para suprir principalmente os músculos supraespinal e infraespinal. A artéria dorsal da escápula segue ao longo da margem medial da escápula e fornece ramos para a região posterior do ombro. A artéria subclávia torna-se a **artéria axilar** quando passa pela margem inferior da primeira costela. A artéria axilar é descrita como tendo três partes, com base em sua relação com o músculo peitoral menor:

- A **primeira parte** (proximal ao músculo peitoral menor) apresenta **um** ramo
  - artéria torácica superior que supre a parede torácica
- A **segunda parte** (no interior do músculo peitoral menor) apresenta **dois** ramos
  - a artéria toracoacromial, que emite quatro ramos para o ombro
  - a artéria torácica lateral, que segue ao longo da parte lateral da parede torácica
- A **terceira parte** (distalmente ao músculo peitoral menor) apresenta **três** ramos
  - artéria circunflexa anterior do úmero, que passa ao redor da face anterior do úmero
  - artéria circunflexa posterior do úmero, que atravessa o espaço quadrangular até a face posterior do úmero
  - artéria subescapular, que se bifurca nas artérias circunflexa da escápula e toracodorsal

Anastomose entre os ramos das artérias supraescapular, dorsal da escápula e circunflexa da escápula proporcionam uma circulação colateral para a região do ombro, suplementada por pequenas conexões entre as artérias circunflexas do úmero e a artéria toracoacromial. As veias acompanham as artérias e, por fim, drenam na veia cava superior.

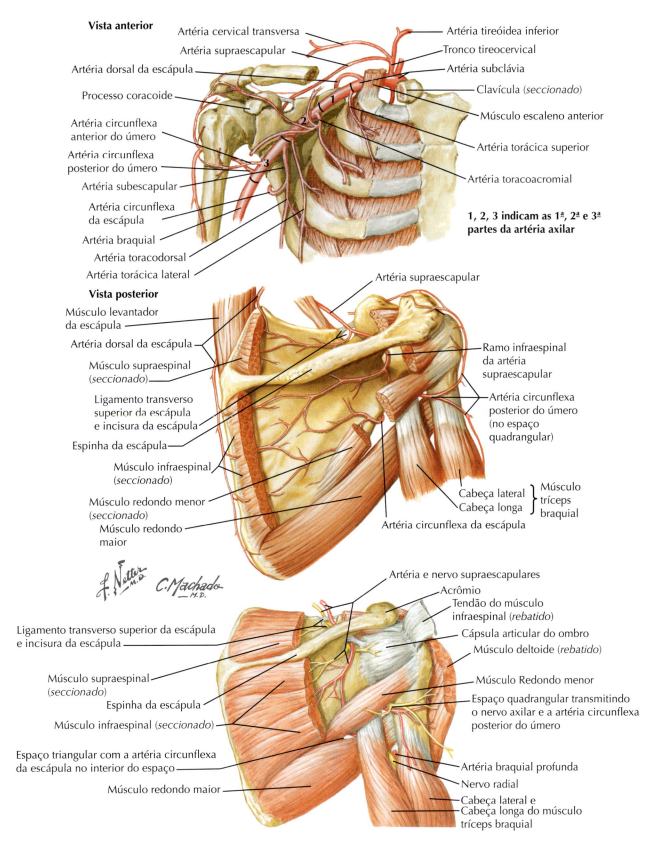

**Figura 3.19** Artérias do ombro e da axila.

## 3.20 NERVOS DO OMBRO E DA AXILA

Os **nervos** que inervam os músculos do ombro são ramos do **plexo braquial**, que é formado pelos ramos anteriores dos nervos espinais C5–T1. Os ramos do plexo estão entrelaçados de modo a produzir cinco divisões descritivas: as raízes (os ramos), os troncos, as divisões, os fascículos e os ramos terminais. Na axila, os fascículos do plexo braquial circundam a artéria axilar dentro da bainha axilar, e seus nomes derivam de sua relação com a artéria (*i. e.*, o fascículo medial é medial à artéria).

| NERVOS | PRINCIPAIS ESTRUTURAS INERVADAS |
|---|---|
| **Ramos das raízes** | |
| Dorsal da escápula (C5) | Músculos romboides, músculo levantador da escápula |
| Torácico longo (C5, C6, C7) | Serratus anterior |
| **Ramos dos troncos** | |
| Supraescapular (tronco superior) | Músculo supraespinal, músculo infraespinal |
| **Ramos dos fascículos** | |
| Peitoral lateral (fascículo lateral) | Músculo peitoral maior |
| Músculo cutâneo (fascículo lateral) | Músculos anteriores do braço, pele da face anterior do antebraço |
| Mediano (fascículos lateral e medial) | Músculos anteriores do antebraço e da mão, pele da mão |
| Peitoral medial (fascículo medial) | Músculo peitoral maior, músculo peitoral menor |
| Cutâneo medial do braço (fascículo medial) | Pele da face medial do braço |
| Cutâneo medial do antebraço (fascículo medial) | Pele da face medial do antebraço |
| Ulnar (fascículo medial) | Músculos anteriores do antebraço e mão, pele da mão |
| Subescapular superior (fascículo posterior) | Músculo subescapular |
| Toracodorsal (fascículo posterior) | Músculo latíssimo do dorso |
| Subescapular inferior (fascículo posterior) | Músculo subescapular, músculo redondo maior |
| Axilar (fascículo posterior) | Músculo deltoide, músculo redondo menor, pele do ombro |
| Radial (fascículo posterior) | Músculos posteriores do braço e do antebraço; pele da face posterior do braço, antebraço, mão |

### Foco clínico

Os nervos supraescapular e axilar passam por pequenos espaços anatômicos – a incisura da escápula e o espaço quadrangular, respectivamente (ver Figura 3.19) –, de modo que eles podem ser comprimidos nesses locais, levando à perda de sua função.

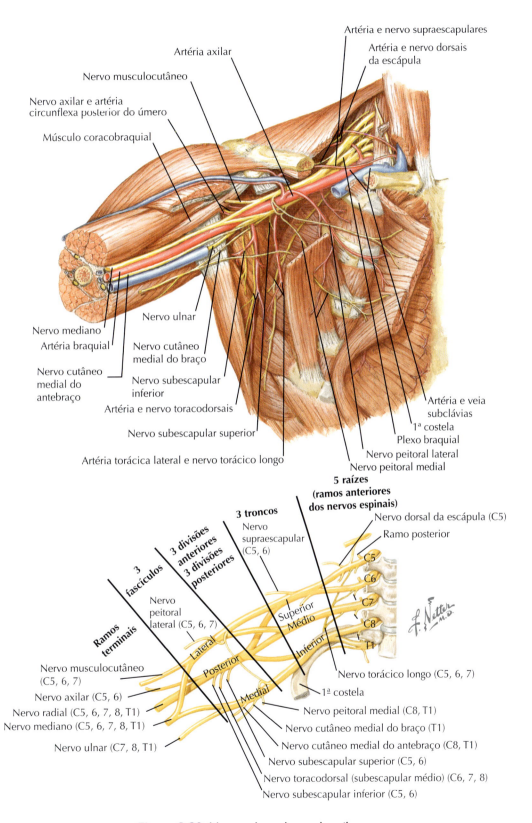

Figura 3.20 Nervos do ombro e da axila.

## 3.21 OSTEOLOGIA DO BRAÇO E DA ARTICULAÇÃO DO COTOVELO

O **úmero** é o osso do braço que apresenta uma articulação com a escápula na região do ombro e articulações com o rádio e a ulna no cotovelo. A extremidade proximal apresenta os **tubérculos maior** e **menor**, que servem como locais de fixação para os músculos do manguito rotador. O **colo anatômico** é a junção entre a cabeça e o colo do úmero, enquanto o **colo cirúrgico** ocorre na transição entre o colo e o corpo do úmero. Os pontos de referência na parte média do corpo do úmero incluem a **tuberosidade para o músculo deltoide** e o **sulco do nervo radial** que conduz o nervo radial. Os **epicôndilos** na extremidade distal são pontos de referência palpáveis onde se originam numerosos músculos do antebraço. A **articulação do cotovelo** é uma articulação de tipo gínglimo (em dobradiça), que é composta por duas articulações: a **articulação umeroulnar** robusta entre a **tróclea** do úmero e a **incisura troclear** da ulna, e a **articulação umerorradial** entre o **capítulo** do úmero e a cabeça do **rádio**. Uma cápsula fibrosa envolve a articulação, e os **ligamentos colaterais** fornecem suporte medial e lateralmente para os movimentos de flexão e extensão. A região do cotovelo contém uma terceira articulação situada entre a cabeça do rádio e a incisura radial da ulna. Isso forma a **articulação radiulnar proximal**, que é mantida unida pelo **ligamento anular do rádio**. A cabeça do rádio gira dentro do ligamento anular para produzir pronação e supinação do antebraço (ver 3.25).

### Foco clínico

A **subluxação da cabeça do rádio (SCR)** é uma condição em que a cabeça do rádio desliza parcial ou totalmente para fora do ligamento anular, lacerando o ligamento ou o aprisionando entre o rádio e o capítulo do úmero. A SCR ocorre mais comumente em crianças pequenas, quando se aplica tração ao antebraço estendido (como quando as crianças são erguidas pelo antebraço). A **luxação do cotovelo** normalmente ocorre com uma queda sobre a mão espalmada ou durante um acidente com veículo motorizado. As luxações posteriores são as mais comuns e são facilmente reconhecidas por uma protuberância proeminente do olécrano deslocado.

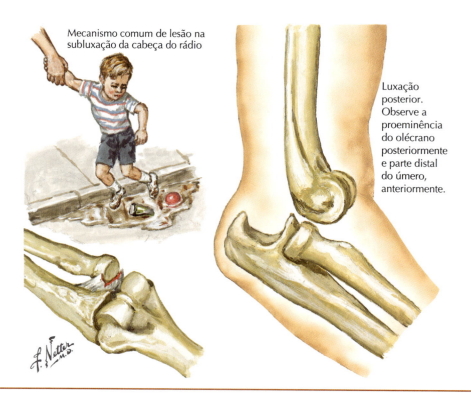

Mecanismo comum de lesão na subluxação da cabeça do rádio

Luxação posterior. Observe a proeminência do olécrano posteriormente e parte distal do úmero, anteriormente.

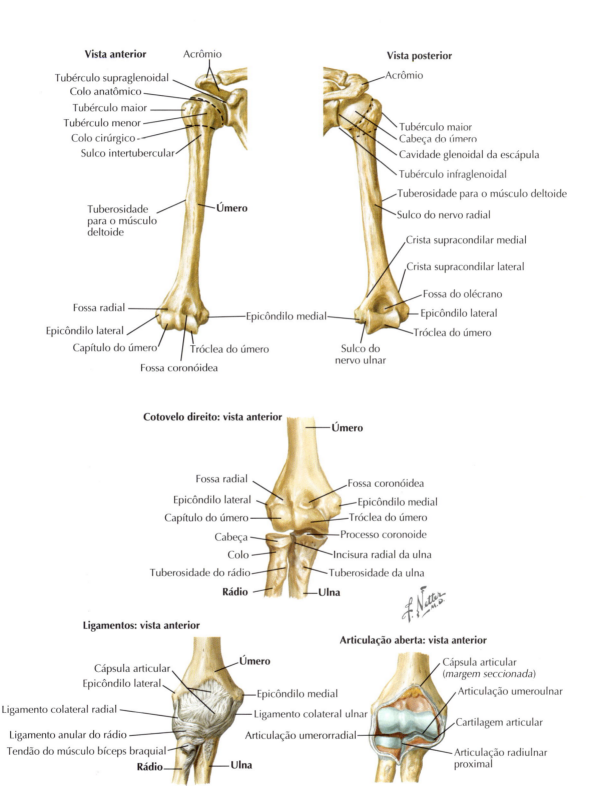

Figura 3.21 Osteologia do braço e da articulação do cotovelo.

## 3.22 MÚSCULOS DO BRAÇO

O braço tem dois compartimentos musculares formados por septos intermusculares da fáscia muscular. O **compartimento anterior (músculos flexores)** contém três músculos que flexionam sobretudo o braço ou antebraço. O **músculo bíceps braquial** é o músculo mais superficial e dispõe de duas cabeças (a cabeça longa e a cabeça curta) como o próprio nome indica. O **músculo coracobraquial** é um músculo mais curto que se insere na parte média do corpo do úmero; dessa maneira, atua apenas na articulação do ombro. O terceiro músculo, o **músculo braquial**, é o flexor mais forte do antebraço. O compartimento posterior do braço contém o **músculo tríceps braquial**, que apresenta as cabeças longa, lateral e medial. A cabeça longa é a única que cruza as articulações do ombro e do cotovelo – portanto, pode estender tanto o braço quanto o antebraço. As cabeças lateral e medial estendem o antebraço na articulação do cotovelo.

**Compartimento anterior do braço.**

| MÚSCULO | ORIGEM GERAL | INSERÇÃO GERAL | INERVAÇÃO | PRINCIPAIS AÇÕES |
|---|---|---|---|---|
| Bíceps braquial | Cabeça curta: processo coracoide da escápula. Cabeça longa: tubérculo supraglenoidal da escápula | Tuberosidade do rádio, fáscia do antebraço via aponeurose do músculo bíceps braquial | Nervo musculocutâneo | Supinação do antebraço na articulação radiulnar, flexão do antebraço na articulação do cotovelo |
| Coracobraquial | Processo coracoide da escápula | Face medial do úmero (parte média) | Nervo musculocutâneo | Adução e flexão do braço na articulação do ombro |
| Braquial | Face anterior do úmero (metade distal) | Tuberosidade da ulna | Nervo musculocutâneo | Flexiona o antebraço na articulação do cotovelo |

**Compartimento posterior do braço.**

| | | | | |
|---|---|---|---|---|
| Tríceps braquial | Cabeça longa: tubérculo infraglenoidal da escápula. Cabeça lateral: face posterior do úmero proximal ao sulco do nervo radial. Cabeça medial: face posterior do úmero, distal ao sulco do nervo radial | Olécrano da ulna | Nervo radial | Extensão do antebraço na articulação do cotovelo |

Capítulo 3 | Sistema Musculoesquelético | 133

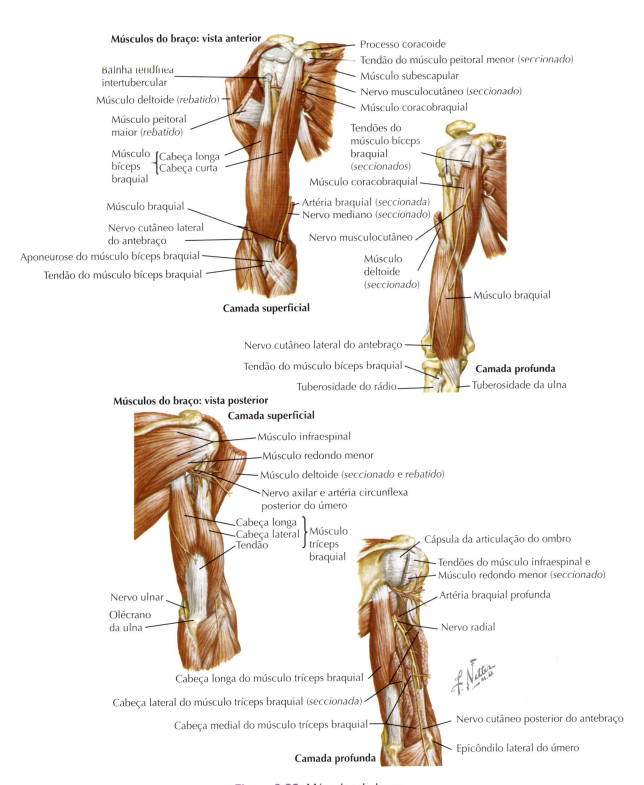

Figura 3.22 Músculos do braço.

## 3.23 VASCULARIZAÇÃO DO BRAÇO

A principal artéria do braço é a **artéria braquial**, que é a continuação da artéria axilar quando sai da axila. O primeiro ramo importante da artéria braquial é a **artéria braquial profunda**, que se estende ao redor do úmero com o nervo radial, suprindo principalmente o compartimento posterior do braço. Os músculos do compartimento anterior são supridos por ramos musculares diretos da artéria braquial. Na fossa cubital (face anterior do cotovelo), a artéria braquial divide-se em **artéria radial** e **artéria ulnar**. Múltiplos ramos conectam essas duas artérias com a artéria braquial para fornecer a circulação colateral ao redor da articulação do cotovelo. As veias que acompanham as principais artérias (p. ex., veia braquial) costumam ser pareadas, denominadas veias acompanhantes. As duas principais veias superficiais no braço são as **veias cefálica** (face lateral) e **basílica** (face medial). A **veia intermédia do cotovelo** liga as veias cefálica e basílica na fossa cubital.

### Foco clínico

Uma maneira de **aferir a pressão arterial** é utilizar um esfingmomanômetro. O manguito desse aparelho é inflado com ar para comprimir a artéria braquial e impedir o fluxo sanguíneo. O ar é lentamente liberado e, por fim, a pressão dentro da artéria é maior do que no manguito. Quando isso ocorre, o fluxo sanguíneo é reiniciado, produzindo um ruído (medição da pressão sistólica). Quando o ruído desaparece, a medição no aparelho indica a pressão diastólica. A veia intermédia do cotovelo costuma ser proeminente na fossa cubital e, com frequência, usada para **punção venosa**.

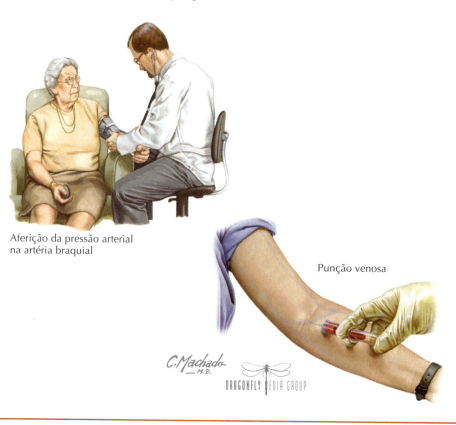

Aferição da pressão arterial na artéria braquial

Punção venosa

Capítulo 3 | Sistema Musculoesquelético 135

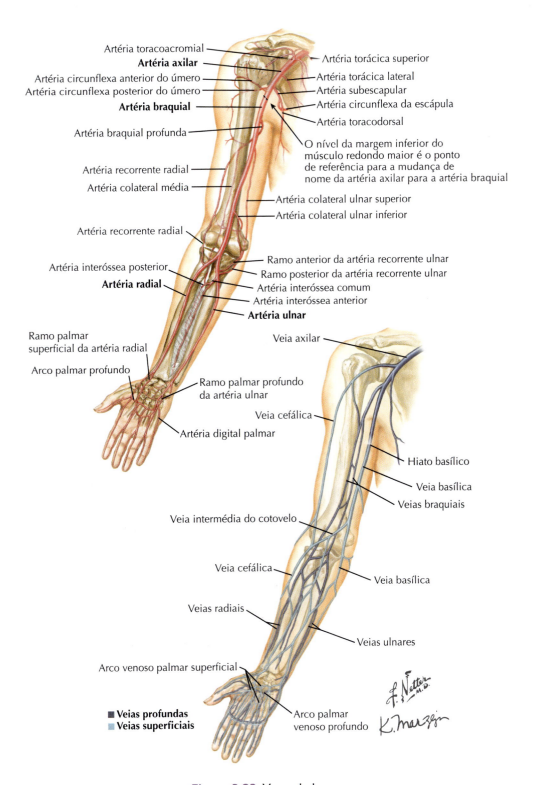

Figura 3.23 Vasos do braço.

## 3.24 NERVOS DO BRAÇO

Os músculos do compartimento anterior do braço são inervados pelo **nervo musculocutâneo**. Esse nervo origina-se do fascículo lateral do plexo braquial, perfura o músculo coracobraquial e, em seguida, segue entre os músculos bíceps braquial e braquial. O nervo musculocutâneo torna-se superficial lateralmente ao tendão do músculo bíceps braquial na fossa cubital; nesse ponto, seu nome passa a ser **nervo cutâneo lateral do antebraço**, que inerva a pele da face anterolateral do antebraço. O músculo do compartimento posterior do braço, o músculo tríceps braquial, é inervado pelo **nervo radial**. Depois de sair do fascículo posterior do plexo braquial, o nervo radial segue pelo sulco do nervo radial na face posterior do úmero. Além de fornecer ramos musculares para o músculo tríceps braquial, o nervo radial emite ramos cutâneos para a pele da face posterior do braço. Os **nervos mediano** e **ulnar** também seguem pelo braço, porém não emitem nenhum ramo até alcançar o antebraço. Notavelmente, o nervo ulnar segue pela face posterior do epicôndilo medial, onde pode ser comprimido contra o osso.

### Foco clínico

O nervo radial é propenso a sofrer compressão no braço, no local em que está situado contra o úmero no sulco do nervo radial (**"paralisia do sábado à noite"**). A perda subsequente da inervação dos músculos extensores do antebraço produz um sinal clínico, denominado "queda do punho". As **fraturas do corpo do úmero** podem causar lesão do nervo e da artéria braquial profunda acompanhante. O nervo ulnar pode ser transitoriamente comprimido contra o epicôndilo medial do úmero, o que provoca dor e formigamento distal ao cotovelo ("sensação de choque no cotovelo"). Essas sensações também podem ser recorrentes se o nervo ficar aprisionado ou cronicamente comprimido nesse local (**síndrome do túnel cubital**).

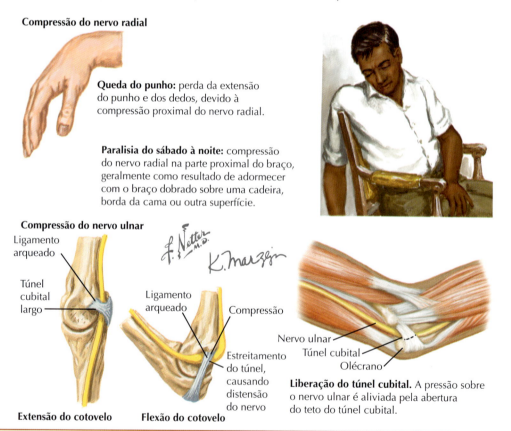

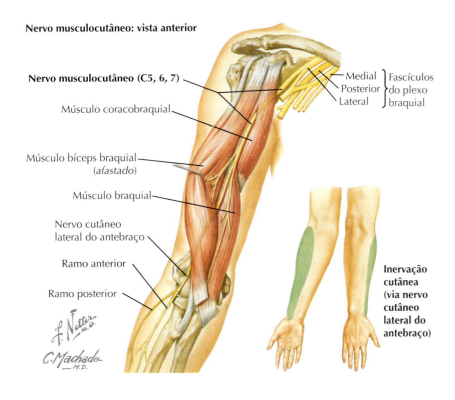
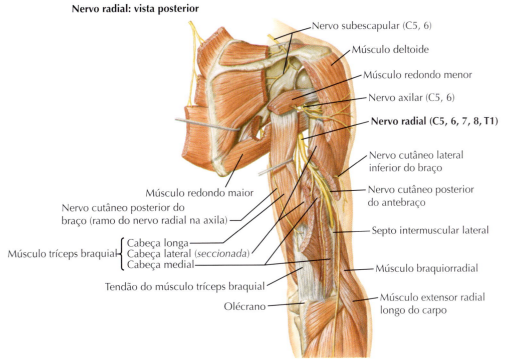

Figura 3.24 Nervos do braço.

## 3.25 OSTEOLOGIA DO ANTEBRAÇO, DO PUNHO E DA MÃO

Os ossos do antebraço são a **ulna** (medial) e o **rádio** (lateral), unidos por uma membrana interóssea. A parte proximal da ulna apresenta a **incisura troclear** para a articulação com o úmero; a **incisura radial** para a articulação com o rádio; e o **processo coronoide**, a **tuberosidade da ulna** e o **olécrano**, que servem como locais de fixação dos músculos. Distalmente, a ulna dispõe de uma cabeça e processo estiloide. Os pontos de referência no rádio incluem a **cabeça**, o **colo** e a **tuberosidade do rádio** na extremidade proximal e o **processo estiloide do rádio** e a **face articular carpal** na extremidade distal. Os ossos do punho são denominados **ossos carpais** e estão dispostos em duas fileiras. Em direção lateral para medial, a fileira proximal contém o **escafoide**, o **semilunar**, o **piramidal** e o **pisiforme**, enquanto a fileira distal é composta pelo **trapézio, trapezoide, capitato** e **hamato**. O hamato dispõe de uma projeção anterior semelhante a um gancho, denominada **hâmulo**. Os ossos da mão incluem os **ossos metacarpais** e as **falanges**. Observe que o polegar apresenta apenas duas falanges (proximal e distal), enquanto os dedos têm três falanges. A **articulação radiocarpal** (articulação do punho) consiste em uma articulação entre a extremidade distal do rádio e o escafoide e semilunar; um disco articular fibrocartilaginoso separa os outros ossos carpais proximais da cabeça da ulna. A articulação radiocarpal (articulação do punho) pode realizar quatro movimentos principais: flexão, extensão, abdução e adução (ver Figura 1.4). Além disso, na região do punho, encontra-se a **articulação radiulnar distal**, que atua de modo sinérgico com a articulação radiolnar proximal para efetuar a pronação e a supinação do antebraço. Durante a pronação, o rádio gira e cruza a ulna. A supinação é o movimento oposto, que faz o membro retornar à sua posição anatômica. Numerosos ligamentos sustentam a articulação radiocarpal, como os **ligamentos radiocarpais palmar** e **dorsal** e os **ligamentos colaterais radial e ulnar**. Existem **articulações carpometacarpais (CMC)** entre a fileira distal de ossos carpais e os ossos metacarpais. Nos segundo ao quinto dedos, ocorrem pequenos movimentos de deslizamento nessas articulações. A CMC do polegar tem um formato "em sela" peculiar, que possibilita a flexão, a extensão, a adução e a abdução. As articulações entre os ossos metacarpais e as falanges proximais (**articulações metacarpofalângicas** ou **MCF**) permitem a flexão, a extensão, a adução e a abdução. Em contrapartida, as **articulações interfalângicas (IF)** são articulações tipo gínglimo (em dobradiça) típicas, que só permitem a flexão e a extensão.

### Foco clínico

O punho é comumente lesionado por uma **queda sobre a mão espalmada**. Os indivíduos idosos com osteoporose são mais propensos a **fraturas**, e o osso lesionado com mais frequência é o rádio. A fratura da parte distal do rádio com deslocamento dorsal do fragmento é denominada fratura de Colles. Normalmente, o outro osso fraturado nesse tipo de lesão é o escafoide.

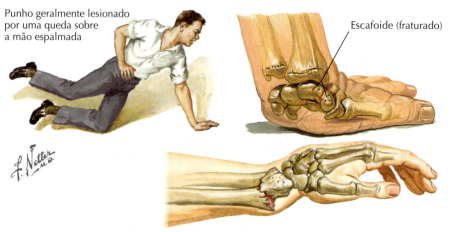

Punho geralmente lesionado por uma queda sobre a mão espalmada

Escafoide (fraturado)

Vista lateral da fratura de Colles, demonstrando a deformidade característica em dorso de carpo, com deslocamento dorsal e proximal do fragmento distal.

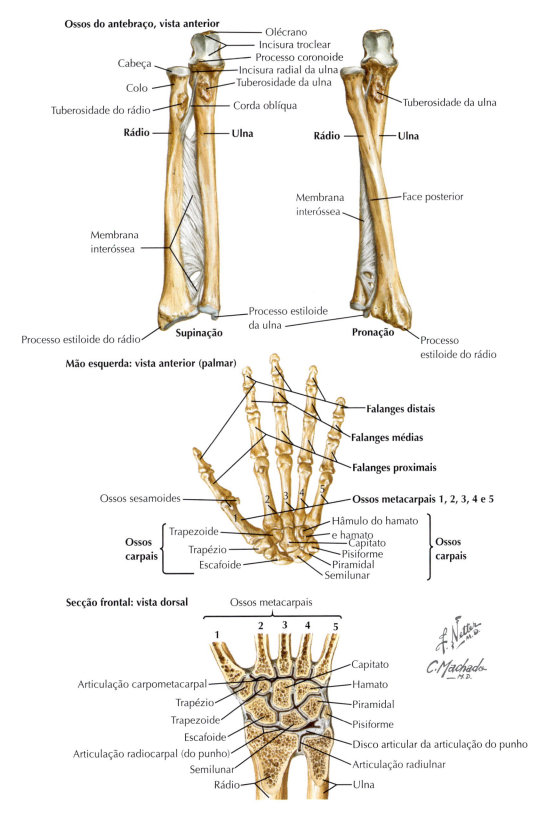

**Figura 3.25** Osteologia do antebraço, do punho e da mão.

## 3.26 MÚSCULOS DO ANTEBRAÇO: COMPARTIMENTO ANTERIOR

À semelhança do braço, o antebraço é dividido em compartimentos anterior e posterior por septos intermusculares. O **compartimento anterior do antebraço** contém músculos flexores e pronadores dispostos em três camadas. Existem **quatro músculos superficiais, um músculo intermediário** e **três músculos profundos**. Todos esses músculos são inervados pelo **nervo mediano**, com exceção do músculo flexor ulnar do carpo e da metade medial do músculo flexor profundo dos dedos, que são inervados pelo **nervo ulnar**. Convém ressaltar a disposição singular dos tendões dos músculos flexores dos dedos em relação às suas inserções. Como o tendão do músculo flexor superficial dos dedos insere-se na falange média, ele deve ser dividido em duas partes para permitir que o tendão do músculo flexor profundo dos dedos passe para a falange distal (ver 3.28).

| MÚSCULO | ORIGEM GERAL | INSERÇÃO GERAL | INERVAÇÃO | PRINCIPAIS AÇÕES |
|---|---|---|---|---|
| **Músculos superficiais** | | | | |
| Pronador redondo | Epicôndilo medial do úmero | Rádio, metade do corpo do rádio | Nervo mediano | Pronação do antebraço na articulação radiulnar |
| Flexor radial do carpo | Epicôndilo medial do úmero | 2º osso metacarpal | Nervo mediano | Flexão e abdução da mão na articulação radiocarpal |
| Palmar longo | Epicôndilo medial do úmero | Aponeurose palmar | Nervo mediano | Flexão da mão na articulação radiocarpal |
| Flexor ulnar do carpo | Epicôndilo medial do úmero, ulna | Pisiforme, hamato, 5º osso metacarpal | Nervo ulnar | Flexão e abdução da mão na articulação radiocarpal |
| **Músculo intermediário** | | | | |
| Flexor superficial dos dedos | Epicôndilo medial do úmero, rádio | Falanges médias do 2º ao 5º dedos | Nervo mediano | Flexão da mão na articulação radiocarpal, flexão dos 2º ao 5º dedos nas articulações MCF/IFP |
| **Músculos profundos** | | | | |
| Flexor longo do polegar | Rádio (face anterior), membrana interóssea | Falange distal do polegar | Nervo mediano (nervo interósseo anterior do antebraço) | Flexão do polegar nas articulações MCF/IF |
| Flexor profundo dos dedos | Ulna (face anterior), membrana interóssea | Falanges distais do 2º ao 5º dedos | Nervo mediano (metade lateral), nervo ulnar (metade medial) | Flexão do 2º ao 5º dedos nas articulações MCF/IF |
| Pronador quadrado | Ulna, parte distal do corpo | Rádio, parte distal do corpo | Nervo mediano (nervo interósseo anterior do antebraço) | Pronação do antebraço nas articulações radiulnar |

IF, articulação interfalângica ou interfalangiana; IFP, articulação interfalângica ou interfalangiana proximal; MCF, articulação metacarpofalângica ou metacarpofalangiana.

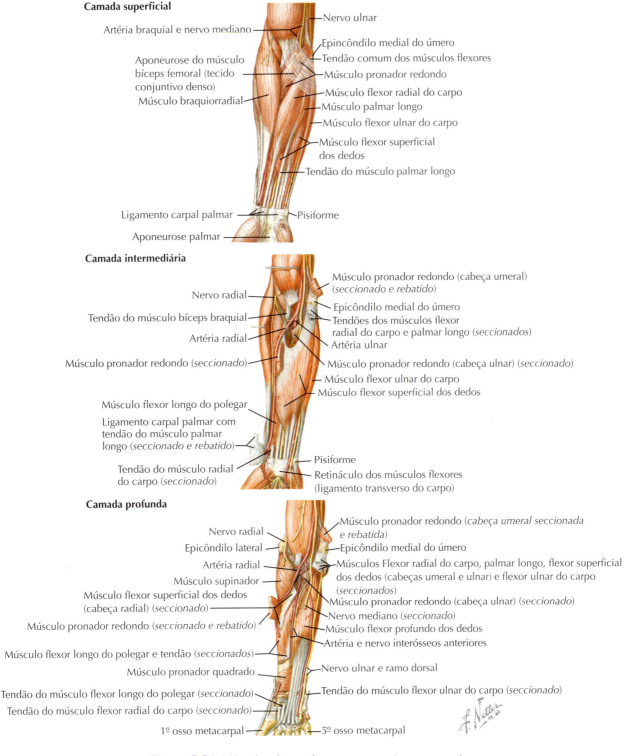

Figura 3.26 Músculos do antebraço: compartimento anterior.

## 3.27 MÚSCULOS DO ANTEBRAÇO: COMPARTIMENTO POSTERIOR

Os músculos no compartimento posterior do antebraço estão dispostos em duas camadas: **seis músculos superficiais** e **cinco músculos profundos**. Todos são inervados pelo **nervo radial**. Um músculo que pode causar confusão é o músculo braquiorradial. Apesar de estar localizado no compartimento posterior, ele envolve a face lateral do antebraço e se insere na face anterolateral do rádio, possibilitando, assim, a flexão do antebraço, em vez de sua extensão. À semelhança dos tendões dos músculos flexores dos dedos, os tendões dos músculos extensores dos dedos apresentam uma forma de fixação distinta nas falanges. Cada tendão dá origem a **faixas centrais** e **laterais**, que se inserem nas falanges média e distal, respectivamente. Uma **expansão extensora** fibrosa envolve os tendões e serve como local de fixação para os músculos da mão.

| MÚSCULO | ORIGEM GERAL | INSERÇÃO GERAL | INERVAÇÃO | PRINCIPAIS AÇÕES |
|---|---|---|---|---|
| **Músculos superficiais** | | | | |
| Braquiorradial | Crista supracondilar lateral | Rádio, extremidade distal | Nervo radial | Flexão do antebraço na articulação do cotovelo |
| Extensor radial longo do carpo | Crista supracondilar lateral | 2º metacarpal | Nervo radial | Extensão e abdução da mão na articulação radiocarpal |
| Extensor radial curto do carpo | Epicôndilo lateral do úmero | 3º metacarpal | Nervo radial | Extensão e abdução da mão na articulação radiocarpal |
| Extensor dos dedos | Epicôndilo lateral do úmero | 2º ao 5º dedos via expansão extensora | Nervo radial | Extensão da mão na articulação radiocarpal, extensão do 2º ao 5º dedos nas articulações MCF/IF |
| Extensor do dedo mínimo | Epicôndilo lateral do úmero | Dedo mínimo via expansão extensora | Nervo radial | Extensão do dedo mínimo nas articulações MCF/IF |
| Extensor ulnar do capo | Epicôndilo lateral do úmero | 5º osso metacarpal | Nervo radial | Extensão e adução da mão na articulação radiocarpal |
| **Músculos profundos** | | | | |
| Supinador | Epicôndilo lateral do úmero | Rádio, terço proximal | Nervo radial | Supinação do antebraço nas articulações radiulnares |
| Abdutor longo do polegar | Face posterior da ulna, rádio e membrana interósseo | 1º osso metacarpal | Nervo radial | Abdução do polegar na articulação MCF |
| Extensor curto do polegar | Face posterior do rádio e membrana interóssea | Falange proximal do polegar | Nervo radial | Extensão do polegar na articulação MCF |
| Extensor longo do polegar | Face posterior da ulna e membrana interóssea | Falange distal do polegar | Nervo radial | Extensão do polegar nas articulações MCF/IF |
| Extensor do indicador | Face posterior da ulna e membrana interóssea | 2º dedo via expansão extensora | Nervo radial | Extensão do dedo mínimo nas articulações MCF/IF |

IF, articulação interfalângica ou interfalangiana; MCF, articulação metacarpofalângica ou metacarpofalângiana.

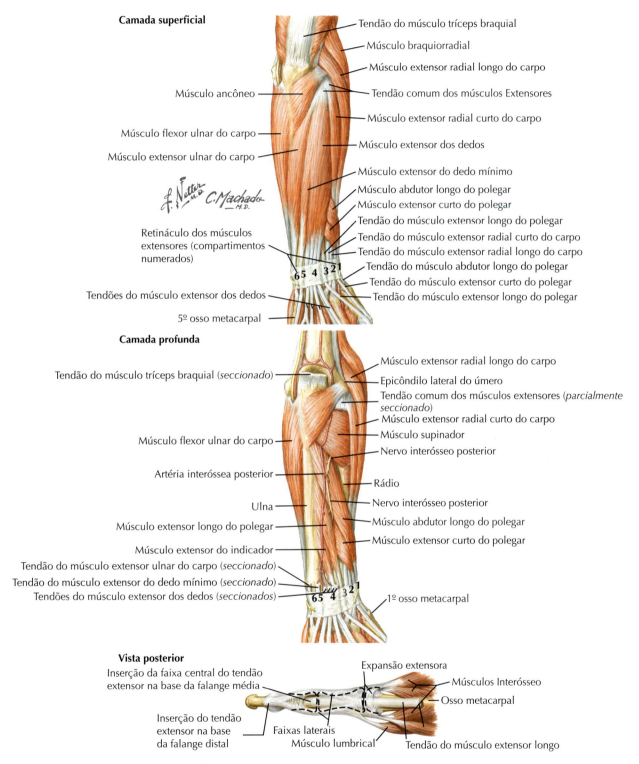

Figura 3.27 Músculos do antebraço: compartimento posterior.

## 3.28 TÚNEL DO CARPO E TABAQUEIRA ANATÔMICA

O **túnel do carpo** é um espaço por meio do qual as estruturas do antebraço seguem para a mão. É formado por uma faixa espessa de tecido conjuntivo, o **retináculo dos músculos flexores**, que se estendem entre quatro ossos carpais. Dentro do túnel, os tendões dos músculos flexores dos quatro dedos mediais são circundados por uma **bainha comum dos músculos flexores**, que impede o atrito durante os movimentos; é suplementada, distalmente, por **bainhas sinoviais dos dedos**. O tendão do músculo flexor longo do polegar tem sua própria bainha sinovial dentro do túnel do carpo que se estende no dedo. **Bainhas fibrosas** envolvem as bainhas sinoviais e atuam para manter os tendões contra os ossos durante a contração muscular. Além dos tendões dos músculos flexores, o **nervo mediano** também segue pelo túnel do carpo.

A **tabaqueira anatômica** é uma depressão triangular no lado radial do punho. É definida pelos tendões dos músculos extensor curto do polegar e abdutor longo do polegar em um lado e pelo tendão do músculo extensor longo do polegar, no lado oposto. O assoalho da tabaqueira anatômica é formado sobretudo pelo **escafoide**. A **artéria radial** segue pela tabaqueira anatômica, e ramos cutâneos do nervo radial atravessam sua superfície.

### Foco clínico

A flexão repetitiva do punho ou dos dedos da mão pode causar inflamação e edema no túnel do carpo, o que pode comprimir o nervo mediano (**síndrome do túnel do carpo**). Com frequência, os pacientes apresentam dor, formigamento ou dormência nos dedos, com exceção do dedo mínimo que não recebe inervação sensitiva do nervo mediano. O ramo palmar do nervo mediano origina-se próximo ao túnel do carpo, de modo que a sensibilidade da palma da mão não é afetada nessa condição. A ocorrência de hipersensibilidade na tabaqueira anatômica indica **fratura do escafoide**, que pode causar dano à artéria radial (ver 3.25).

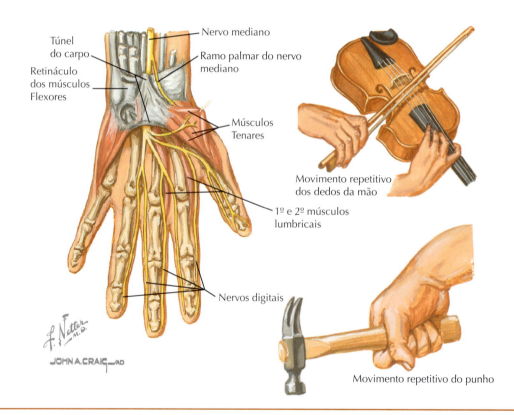

Capítulo 3 | Sistema Musculoesquelético | 145

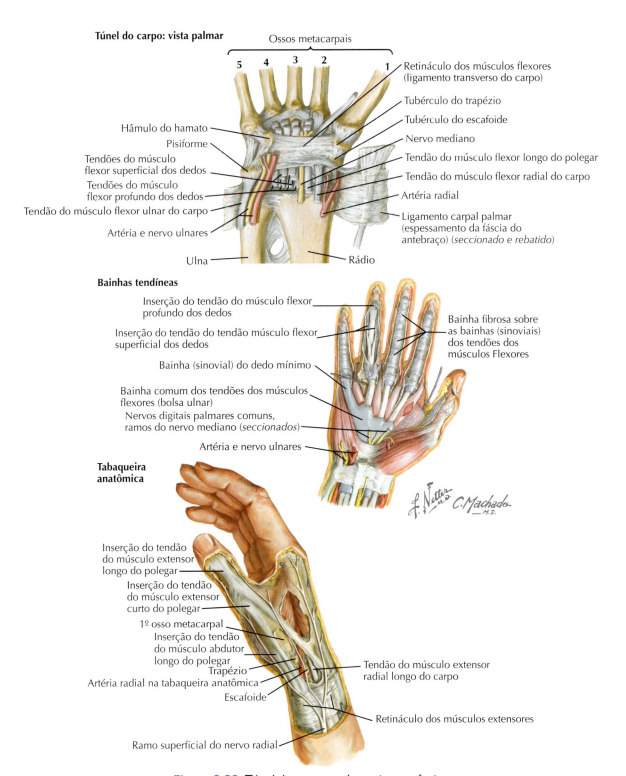

Figura 3.28 Túnel do carpo e tabaqueira anatômica.

### 3.29 VASCULARIZAÇÃO E NERVOS DO ANTEBRAÇO

As **artérias radial** e **ulnar** fornecem sangue ao antebraço. A artéria radial se estende pelo interior do músculo **braquiorradial** até a superfície do punho, onde pode ser palpada para se obter o pulso. Distal à fossa cubital, a artéria ulnar dá origem a uma **artéria interóssea comum**, que subsequentemente se divide em dois ramos, as **artérias interóssea** e **interóssea posterior**. A artéria interóssea posterior entra no compartimento posterior do antebraço, aproximando-se da membrana interóssea e constituindo a principal fonte de sangue desse compartimento. Tanto a artéria radial quanto a artéria ulnar terminam formando **arcos arteriais** na mão.

Os principais nervos do antebraço são os nervos mediano, ulnar e radial. Após atravessar a fossa cubital, o **nervo mediano** passa entre as duas cabeças do músculo pronador redondo e segue em direção distal pelo interior do músculo flexor superficial dos dedos. Supre todos os músculos anteriores do antebraço, com exceção dos músculos flexor ulnar do carpo e metade medial do flexor profundo dos dedos, que são inervados pelo **nervo ulnar**. Os nervos mediano e ulnar emitem ramos cutâneos próximo ao punho, que inervam a pele da mão. O **nervo radial** passa anteriormente ao epicôndilo lateral do úmero para entrar no antebraço. Nesse local, divide-se em **ramos superficial** e **profundo**. O ramo superficial é cutâneo e supre a pele da face dorsal da mão. O ramo profundo supre todos os músculos posteriores do antebraço.

---

**Foco clínico**

O nervo mediano pode ser comprimido entre as duas cabeças do músculo pronador redondo (**síndrome do pronador**), o que causa dor, perda da sensibilidade e fraqueza muscular. A perda da sensibilidade na palma distingue a síndrome do pronador da síndrome do túnel do carpo (3.28), visto que o ramo cutâneo palmar origina-se próximo ao túnel do carpo.

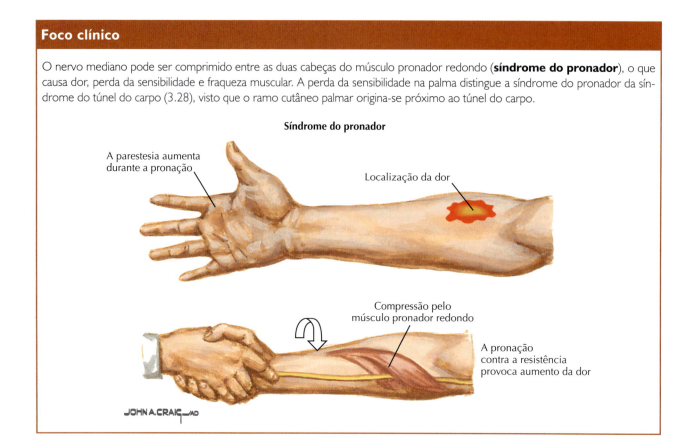

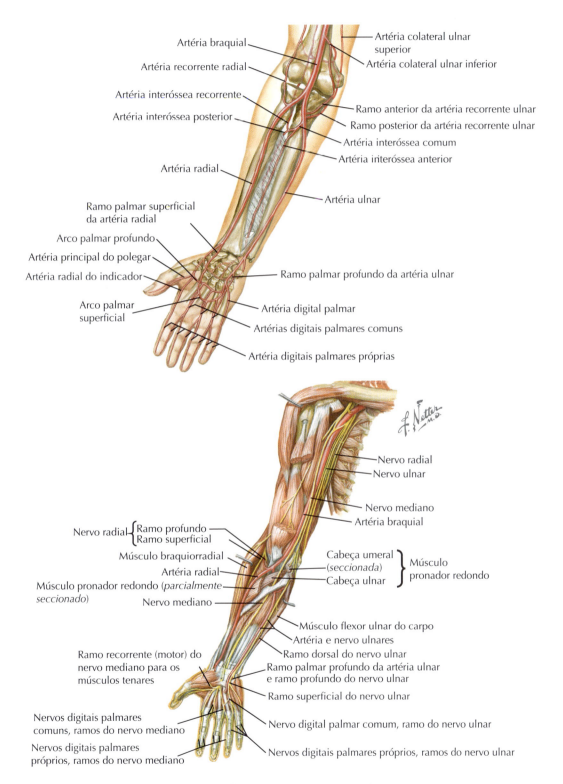

**Figura 3.29** Vasos e nervos do antebraço.

## 3.30 MÚSCULOS DA MÃO

Os músculos intrínsecos da mão podem ser organizados em quatro grupos: músculos tenares, músculos hipotenares, músculos interósseos e músculos lumbricais. O ponto de referência para os termos de direção na mão é o terceiro dedo (*i. e.*, medial significa em direção ao terceiro dedo, enquanto lateral significa afastando-se do terceiro dedo). Os **músculos tenares** atuam no polegar (o termo "tenar" refere-se ao polegar). A proeminência carnuda na base do polegar é a **eminência tenar**, que contém três dos quatro músculos do polegar. O quarto músculo, o músculo **adutor do polegar**, encontra-se na parte profunda da palma. Os **músculos hipotenares** movem o dedo mínimo e todos os três constituem a **eminência hipotenar**. Os músculos **interósseos palmares** e **interósseos dorsais** estão localizados entre os ossos metacarpais e atuam na adução (palmar) e na abdução (dorsal) dos dedos da mão. Os **músculos lumbricais** são pequenos músculos que auxiliam na flexão das articulações MCF e na extensão das articulações interfalângicas, devido à sua inserção nas expansões extensoras.

| MÚSCULO | ORIGEM GERAL | INSERÇÃO GERAL | INERVAÇÃO | PRINCIPAIS AÇÕES |
|---|---|---|---|---|
| **Músculos tenares** | | | | |
| Flexor curto do polegar | Retináculo dos músculos flexores, trapézio | Falange proximal do polegar | Nervo mediano (ramo recorrente) | Flexão do polegar |
| Abdutor curto do polegar | Retináculo dos músculos flexores, face lateral dos ossos carpais laterais | Falange proximal do polegar | Nervo mediano (ramo recorrente) | Abdução do polegar |
| Oponente do polegar | Retináculo dos músculos flexores, face lateral dos ossos carpais laterais | 1º metacarpal | Nervo mediano (ramo recorrente) | Oposição do polegar |
| Adutor do polegar | 3º osso metacarpal, capitato | Falange proximal do polegar | Nervo ulnar (ramo profundo) | Adução do polegar |
| **Músculos hipotenares** | | | | |
| Flexor curto do dedo mínimo | Retináculo dos músculos flexores, hamato | Falange proximal do dedo mínimo | Nervo ulnar (ramo profundo) | Flexão do dedo mínimo |
| Abdutor do dedo mínimo | Pisiforme | Falange proximal do dedo mínimo | Nervo ulnar (ramo profundo) | Abdução do dedo mínimo |
| Oponente do dedo mínimo | Retináculo dos músculos flexores, hamato | 5º metacarpal | Nervo ulnar (ramo profundo) | Oposição do dedo mínimo |
| **Músculos interósseos** | | | | |
| Interósseos dorsais | Ossos metacarpais | Expansões extensoras e falanges proximais do 2º ao 4º dedos | Nervo ulnar (ramo profundo) | Abdução do 2º ao 4º dedos |
| Interósseos palmares | Ossos metacarpais | Expansões extensoras e falanges proximais do 2º, 4º e 5º dedos | Nervo ulnar (ramo profundo) | Adução do 2º, 4º e 5º dedos |
| **Lumbricais** | | | | |
| Dois lumbricais laterais | Tendões do músculo flexor profundo dos dedos para o indicador e dedo médio | Expansões extensoras do indicador e dedo médio | Nervo mediano | Flexão dos dedos nas articulações MCF, extensão dos dedos nas articulações IF |
| Dois lumbricais mediais | Tendões do músculo flexor profundo dos dedos para os dedos médio, anular e mínimo | Expansões extensoras dos dedos anular e mínimo | Nervo ulnar (ramo profundo) | Flexão dos dedos nas articulações MCF, extensão dos dedos nas articulações IF |

IF, articulação interfalângica ou interfalangiana; MCF, articulação metacarpofalângica ou metacarpofalangiana.

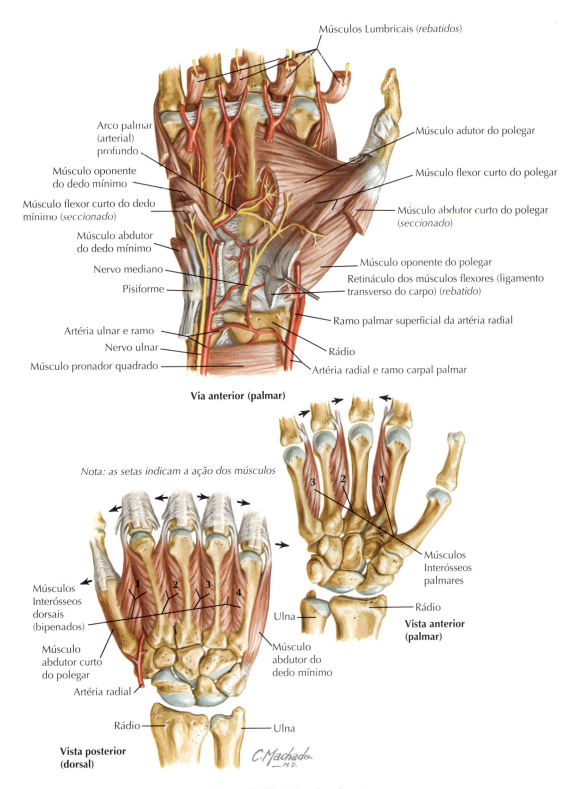

**Figura 3.30** Músculos da mão.

### 3.31 VASCULARIZAÇÃO E NERVOS DA MÃO

As artérias que suprem a mão formam dois arcos vasculares que estão conectados suficientemente para assegurar um fluxo colateral. A **artéria ulnar** dá origem ao **arco palmar superficial**, que fornece sangue aos dedos por meio das **artérias digitais palmares comuns** e **digitais palmares próprias**. A **artéria radial** contribui com um **ramo palmar superficial**, que forma o lado lateral do arco superficial. No punho, a artéria radial atravessa a tabaqueira anatômica, onde dá origem a um ramo que forma o **arco carpal dorsal** no dorso da mão. Em seguida, emite ramos para o polegar e o dedo indicador (**artéria principal do polegar** e **artéria radial do indicador**, respectivamente) e continua como **arco palmar profundo**. As conexões entre a artéria ulnar e o arco profundo são fornecidas por ramos metacarpais e pelo ramo palmar profundo da artéria ulnar.

Os principais nervos que suprem a mão são os nervos mediano e ulnar, com uma pequena contribuição fornecida pelo nervo radial. O **nervo mediano** entra na mão pelo túnel do carpo e dá origem a um **ramo recorrente** que inerva os músculos tenares. Fornece ramos musculares para os dois músculos lumbricais laterais e, em seguida, divide-se em **ramos digitais palmares comuns** e **próprios**, que suprem a pele da parte distal da palma da mão e 3½ laterais dos dedos. O **nervo ulnar** atravessa o punho lateralmente ao pisiforme e, em seguida, bifurca-se em ramos superficial e profundo. O **ramo superficial** emite os nervos digitais palmares comuns e próprios para suprir a pele e o 1½ medial dos dedos. O **ramo profundo** é um ramo motor que inerva os músculos hipotenares, os músculos interósseos, os dois músculos lumbricais mediais e o músculo adutor do polegar.

#### Foco clínico

A inervação cutânea nos indivíduos é variável, embora algumas áreas da pele sejam certamente inervadas por determinado nervo. Essas áreas são denominadas **zonas autógenas** e podem ser utilizadas para avaliar a integridade dos nervos. A zona autógena para o nervo mediano é o coxim do indicador; para o nervo ulnar, é o coxim do dedo mínimo; e para o nervo radial, a pele sobre o primeiro músculo interósseo dorsal. É também útil considerar os **dermátomos da mão**, visto que podem ser usados para avaliar a função dos nervos espinais. **C6** é o dermátomo para o polegar, **C7**, para o indicador e o dedo médio, e **C8**, para os dedos anular e mínimo.

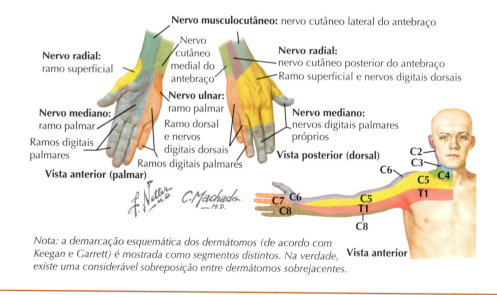

Nota: a demarcação esquemática dos dermátomos (de acordo com Keegan e Garrett) é mostrada como segmentos distintos. Na verdade, existe uma considerável sobreposição entre dermátomos sobrejacentes.

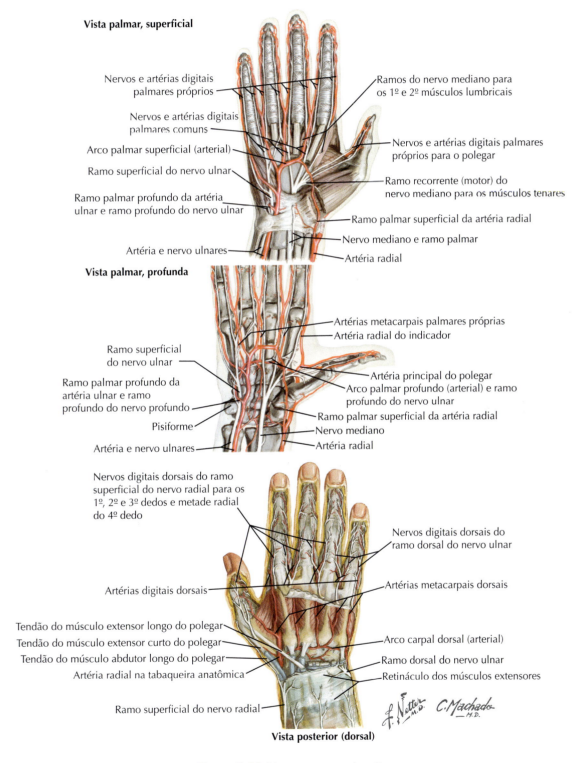

Figura 3.31 Vasos e nervos da mão.

## 3.32 OSTEOLOGIA E FÁSCIA DO TRONCO

Os componentes esqueléticos associados ao tronco são a **coluna vertebral**, a **caixa torácica** e a **pelve óssea** (cíngulo do membro inferior). A coluna vertebral e a caixa torácica são discutidas em outro local (ver 3.12 e 5.11). O cíngulo do membro inferior é composto pelos dois **ossos do quadril** e pelo **sacro** (completando a volta em sua totalidade, diferente do membro superior). Cada osso do quadril é formado pela fusão de três ossos (ílio, ísquio, púbis), e muitos pontos de referência na pelve utilizam a nomenclatura que reflete isso (p. ex., crista ilíaca, espinha isquiática). Três articulações ligam os ossos do quadril e o sacro. Anteriormente, um disco fibrocartilaginoso une os dois ossos do quadril na **sínfise púbica**. Posteriormente, o sacro articula-se com os dois ossos do quadril nas **articulações sacroilíacas**. A **crista ilíaca** é um importante ponto de referência palpável, que abrange a distância entre a **espinha ilíaca anterossuperior** (EIAS) e a **espinha ilíaca posterossuperior** (EIPS). O **acetábulo** é a cavidade para a cabeça do fêmur (3.38). Outras características que servem como locais de fixação muscular para os músculos do tronco incluem a **crista púbica**, **tubérculo púbico** e **linha pectínea do púbis**.

À semelhança de outras áreas do corpo, o tronco é recoberto por pele e dispõe de uma fáscia superficial sobrejacente à fáscia muscular profunda. Devido à propensão de acúmulo de gordura na parte inferior do abdome, é possível identificar uma camada mais densa de fáscia membranácea nessa região. As duas camadas de fáscia superficial são denominadas **fáscia de Camper** (panículo adiposo da tela subcutânea do abdome) e a **fáscia de Scarpa** (estrato membranáceo da tela subcutânea do abdome). A fáscia de Scarpa estende-se até o períneo, porém não continua na coxa e funde-se com a fáscia muscular da coxa na região inguinal.

### Foco clínico

A continuidade da fáscia de Scarpa (estrato membranáceo da tela subcutânea do abdome) no períneo apresenta notável importância clínica. A ocorrência de trauma no períneo pode resultar em ruptura da uretra ou do tecido erétil. Com esse tipo de lesão, a urina e o sangue podem se espalhar por dentro da parte superior da parede abdominal, pelo interior da fáscia de Scarpa. Em contrapartida, o líquido não pode se espalhar por dentro da coxa, devido à fusão da fáscia de Scarpa com a fáscia muscular da coxa.

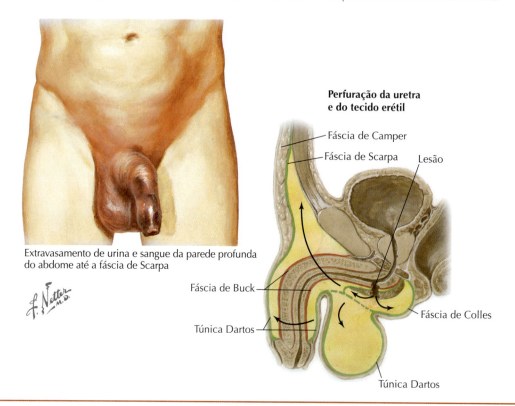

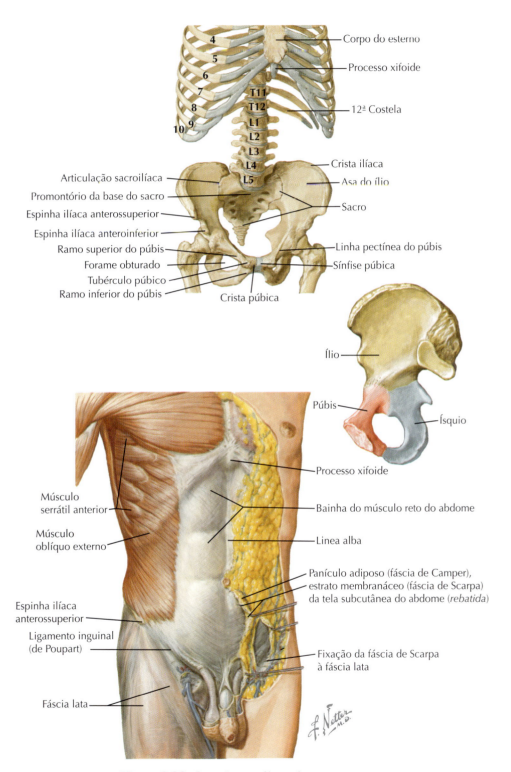

**Figura 3.32** Osteologia e fáscia do tronco.

## 3.33 MÚSCULOS DO TRONCO

Três camadas de músculos compreendem a parte anterolateral do tronco. No tórax, as costelas separam as fibras musculares, e os músculos em camadas são denominados músculos intercostais (5.11). No abdome, existem os **músculos oblíquo externo do abdome**, **oblíquo interno do abdome** e **transverso do abdome**. As fibras desses três músculos são orientadas em diferentes direções umas em relação com as outras, o que confere resistência à parede do abdome. Os dois músculos **retos do abdome** formam a coluna de sustentação entre a margem inferior da caixa torácica e a pelve. Cada músculo reto do abdome é circundado por uma bainha aponeurótica formada pelos tendões das três camadas de músculo; na linha mediana, as aponeuroses unem-se para formar a **linha alba**. A composição da bainha varia com referência à **linha arqueada** – um ponto de referência criado na parede posterior da bainha, inferiormente ao umbigo, quando todas as três aponeuroses passam anteriormente ao músculo reto do abdome. Superiormente à linha arqueada, o tendão do músculo oblíquo interno do abdome divide-se para circundar o músculo reto do abdome, de modo que apenas o músculo oblíquo externo do abdome e parte do músculo oblíquo interno do abdome contribuem para a camada anterior da bainha; a parte remanescente do músculo oblíquo interno do abdome e o músculo transverso do abdome formam a camada posterior da bainha. Os principais músculos da parede posterior do abdome são os **músculos psoas maior** e **menor**, **ilíaco** e **quadrado do lombo** ou **quadrado lombar**. Os músculos psoas e ilíaco flexionam sobretudo a coxa na articulação do quadril, embora possam realizar a flexão do tronco se o membro inferior estiver fixo. O músculo quadrado do lombo flexiona lateralmente o tronco e estabiliza a 12ª costela.

| MÚSCULO | ORIGEM GERAL | INSERÇÃO GERAL | INERVAÇÃO | PRINCIPAIS AÇÕES |
| --- | --- | --- | --- | --- |
| Oblíquo externo do abdome | Costelas inferiores | Linha alba, tubérculo púbico, crista ilíaca | Ramos anteriores dos nervos espinais T7–T12 | Flexão e rotação do tronco, comprime e sustenta o conteúdo do abdome |
| Oblíquo interno do abdome | Aponeurose toracolombar, crista ilíaca, ligamento inguinal | Costelas inferiores, linha alba, púbis | Ramos anteriores dos nervos espinais T7–T12, L1 | Flexão e rotação do tronco, comprime e sustenta o conteúdo do abdome |
| Transverso do abdome | Aponeurose toracolombar, crista ilíaca, ligamento inguinal | Linha alba, púbis | Ramos anteriores dos nervos espinais T7–T12, L1 | Comprime e sustenta o conteúdo do abdome |
| Reto do abdome | Sínfise púbica, crista púbica | Margem costal, processo xifoide do esterno | Ramos anteriores dos nervos espinais T7–T12 | Flexão do tronco, sustenta o conteúdo do abdome |
| Psoas maior | Vértebras lombares | Trocanter menor do fêmur | Ramos anteriores dos nervos espinais L1–L3 | Flexão da coxa na articulação do quadril |
| Ilíaco | Fossa ilíaca | Trocanter menor do fêmur | Nervo femoral | Flexão da coxa na articulação do quadril |
| Quadrado do lombo ou quadrado lombar | Crista ilíaca | 12ª costela | Ramos anteriores dos nervos espinais T12–L4 | Flexão lateral do tronco, estabilização da 12ª costela |

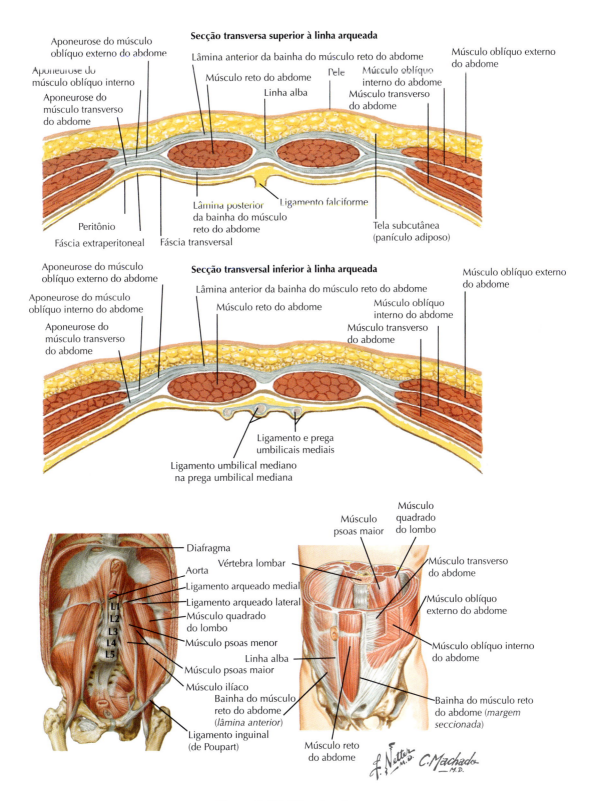

**Figura 3.33** Músculos do tronco.

## 3.34 VASCULARIZAÇÃO DO TRONCO

Os músculos em camadas e a pele do tronco recebem sangue arterial sobretudo por meio de artérias segmentares que seguem ao redor da parede corporal. Na parte superior do tronco, essas artérias são denominadas **artérias intercostais** e seguem ao longo da face inferior das costelas (5.11). As **artérias intercostais posteriores** originam-se da parte torácica da aorta e suprem as partes posterior e lateral do tronco. Os **ramos intercostais anteriores** originam-se das artérias torácicas internas e fornecem sangue para a parte anterior do tronco. Em caso de oclusão na aorta ou na artéria torácica interna, as artérias intercostais posteriores e os ramos intercostais anteriores podem desenvolver conexões anastomóticas para facilitar o fluxo sanguíneo ininterrupto. As artérias segmentares que se originam da parte abdominal da aorta são denominadas **artérias lombares**. Essas artérias suprem os músculos da parede posterior do abdome e, em seguida, percorrem o tronco para suprir os músculos em camadas. O suprimento sanguíneo das artérias segmentares é suplementado pelas **artérias epigástricas superior** e **inferior**, que seguem por dentro da bainha do músculo reto do abdome. Essas artérias suprem o músculo reto do abdome, bem como a pele e musculatura adjacentes. A drenagem venosa ocorre por meio de veias, tanto das superficiais quanto das profundas. As **veias toracoepigástricas** drenam a pele e o tecido subcutâneo superiormente às veias axilares e inferiormente às veias femorais. As **veias intercostais** e **lombares** seguem com suas artérias acompanhantes e drenam principalmente para o sistema venoso ázigo e veia cava inferior (4.12, 6.12).

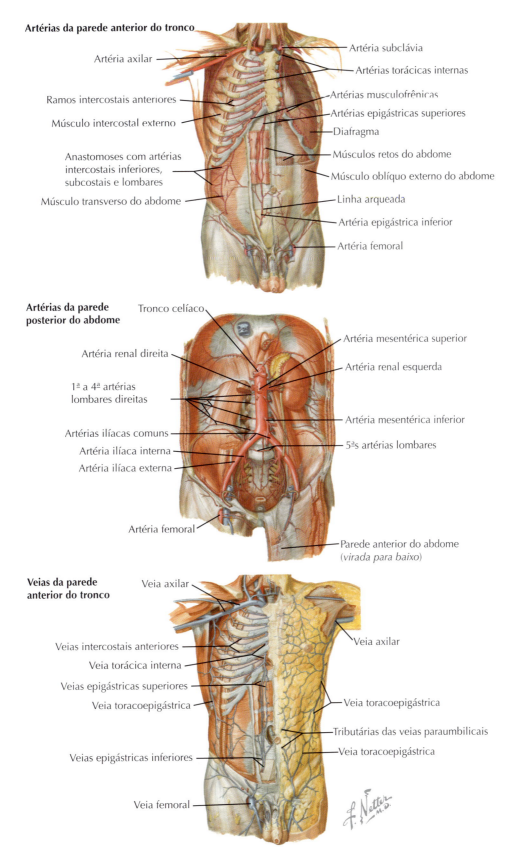

Figura 3.34 Vasos do tronco.

## 3.35 NERVOS DO TRONCO

A pele e a musculatura do tronco recebem inervação dos nervos torácicos e lombares. A parte anterolateral é inervada pelos ramos anteriores dos nervos espinais T1–T11 (**nervos intercostais**), **nervos subcostais** (T12) e **nervos ílio-hipogástricos** (L1). À medida que os ramos anteriores percorrem a parede do corpo na direção de posterior para anterior, eles dão origem a ramos cutâneos laterais e, em seguida, terminam como ramos cutâneos anteriores. Observe que o dermátomo T7 está localizado aproximadamente no nível do processo xifoide, que T10 encontra-se no umbigo e que o dermátomo L1 está associado ao púbis. Os músculos da parede posterior do abdome recebem sua inervação de ramos do **plexo lombar**, que é formado pelos ramos anteriores de L1–L4. Esses nervos misturam-se dentro da substância do músculo psoas maior antes de dar origem a vários ramos que se destinam ao tronco, à pelve e aos membros inferiores. Os músculos psoas e quadrado do lombo recebem ramos musculares diretos do plexo, enquanto o músculo ilíaco é inervado pelo nervo femoral.

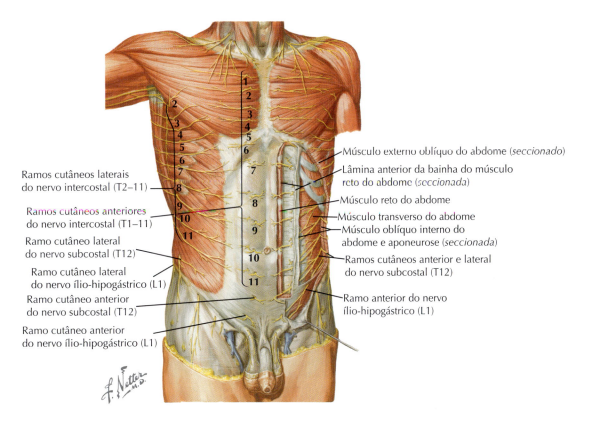
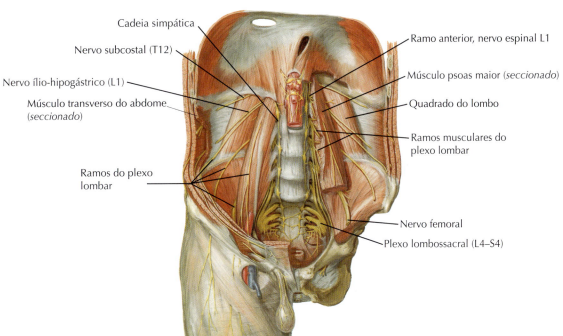

**Figura 3.35** Nervos do tronco.

## 3.36 REGIÃO INGUINAL

A região inguinal (virilha) é a parte inferior da parede do abdome adjacente à coxa. As suas principais características consistem no ligamento inguinal e canal inguinal. O **ligamento inguinal** é a parte da aponeurose do músculo oblíquo externo do abdome, que se estende entre a **espinha ilíaca anterossuperior** e o **tubérculo púbico** (3.32). A margem inferior do ligamento é dobrada para o interior, de modo a criar uma "cavidade" que forma o assoalho do canal inguinal. O **canal inguinal** é uma passagem que atravessa a parede do abdome, possibilitando a descida dos testículos para o escroto durante o desenvolvimento. O canal forma-se tanto em mulheres quanto em homens; todavia, os ovários permanecem na pelve e não atravessam o canal inguinal. A entrada para o canal a partir da cavidade do abdome é o **anel inguinal profundo**, que é uma abertura em uma manga da fáscia transversal, semelhante à abertura de um dedo em uma luva. Nos homens, o conteúdo do funículo espermático (9.11) é envolvido por essa fáscia à medida que atravessa o canal inguinal; nas mulheres, o canal contém o ligamento redondo do útero (ver Figura 9.4). O canal inguinal termina no **anel inguinal superficial**, localizado superior e lateralmente ao tubérculo púbico.

### Foco clínico

A hérnia inguinal é uma protrusão do conteúdo intra-abdominal, como gordura ou alça intestinal, que atravessa a parede abdominal. Existem dois tipos de hérnias inguinais, que se diferenciam pela sua relação com os vasos epigástricos inferiores. O tipo mais comum é a **hérnia inguinal indireta**, em que o saco herniário projeta-se através do anel inguinal profundo, seguindo o mesmo trajeto do testículo durante a descida. As hérnias indiretas são laterais aos vasos epigástricos inferiores e são circundadas pelas mesmas lâminas de fáscia que circundam o funículo espermático. Os sacos herniários que se projetam medialmente aos vasos epigástricos inferiores são denominados **hérnias inguinais diretas**. Esse tipo de hérnia projeta-se por uma área denominada trígono inguinal (triângulo de Hesselbach) e é causada, com mais frequência, por fatores que enfraquecem a parede abdominal, como envelhecimento ou obesidade.

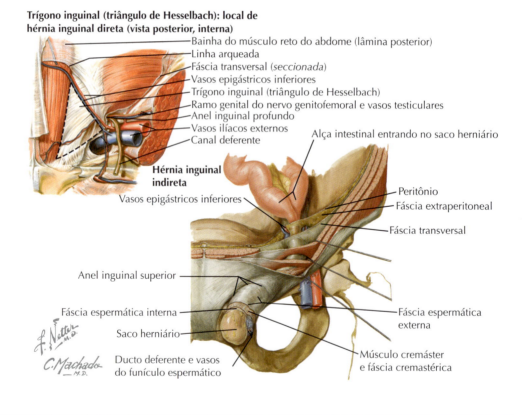

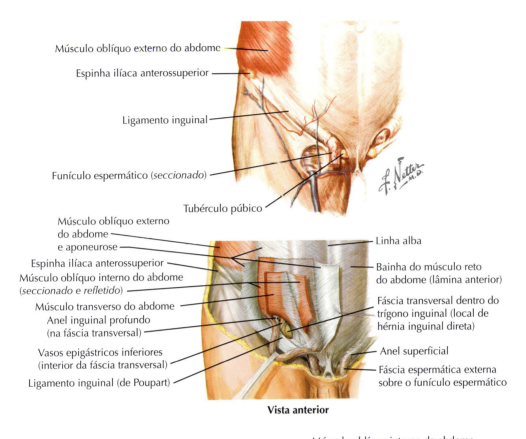
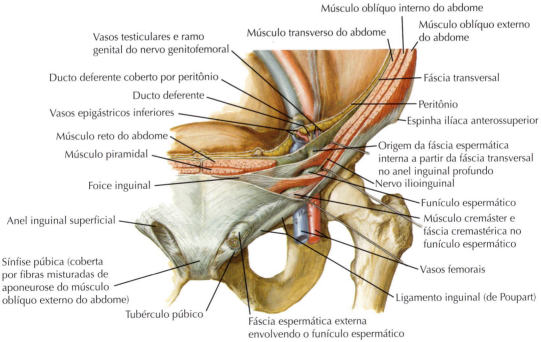

Figura 3.36 Região inguinal.

## 3.37 OSTEOLOGIA DA COXA E DO QUADRIL

O **fêmur** é o osso da coxa que participa das articulações do quadril e do joelho. Proximalmente, o fêmur apresenta uma **cabeça** com uma pequena depressão, denominada **fóvea da cabeça do fêmur**; o **trocanter** e o **trocanter menor**, que servem como locais de fixação de músculos; e uma **crista intertrocantérica** e **linha** intertrocantérica entre os trocanteres. O corpo do fêmur não tem características singulares, exceto por uma crista em sua face posterior, conhecida como **linha áspera**. A extremidade distal apresenta os **côndilos lateral** e **medial** e uma face articular para a patela. A **articulação do quadril** é uma articulação sinovial esferóidea, que possibilita a flexão, a extensão, a abdução, a adução, a rotação medial e a rotação lateral (ver Figura 1.4). A articulação é composta por uma articulação entre a **cabeça do fêmur** e a face semilunar do **acetábulo**. A incisura do acetábulo entre as margens da face semilunar é atravessada pelo **ligamento transverso do acetábulo**. Um anel de fibrocartilagem, o **lábio do acetábulo**, aprofunda o acetábulo para ajudar a manter a cabeça do fêmur em seu lugar. O **ligamento da cabeça do fêmur** conecta a fóvea da cabeça do fêmur ao acetábulo e transporta os vasos sanguíneos até a cabeça do fêmur. Existem três ligamentos principais que sustentam a articulação do quadril, cujos nomes derivam dos ossos que eles conectam (**ligamentos iliofemoral**, **pubofemoral** e **isquiofemoral**). Os ligamentos enrolam-se em espiral em torno da articulação, de modo que eles se tornam mais frouxos durante a flexão e mais compactos durante a extensão; dessa maneira, são estruturados para evitar a hiperextensão do fêmur. Isso é importante na posição ortostática, visto que o peso do corpo é direcionado posteriormente à articulação do quadril, o que promove a extensão do fêmur. Os ligamentos ficam tensionados para neutralizar isso, o que ajuda a manter a postura ereta sem fadiga muscular significativa.

### Foco clínico

Normalmente, as **luxações da articulação do quadril** são causadas por trauma ou por uma condição congênita. Os acidentes com veículo motorizado constituem uma causa comum de traumatismo do quadril, como, por exemplo, no caso em que o fêmur pode ser deslocado para fora do acetábulo se o joelho colidir com o painel do carro. A **displasia de desenvolvimento do quadril (DDQ)** é uma condição congênita, em que não há formação correta do acetábulo, predispondo o fêmur à luxação. É comum em recém-nascidos com apresentação pélvica durante a gravidez, visto que essa posição pode impedir o desenvolvimento normal do quadril. As **fraturas de quadril** são comuns no indivíduo idoso e, com frequência, ocorrem no colo do fêmur ou ao longo da linha intertrocantérica. As fraturas do colo do fêmur costumam provocar ruptura das artérias que suprem a cabeça do fêmur, com consequente risco de necrose da cabeça do fêmur.

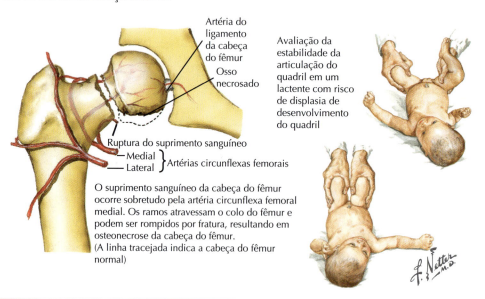

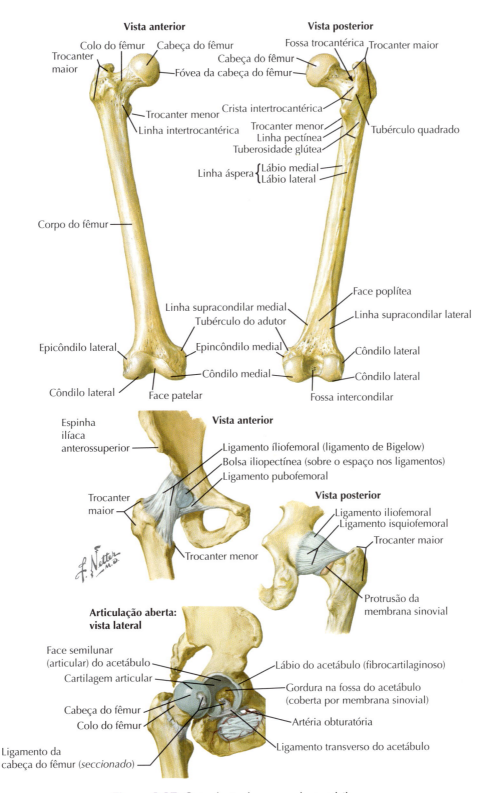

**Figura 3.37** Osteologia da coxa e do quadril.

## 3.38 OSTEOLOGIA DA REGIÃO GLÚTEA

A face posterolateral da pelve fornece um suporte para a região glútea e apresenta numerosos pontos de referência para a fixação dos músculos. A face glútea do ílio dispõe de várias cristas (**linhas glúteas**), que separam as origens dos músculos glúteos. A face posterior do sacro e o **ligamento sacrotuberal** servem como locais de origem do músculo glúteo máximo. O ligamento sacrotuberal também é importante, visto que contrabalança o peso do corpo sobre o sacro, o que ajuda a evitar a rotação anterior do sacro na articulação sacroilíaca. Além disso, em parceria com o **ligamento sacroespinal**, o ligamento sacrotuberal converte a incisura isquiática maior no **forame isquiático maior**, que é uma importante abertura que possibilita a passagem de estruturas entre a cavidade pélvica e a região glútea. O músculo piriforme preenche a maior parte do forame isquiático maior. Assim, os vasos e os nervos costumam passar pelo forame superior ou inferiormente ao músculo piriforme.

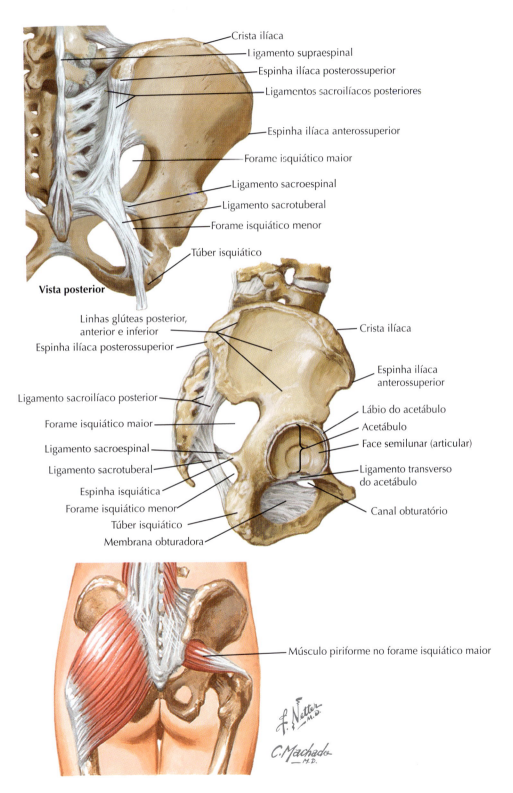

**Figura 3.38** Osteologia da região glútea.

## 3.39 MÚSCULOS DA COXA E DA REGIÃO GLÚTEA

A fáscia muscular da coxa (**fáscia lata**) envolve a coxa como uma meia e apresenta septos intermusculares que a dividem em três compartimentos. O **compartimento anterior da coxa** contém músculos envolvidos principalmente com a flexão da articulação do quadril e a extensão da articulação do joelho; esses músculos são inervados sobretudo pelo nervo femoral. O **compartimento medial** da coxa é composto por músculos que realizam a adução da coxa na articulação do quadril. Os músculos adutores são inervados pelo nervo obturatório, com exceção do músculo pectíneo, que é inervado pelo nervo femoral.

### Compartimento anterior da coxa.

| MÚSCULO | ORIGEM GERAL | INSERÇÃO GERAL | INERVAÇÃO | PRINCIPAIS AÇÕES |
|---|---|---|---|---|
| Sartório | Espinha ilíaca anterossuperior (EIAS) | Face anteromedial da parte proximal da tíbia | Nervo femoral | Flexão, abdução e rotação lateral da coxa na articulação do quadril; flexão da perna na articulação do joelho |
| Iliopsoas | Vértebras lombares (músculos psoas), fossa ilíaca (músculo ilíaco) | Trocanter menor do fêmur | Ramos anteriores dos nervos espinais L1–L3 (músculos psoas), nervo femoral (músculo ilíaco) | Flexão da coxa na região do quadril |
| **Quadríceps** | | | | |
| Reto femoral | Espinha ilíaca anteroinferior (EIAI) | Tuberosidade da tíbia via ligamento da patela | Nervo femoral | Flexão da coxa na articulação do quadril, extensão da perna na articulação do joelho |
| Vasto lateral | Linha áspera | | | Extensão da perna na articulação do joelho |
| Vasto medial | Linha áspera | | | |
| Vasto intermédio | Faces anterior/lateral do fêmur | | | |

### Compartimento medial da coxa.

| MÚSCULO | ORIGEM GERAL | INSERÇÃO GERAL | INERVAÇÃO | PRINCIPAIS AÇÕES |
|---|---|---|---|---|
| Pectíneo | Ramo superior do púbis | Face posteromedial da parte proximal do fêmur | Nervo femoral | Adução e flexão da coxa na articulação do quadril |
| Adutor longo | Corpo do púbis | Linha áspera | Nervo obturatório | Adução da coxa na articulação do quadril |
| Adutor curto | Corpo e ramo inferior do púbis | Linha áspera | Nervo obturatório | Adução da coxa na articulação do quadril |
| Adutor magno | Ramo inferior do púbis e ramo do ísquio, túber isquiático | Linha áspera (parte adutora), tubérculo do adutor do fêmur (parte associada aos músculos isquiotibiais) | Nervo obturatório (parte adutora), nervo tibial, divisão do nervo isquiático (parte associada aos músculos isquiotibiais) | Adução da coxa na articulação do quadril; a parte associada aos músculos isquiotibiais também estende a coxa |
| Grácil | Corpo e ramo inferior do púbis | Face anteromedial da parte proximal da tíbia | Nervo obturatório | Adução da coxa na articulação do quadril, flexão da perna na articulação do joelho |

Capítulo 3 | Sistema Musculoesquelético 167

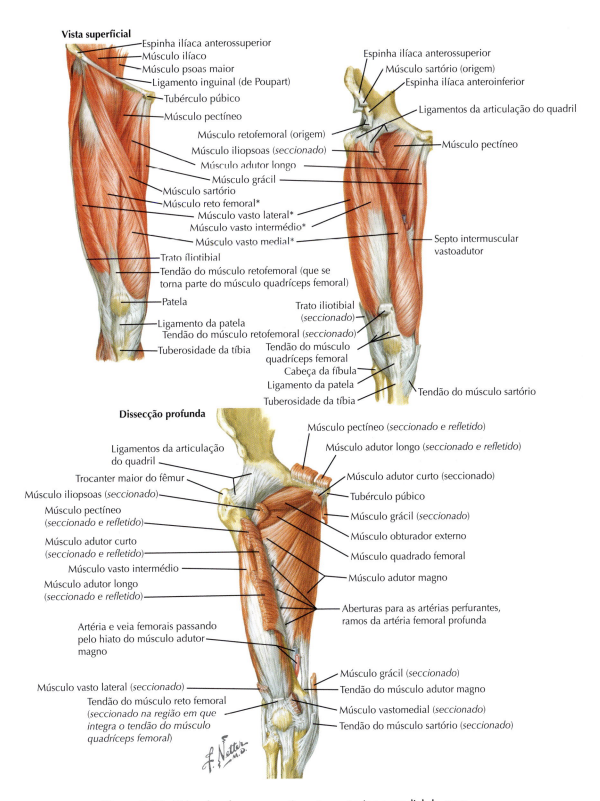

Figura 3.39 Músculos dos compartimentos anterior e medial da coxa.
*Músculos quadríceps femorais.

## 3.40 MÚSCULOS DA COXA E DA REGIÃO GLÚTEA (CONTINUAÇÃO)

O **compartimento posterior da coxa** contém músculos que realizam a extensão da articulação do quadril e a flexão da articulação do joelho. Três dos quatro músculos do compartimento posterior da coxa são classificados como **"músculos isquiotibiais"**, ou seja, músculos que atuam tanto no quadril quanto no joelho e que se originam do túber isquiático. A cabeça curta do músculo bíceps femoral não preenche os critérios, visto que sua origem é no corpo do fêmur. A **região glútea** consiste em músculos envolvidos principalmente na extensão, abdução e rotação lateral do fêmur na articulação do quadril. Esses músculos incluem os **músculos glúteos** (máximo, médio, mínimo), o músculo **tensor da fáscia lata** e um grupo de pequenos rotadores laterais que são utilizados durante a marcha (**músculos piriforme, gêmeos superior e inferior, obturador interno** e **quadro femoral**). O músculo piriforme é o mais importante desses pequenos músculos, em virtude de sua relação com o nervo isquiático (Foco clínico 3.42). A face lateral da coxa constitui uma faixa espessa de fáscia lata, denominada **trato iliotibial (IT)**, que é um local de inserção para os músculos glúteo máximo e tensor da fáscia lata. As forças oponentes exercidas por esses músculos sustentam o trato IT, o que ajuda a estabilizar as articulações do quadril e do joelho.

### Compartimento posterior da coxa.

| MÚSCULO | ORIGEM GERAL | INSERÇÃO GERAL | INERVAÇÃO | PRINCIPAIS AÇÕES |
|---|---|---|---|---|
| Semimembranáceo | Túber isquiático | Côndilo medial da tíbia (parte posteromedial) | Nervo tibial, divisão do nervo isquiático | Extensão da coxa na articulação do quadril, flexão da perna na articulação do joelho |
| Semitendíneo | Túber isquiático | Face anteromedial da parte proximal da tíbia | Nervo tibial, divisão do nervo isquiático | Extensão da coxa na articulação do quadril, flexão da perna na articulação do joelho |
| Bíceps femoral | Túber isquiático (cabeça longa), linha áspera (cabeça curta) | Cabeça da fíbula | Nervo tibial, divisão do nervo isquiático (cabeça longa), nervo fibular comum, divisão do nervo isquiático (cabeça curta) | Extensão da coxa na articulação do quadril (cabeça longa), flexão da perna na articulação do joelho |

### Região glútea.

| MÚSCULO | ORIGEM GERAL | INSERÇÃO GERAL | INERVAÇÃO | PRINCIPAIS AÇÕES |
|---|---|---|---|---|
| Tensor da fáscia lata | Espinha ilíaca anterossuperior (EIAS) | Trato iliotibial | Nervo glúteo superior | Estabiliza a pelve e ajuda a manter o joelho em extensão pela tensão do trato IT |
| Glúteo máximo | Sacro, face posterior do ílio, ligamento sacrotuberal | Trato iliotibial, tuberosidade glútea | Nervo glúteo inferior | Extensão e rotação lateral da coxa na articulação do quadril (a extensão ocorre principalmente quando atua contra uma resistência, (p. ex., subir escadas), estabilização da pelve |
| Glúteo médio | Face posterior do ílio | Trocanter maior do fêmur | Nervo glúteo superior | Abdução e rotação medial da coxa na articulação do quadril; evita a inclinação da pelve quando a perna oposta é levantada |
| Glúteo mínimo | Face posterior do ílio | Trocanter maior do fêmur | Nervo glúteo superior | |
| Piriforme | Face anterior do sacro | Trocanter maior do fêmur | Ramos do plexo sacral | Rotação lateral da coxa na articulação do quadril |

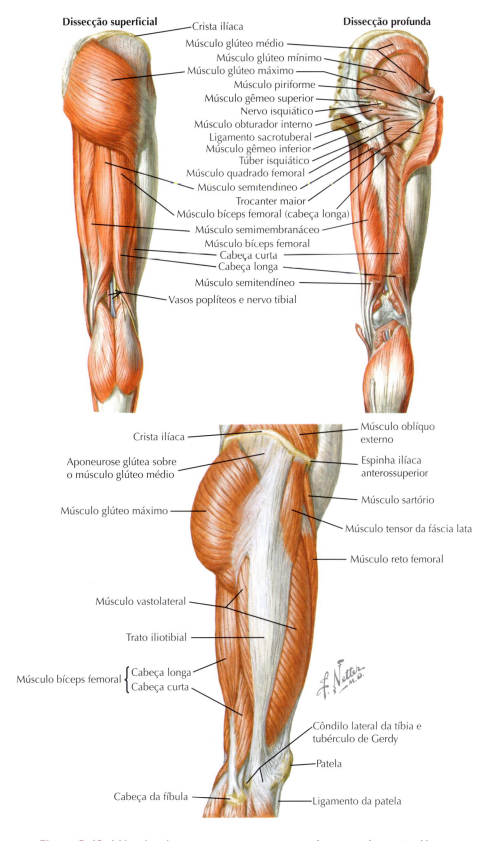

Figura 3.40 Músculos do compartimento posterior da coxa e da região glútea.

## 3.40 MÚSCULOS DA COXA E DA REGIÃO GLÚTEA (CONTINUAÇÃO)

### Foco clínico

A **distensão dos músculos isquiotibiais** é uma lesão em que ocorre estiramento ou ruptura dos músculos isquiotibiais ou dos tendões. A distensão dos isquiotibiais é comum em atletas que aceleram rapidamente (comprometendo sobretudo a cabeça longa do bíceps femoral devido ao predomínio de fibras do tipo II), visto que isso exige uma forte extensão na articulação do quadril. Chutar com o joelho estendido também pode causar ruptura dos músculos isquiotibiais, visto que são estirados além de sua extensão normal. As lesões graves podem provocar ruptura completa desses músculos desde a origem no túber isquiático ou podem causar desprendimento de um pequeno fragmento de osso com o tendão (**fratura por avulsão**).

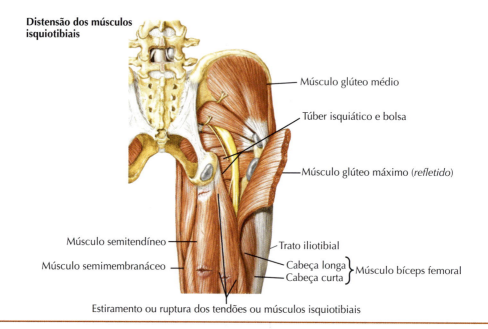

### Foco clínico (continuação)

Os músculos glúteo médio e glúteo mínimo estabilizam a pelve durante a marcha (i. e., a mantêm nivelada quando um dos pés levanta do chão). O **teste de Trendelenburg** é um método de avaliação da força desses músculos e da estabilidade da pelve. O teste é positivo quando ocorre queda da pelve no lado em que o pé não está apoiado no solo, indicando instabilidade do quadril ou que os músculos glúteo médio ou glúteo mínimo no lado da perna de sustentação do peso não estão funcionando adequadamente para manter a pelve e o trocanter maior em estreita proximidade. A lesão do nervo glúteo superior constitui uma causa potencial de teste de Trendelenburg positivo.

A **síndrome do trato iliotibial** é uma condição comum em atletas que flexionam e estendem os joelhos com frequência (p. ex., corredores, ciclistas). Esse movimento repetitivo pode causar inflamação da bolsa entre o trato IT e o epicôndilo lateral do fêmur, o que provoca dor e permite a ocorrência de atrito entre essas estruturas.

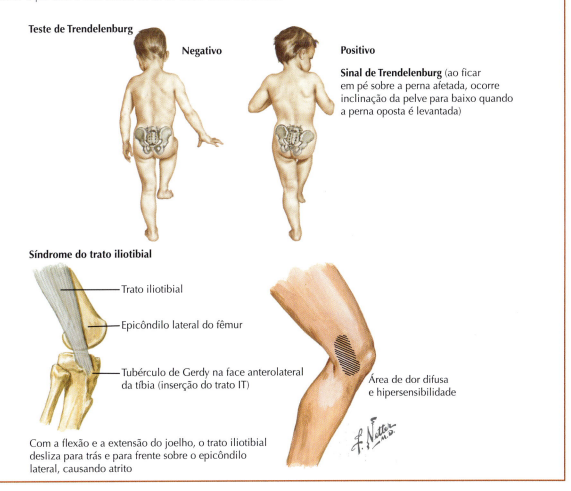

## 3.41 VASCULARIZAÇÃO DA COXA E DA REGIÃO GLÚTEA

As estruturas neurovasculares na parte proximal da coxa estão localizadas no **trígono femoral**, uma região definida pelo ligamento inguinal, músculo sartório e músculo adutor longo. Os vasos femorais são contínuos com os vasos ilíacos externos – utiliza-se o termo "femoral" quando os vasos passam por dentro do ligamento inguinal. Os vasos femorais e os linfonodos inguinais profundos são circundados por uma bainha de fáscia, conhecida como **bainha femoral**; o compartimento medial da bainha que contém os linfonodos e os vasos linfáticos é denominado **canal femoral**. A artéria femoral e seu ramo, **a artéria femoral profunda**, fornecem a maior parte do sangue arterial para a coxa. As **artérias perfurantes**, ramos da artéria femoral profunda, suprem o compartimento posterior da coxa, enquanto as **artérias circunflexas femorais medial e lateral** irrigam a articulação do quadril. A artéria circunflexa medial constitui a principal fonte que abastece a cabeça do fêmur. A região glútea recebe suprimento sanguíneo de ramos da artéria ilíaca interna, especificamente das **artérias glúteas superior** e **inferior**. A artéria glútea superior entra na região glútea superior ao músculo piriforme e segue entre os músculos glúteo médio e glúteo mínimo. A artéria glútea inferior emerge da cavidade pélvica inferiormente ao músculo piriforme e, subsequentemente, divide-se em múltiplos ramos que suprem principalmente o músculo glúteo máximo. As veias acompanham os vasos femorais e glúteos e são tributárias da veia cava inferior. As tributárias da **veia safena magna** drenam a pele e a fáscia superficial da coxa. Uma abertura na fáscia lata, o **hiato safeno**, possibilita a drenagem da veia safena magna na veia femoral. Os vasos linfáticos do membro inferior drenam para os **linfonodos inguinais superficiais e profundos** que estão localizados na virilha, próximo ao hiato safeno.

### Foco clínico

Uma **hérnia femoral** é uma protrusão de gordura ou de uma alça intestinal que atravessa o canal femoral. Tanto a hérnia femoral quanto a hérnia inguinal ocorrem na região inguinal; entretanto, podem ser distinguidas pela localização do saco herniário em relação ao ligamento inguinal. As hérnias inguinais produzem uma protuberância superior ao ligamento inguinal, enquanto as hérnias femorais produzem um nódulo inferior ao ligamento inguinal. A artéria femoral encontra-se no ponto médio do ligamento inguinal ("ponto medioinguinal") e é identificada nesse local para **cateterismo** ou para palpar o **pulso femoral**. Em condições clínicas, a parte da artéria femoral proximal à artéria femoral profunda é frequentemente denominada artéria femoral "comum", enquanto a parte distal a esse ramo é denominada artéria femoral "superficial". Embora seja inconsistente com a nomenclatura padrão, o uso desses termos é útil para uma descrição mais precisa da localização de doença arterial.

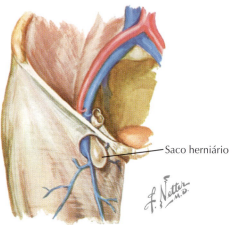

Trajeto do saco herniário através do anel femoral, canal femoral e hiato safeno

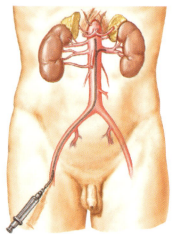

Cateter introduzido na artéria femoral

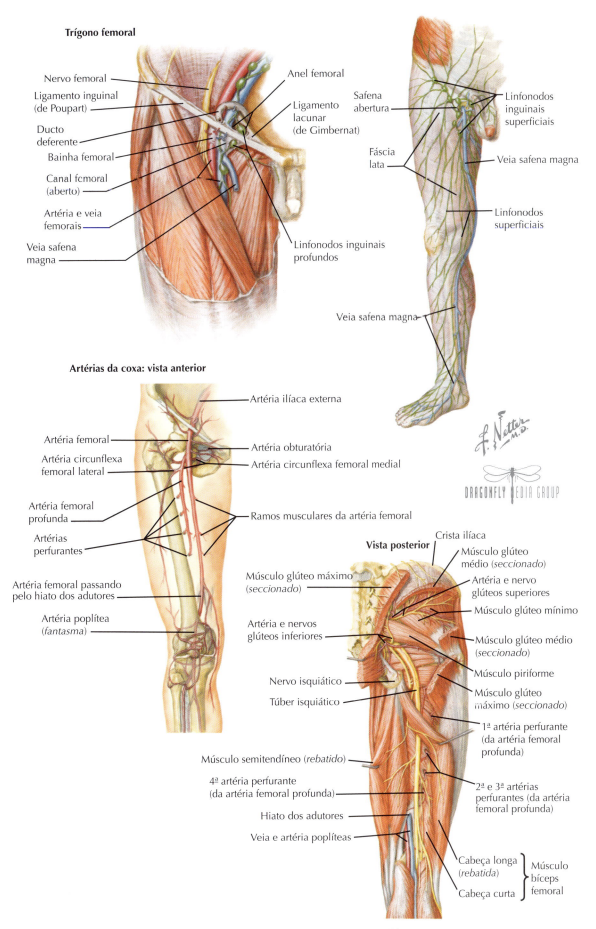

**Figura 3.41** Vasos da coxa e da região glútea.

## 3.42 NERVOS DA COXA E DA REGIÃO GLÚTEA

Cada compartimento da coxa está associado a um nervo específico. O **nervo femoral** origina-se do plexo lombar e passa pelo interior do ligamento inguinal para entrar no compartimento anterior da coxa. Seus ramos inervam todos os músculos do compartimento anterior, um músculo do compartimento medial (músculo pectíneo) e a pele da face anterior da coxa e face anteromedial da perna. A pele da face lateral da coxa é inervada pelo **nervo cutâneo femoral lateral**. Com exceção do músculo pectíneo, os músculos do compartimento medial são inervados pelo **nervo obturatório**. Esse nervo segue ao longo da parede lateral da cavidade pélvica e entra na coxa pelo canal obturatório. O nervo obturatório divide-se em ramos anterior e posterior, cujos nomes provêm de sua relação com o músculo adutor curto. Além de suprir os músculos adutores, o ramo anterior também fornece inervação cutânea para a pele da face medial da coxa. O compartimento posterior da coxa recebe inervação das duas divisões do nervo isquiático – os **nervos tibial e fibular comum**. O **nervo isquiático** é o maior ramo do plexo sacral. Deixa a cavidade pélvica pelo forame isquiático maior inferior ao músculo piriforme e, em seguida, desce para o compartimento posterior da coxa. Normalmente, divide-se em dois ramos terminais próximos à fossa poplítea, embora o ponto de ramificação varie. O nervo tibial inerva os três músculos isquiotibiais e parte do músculo adutor magno, enquanto o nervo fibular comum inerva a cabeça curta do músculo bíceps femoral. Nenhum nervo inerva a pele da face posterior da coxa, cuja inervação cutânea é fornecida pelo **nervo cutâneo femoral posterior**. A região glútea recebe sua inervação sobretudo dos **nervos glúteos superior** e **inferior** que se estendem com seus vasos associados. O músculo glúteo máximo é inervado pelo nervo glúteo inferior, enquanto os músculos glúteo médio e glúteo mínimo são inervados pelo nervo glúteo superior. Os pequenos rotadores laterais recebem ramos musculares do plexo sacral.

### Foco clínico

Normalmente, o nervo cutâneo femoral lateral segue pelo interior do ligamento inguinal e o perfura próximo à EIAS. Nesse local, pode ser comprimido (**meralgia parestésica**), resultando em formigamento, dor ou dormência na face lateral da coxa. Os indivíduos que usam calças compridas apertadas ou acessórios nessa região (p. ex., cinto de ferramentas) correm um risco maior. A **ciática** é uma enfermidade comum, caracterizada por dor no nervo, que se irradia da região lombar ou das nádegas para a face posterior da coxa. A ciática costuma ser causada por compressão de um ou mais nervos espinais que contribuem para o nervo isquiático (L4–S3), por exemplo, devido a uma hérnia de disco ou esporão ósseo vertebral. O próprio nervo isquiático pode ser comprimido pelo músculo piriforme quando esse sai pelo forame isquiático maior (**síndrome do piriforme**). Em alguns indivíduos, parte do nervo isquiático passa pelo músculo piriforme, submetendo-o a um maior risco de compressão.

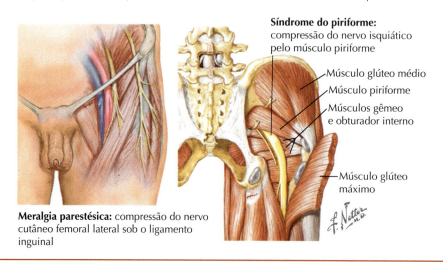

**Síndrome do piriforme:** compressão do nervo isquiático pelo músculo piriforme
- Músculo glúteo médio
- Músculo piriforme
- Músculos gêmeo e obturador interno
- Músculo glúteo máximo

**Meralgia parestésica:** compressão do nervo cutâneo femoral lateral sob o ligamento inguinal

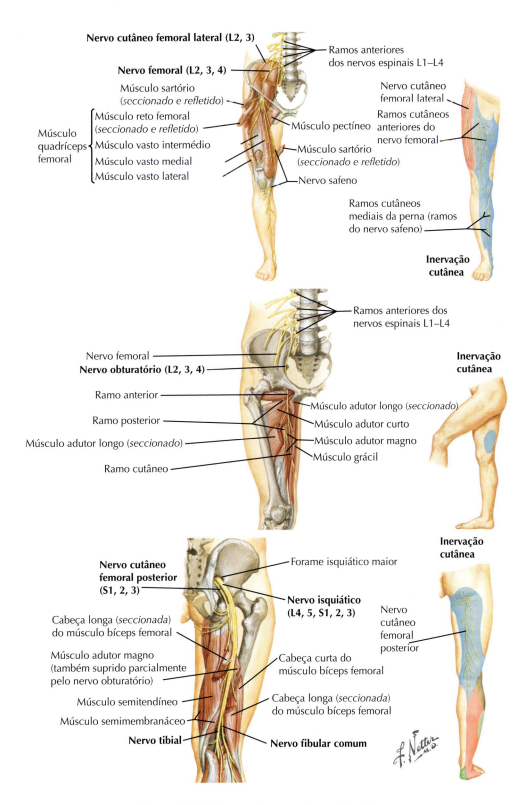

**Figura 3.42** Nervos da coxa e da região glútea.

## 3.43 ARTICULAÇÃO DO JOELHO

A **articulação do joelho** é uma grande articulação sinovial do tipo gínglimo ou dobradiça, que inclui as articulações tibiofemoral e patelofemoral. A flexão e a extensão constituem seus principais movimentos, embora a frouxidão entre as faces articulares possibilite um certo grau de rotação. A articulação tibiofemoral situa-se entre os **côndilos** do fêmur e a **face articular superior** da tíbia (ver também 3.37 e 3.44). Dois anéis de fibrocartilagem em forma de C, os **meniscos medial** e **lateral**, estão intercalados entre os ossos para melhorar a compatibilidade entre as faces articulares. Na articulação patelofemoral, a parte posterior da patela interage com a **face patelar** lisa do fêmur. A **patela** é um osso sesamoide, visto que está inserida em um tendão (3.39). Sua principal função consiste em permitir que o tendão do músculo quadríceps femoral cruze a articulação do joelho sem ser "pinçado" entre as faces articulares durante a extensão do joelho. A articulação do joelho é sustentada por numerosos ligamentos, como os ligamentos colaterais e os ligamentos cruzados. Os **ligamentos colaterais tibial (medial)** e **fibular (lateral)** proporcionam estabilidade nos lados do joelho, de modo a evitar o deslocamento medial e lateral da tíbia em relação ao fêmur. O ligamento colateral tibial e o menisco medial estão conectados, porém não existe uma ligação semelhante entre o ligamento colateral fibular e o menisco lateral. O **ligamento cruzado anterior (LCA)** e o **ligamento cruzado posterior (LCP)** conectam o fêmur às partes anterior e posterior da área intercondilar da tíbia; são projetados para evitar o deslocamento anteroposterior entre o fêmur e a tíbia. A articulação do joelho é circundada por numerosas **bolsas**, que evitam o atrito entre múltiplas estruturas, como pele, ossos, tendões e ligamentos.

### Foco clínico

O joelho é a articulação mais comumente afetada por **osteoartrite**, que se caracteriza por dor com o movimento e perda da flexibilidade (3.2). As lesões do joelho também são comuns, como **fraturas**, **entorses** ou **rupturas de menisco**. Normalmente, os ligamentos colaterais sofrem estiramento ou ruptura por forças dirigidas para os lados do joelho. A ruptura do ligamento colateral tibial pode ser acompanhada de ruptura do menisco medial, visto que essas duas estruturas estão fundidas. O LCA frequentemente é lesionado durante atividades atléticas que envolvem paradas súbitas ou movimentos de torção do joelho. Várias manobras de exame físico são utilizadas para identificar uma ruptura do LCA, como o **teste da gaveta anterior**. As entorses que afetam o LCP não são comuns, mas podem ocorrer durante pacientes com veículo motorizado, quando o joelho colide no painel do carro e a tíbia é empurrada com força posteriormente.

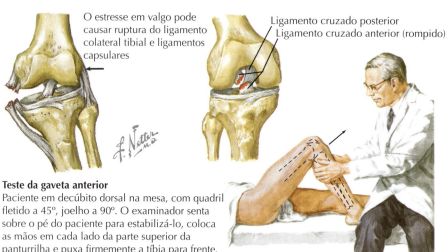

O estresse em valgo pode causar ruptura do ligamento colateral tibial e ligamentos capsulares

Ligamento cruzado posterior
Ligamento cruzado anterior (rompido)

**Teste da gaveta anterior**
Paciente em decúbito dorsal na mesa, com quadril fletido a 45°, joelho a 90°. O examinador senta sobre o pé do paciente para estabilizá-lo, coloca as mãos em cada lado da parte superior da panturrilha e puxa firmemente a tíbia para frente. Um movimento de 5 mm ou mais é um resultado positivo. O resultado também é comparado com o do membro normal, que é testado em primeiro lugar.

Capítulo 3 | Sistema Musculoesquelético 177

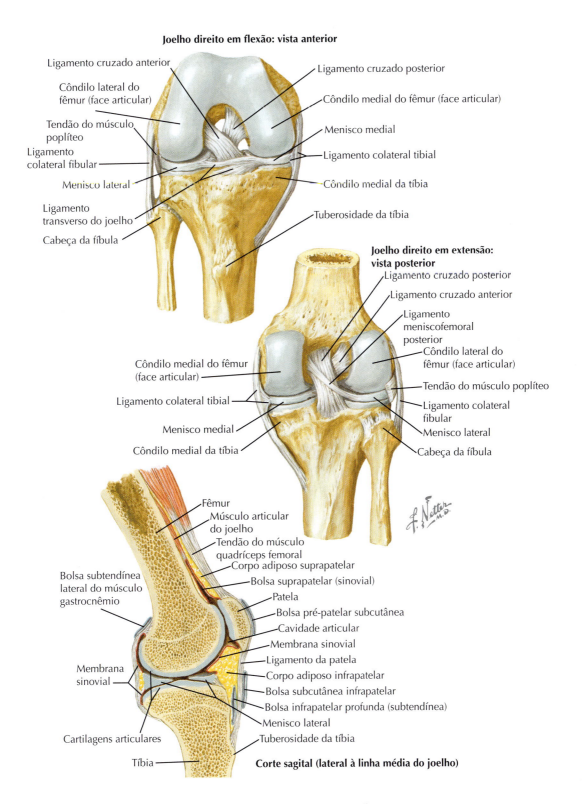

Figura 3.43 Articulação do joelho.

## 3.44 OSTEOLOGIA DA PERNA

Existem dois ossos na perna, a **tíbia** (medial) e a **fíbula** (lateral). A tíbia é o osso que sustenta o peso do corpo; assim, apresenta uma extremidade proximal larga ("platô tibial"), onde se articula com o fêmur. As características proeminentes incluem os **côndilos medial** e **lateral**, a **tuberosidade da tíbia** e a **área intercondilar**. Os côndilos dispõem de faces articulares para o fêmur, enquanto as últimas duas estruturas servem como locais de fixação de ligamentos. A extremidade distal da tíbia apresenta uma **face articular inferior** e o **maléolo medial**, ambos os quais participam da articulação talocrural (do tornozelo). A fíbula é unida à tíbia por uma membrana interóssea. Em sua extremidade proximal, dispõe de uma **cabeça** que se articula com a tíbia. A extremidade distal apresenta o **maléolo lateral**, que contribui para a articulação talocrural. O corpo da fíbula serve como origem para numerosos músculos.

### Foco clínico

A tíbia e a fíbula comumente sofrem fraturas durante acidentes automobilísticos, quedas e lesões causadas em esportes. As **fraturas** podem ser classificadas de acordo com sua direção (transversa = através do corpo do osso; em espiral = helicoidal, envolvendo o corpo do osso), o número de quebras (cominutiva = três ou mais quebras) e disposição dos fragmentos (segmentar = fratura com um segmento de osso flutuante). As **fraturas por estresse** consistem em minúsculas rachaduras nos ossos, devido a estresse repetitivo. São muito comuns nos ossos da perna, sobretudo em corredores e outros atletas.

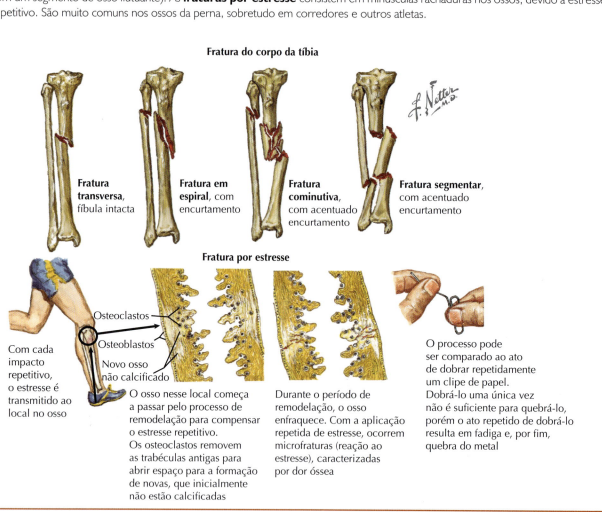

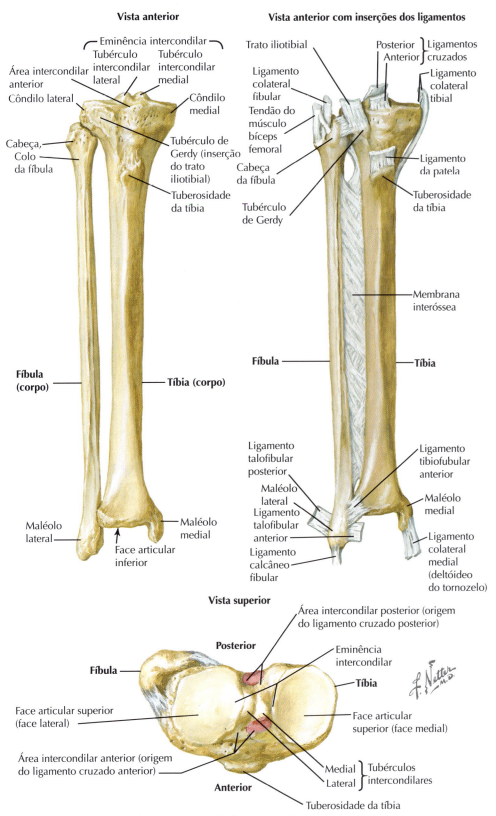

Figura 3.44 Osteologia da perna.

### 3.45 OSTEOLOGIA DO PÉ E DA ARTICULAÇÃO TALOCRURAL (DO TORNOZELO)

Os ossos do pé são os ossos **tarsais**, os **ossos metatarsais** e as **falanges**. Os sete ossos tarsais estão frouxamente organizados em fileiras proximal, intermediária e distal. A fileira proximal é constituída pelo **tálus** e **calcâneo**. O **navicular** forma a fileira intermediária, enquanto os três **cuneiformes** e o **cuboide** constituem a fileira distal. Os ossos tarsais não estão orientados no mesmo plano transversal; na verdade, estão dispostos de modo a formar dois **arcos**, que distribuem o peso do corpo entre o calcanhar e a planta do pé. As **articulações tarsometatarsais** separam a fileira distal de ossos tarsais dos cinco ossos **metatarsais** e permitem movimentos de deslizamento leves. As **falanges** dos dedos dos pés são semelhantes às da mão, com duas falanges no hálux e três nos outros quatro dedos do pé. As **articulações metatarsofalângicas (MTF)** possibilitam a flexão, a extensão, a abdução e a adução. As **articulações interfalângicas (IF)** limitam-se à flexão e extensão. A **articulação talocrural (do tornozelo)** é uma articulação entre a face superior do tálus (**tróclea do tálus**) e um encaixe formado pela tíbia e pela fíbula. Os **maléolos medial** e **lateral** formam os lados do encaixe, enquanto a face articular inferior da tíbia forma o teto. A articulação talocrural é uma articulação sinovial do tipo gínglimo ou dobradiça, que possibilita a flexão e a extensão, embora no pé esses movimentos sejam denominados **flexão plantar** (movendo a parte superior do pé para longe da perna) e a **dorsiflexão** (movendo a parte superior do pé em direção à perna). É notável observar que a parte anterior da tróclea do tálus é mais larga do que a parte posterior – portanto, a articulação talocrural é mais estável na posição de dorsiflexão, quando a parte mais larga do tálus está dentro do encaixe. Dois movimentos adicionais são observados na região do tornozelo (inversão e eversão), embora ocorram principalmente na **articulação talocalcânea**. A **inversão** consiste em girar medialmente a planta, enquanto a **eversão** a gira lateralmente. Numerosos ligamentos sustentam a articulação talocrural, e seus nomes indicam os pontos de fixação. O lado medial do tornozelo é sustentado pelo **ligamento deltóideo**, que apresenta quatro partes que conectam a tíbia aos vários ossos tarsais. De modo semelhante, o **ligamento colateral lateral** consiste em três ligamentos que unem a fíbula ao tálus e ao calcâneo.

### Foco clínico

As **entorses do tornozelo** são muito comuns e ocorrem quando os ligamentos são distendidos para além dos limites normais. As lesões por inversão ocorrem mais frequentemente do que as lesões por eversão, e a ruptura mais frequente é observada no ligamento talofibular anterior (parte do grupo lateral). Como a articulação talocrural é menos estável na posição de flexão plantar, as lesões têm mais tendência a ocorrer em descidas do que em subidas.

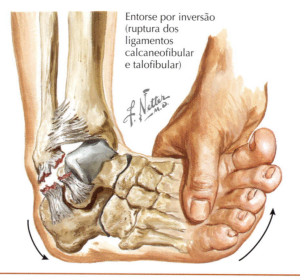

Entorse por inversão (ruptura dos ligamentos calcaneofibular e talofibular)

Capítulo 3 | Sistema Musculoesquelético | 181

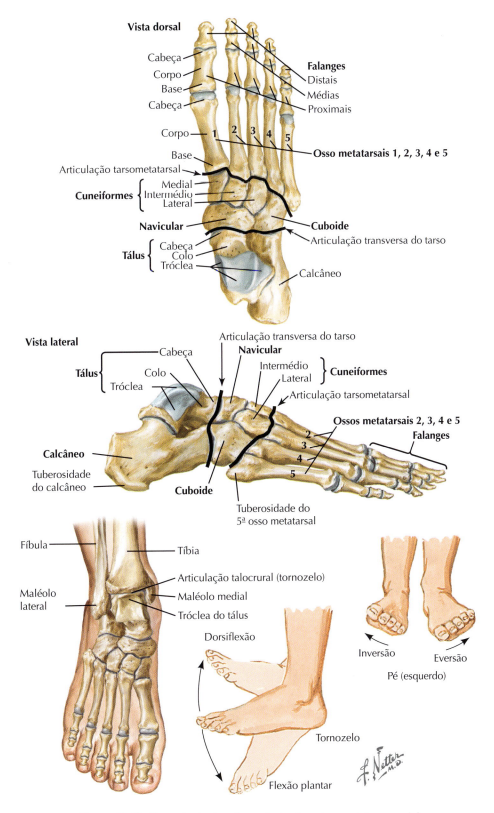

Figura 3.45 Osteologia do pé e articulação talocrural (tornozelo).

### 3.46 MÚSCULOS DA PERNA: COMPARTIMENTOS ANTERIOR E LATERAL DA PERNA

À semelhança da coxa, os músculos da perna estão dispostos em três compartimentos (anterior, posterior e lateral). O compartimento anterior contém quatro músculos responsáveis pela dorsiflexão do pé: os **músculos tibial anterior**, **extensor longo do hálux**, **extensor longo dos dedos** e **fibular terceiro**. Os tendões desses músculos estão ancorados no tornozelo por faixas de fáscia denominadas retináculos superior e inferior dos músculos extensores. O compartimento lateral é constituído pelos músculos **fibular longo e fibular curto**. Ambos os músculos evertem o pé, porém o músculo fibular longo é particularmente efetivo, visto que seu tendão atravessa a face plantar e traciona o lado medial do pé.

**Compartimento anterior da perna.**

| MÚSCULO | ORIGEM GERAL | INSERÇÃO GERAL | INERVAÇÃO | PRINCIPAIS AÇÕES |
|---|---|---|---|---|
| Tibial anterior | Face lateral da tíbia e membrana interóssea | Cuneiforme medial, base do 1º osso metatarsal | Nervo fibular profundo | Dorsiflexão do pé na articulação talocrural, inversão do pé |
| Extensor longo do hálux | Fíbula e membrana interóssea | Base da falange distal do hálux | Nervo fibular profundo | Dorsiflexão do pé na articulação talocrural, extensão do hálux |
| Extensor longo dos dedos | Fíbula e membrana interóssea | Falanges média e distal dos quatro dedos dos pés laterais | Nervo fibular profundo | Dorsiflexão do pé na articulação talocrural, extensão lateral dos quatro dedos dos pés laterais |
| Fibular terceiro | Fíbula e membrana interóssea | Base do 5º osso metatarsal | Nervo fibular profundo | Dorsiflexão do pé na articulação talocrural, auxilia na eversão |

**Compartimento lateral da perna.**

| MÚSCULO | ORIGEM GERAL | INSERÇÃO GERAL | INERVAÇÃO | PRINCIPAIS AÇÕES |
|---|---|---|---|---|
| Fibular longo | Face lateral da fíbula | Cuneiforme medial, base do 1º osso metatarsal | Nervo fibular superficial | Eversão do pé |
| Fibular curto | Face lateral da fíbula | 5º osso metatarsal | Nervo fibular superficial | Eversão do pé |

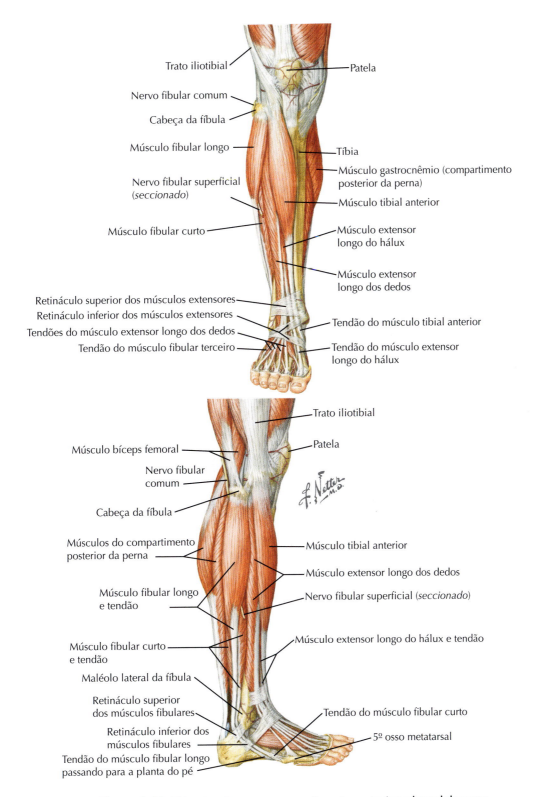

Figura 3.46 Músculos da perna: compartimentos anterior e lateral da perna.

### 3.47 MÚSCULOS DA PERNA: COMPARTIMENTO POSTERIOR DA PERNA

O compartimento posterior da perna contém músculos para a flexão plantar do pé ou flexão dos dedos dos pés; estão organizados em grupos superficial e profundo. Os **músculos gastrocnêmio**, **sóleo** e **plantar** pertencem ao grupo superficial. Os tendões dos músculos gastrocnêmio e sóleo fundem-se distalmente para formar o **tendão do calcâneo (de "Aquiles")**, que se insere no calcâneo. O tendão plantar fino pode se unir ao tendão do calcâneo ou pode se inserir separadamente no calcâneo. O grupo profundo é constituído pelos músculos **poplíteo, flexor longo do hálux, flexão longo dos dedos** e **tibial posterior**. O músculo poplíteo é um pequeno músculo na parte posterior da fossa poplítea (depressão na parte posterior do joelho). Quando o joelho está totalmente estendido, a forma das faces articulares provoca rotação medial do fêmur no platô tibial. Essa rotação cria uma articulação "travada" muito estável, que não exige esforço muscular para mantê-la. Para flexionar o joelho nessa posição, o músculo poplíteo produz rotação lateral do fêmur para "destravar" a articulação. Os tendões dos outros três músculos profundos passam posteriormente ao maléolo medial antes de entrar na face plantar do pé.

**Compartimento posterior da perna.**

| MÚSCULO | ORIGEM GERAL | INSERÇÃO GERAL | INERVAÇÃO | PRINCIPAIS AÇÕES |
|---|---|---|---|---|
| Gastrocnêmio | Face posterior do fêmur, superior aos côndilos do fêmur | Calcâneo | Nervo tibial | Flexão plantar do pé na articulação talocrural, flexão da perna na articulação do joelho |
| Sóleo | Fíbula, linha para o músculo sóleo da tíbia | Calcâneo | Nervo tibial | Flexão plantar do pé na articulação talocrural |
| Plantar | Linha supracondilar lateral do fêmur | Calcâneo | Nervo tibial | Flexão plantar fraca do pé na articulação talocrural, flexão da perna na articulação do joelho |
| Poplíteo | Côndilo lateral do fêmur | Face posterior da tíbia | Nervo tibial | Flexão da perna na articulação do joelho, "destrava" a articulação do joelho pela rotação lateral do fêmur quando a perna está em uma posição de sustentação do peso |
| Flexor longo do hálux | Face posterior da fíbula, membrana interóssea | Base da falange distal do hálux | Nervo tibial | Flexão do hálux |
| Flexor longo dos dedos | Face posterior da tíbia | Base da falange distal dos quatro dedos dos pés laterais | Nervo tibial | Flexão plantar do pé na articulação talocrural, flexão dos quatro dedos dos pés laterais |
| Tibial posterior | Faces posteriores da tíbia e da fíbula, membrana interóssea | Ossos tarsais mediais, 2º ao 4º ossos metatarsais | Nervo tibial | Flexão plantar do pé na articulação talocrural, inversão do pé |

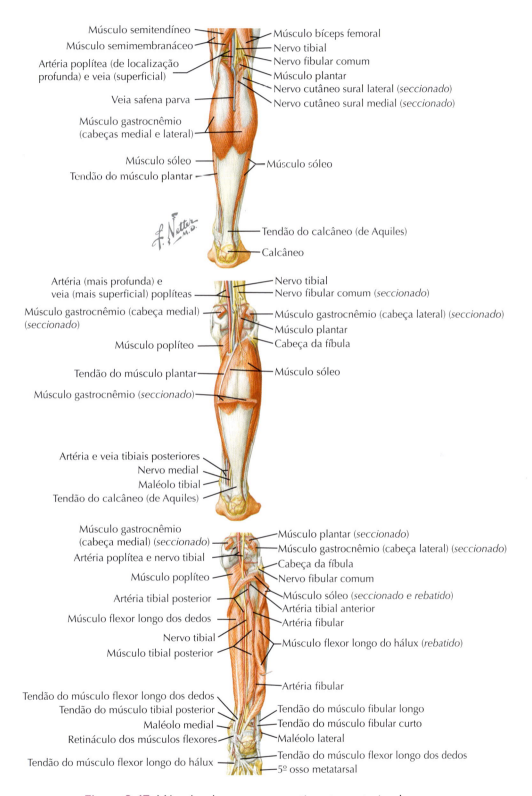

**Figura 3.47** Músculos da perna: compartimento posterior da perna.

## 3.48 VASCULARIZAÇÃO DA PERNA

Os principais vasos e nervos que suprem a perna passam pela **fossa poplítea** em forma de losango na face posterior do joelho, antes de alcançar um dos três compartimentos da perna. A artéria femoral passa a constituir a **artéria poplítea** após atravessar o hiato dos adutores. A artéria poplítea emite múltiplos **ramos para o joelho**, que proporcionam a circulação colateral ao redor da articulação do joelho antes de se dividir nas artérias tibiais anterior e posterior. **A artéria tibial anterior** entra no compartimento anterior da perna por meio de um espaço na parte proximal da membrana interóssea. Irriga os músculos dos compartimentos anterior e lateral da perna e, em seguida, cruza a articulação talocrural, onde muda de nome e passa a ser a **artéria dorsal do pé**. A **artéria tibial posterior** desce pela face posterior da perna entre as partes superficial e profunda do compartimento posterior da perna e supre ambas. Supre também o compartimento lateral da perna, sobretudo por meio de seu ramo, a **artéria fibular**. A artéria tibial posterior segue posteriormente ao maléolo medial antes de entra na face plantar do pé. As principais veias superficiais da perna são as **veias safenas magna e parva**, que ascendem pelas faces medial e posterior da perna, respectivamente. Essas veias estabelecem conexões com as veias profundas por meio de veias perfurantes que possibilitam a passagem do sangue das veias superficiais para as profundas. As veias profundas seguem o percurso das artérias associadas e drenam para a veia cava inferior.

### Foco clínico

A artéria tibial posterior tem uma localização superficial posterior ao maléolo medial, de modo que é possível obter o **pulso tibial posterior** nessa região. A drenagem venosa efetiva do membro inferior depende de válvulas venosas competentes, que ajudam o sangue a fluir contra a gravidade. A contração dos músculos da perna também ajuda nesse esforço. As veias podem ficar danificadas com o envelhecimento, produzindo **insuficiência venosa crônica**, ou seja, incapacidade de mover efetivamente o sangue em direção ao coração. À medida que o sangue retorna ao sistema venoso, as válvulas tornam-se incompetentes, visto que seus folhetos não podem se fechar por completo em um vaso dilatado. As veias dilatadas e distorcidas são denominadas **veias varicosas** e podem ser vistas sob a pele. Além do envelhecimento, os fatores de risco para as veias varicosas incluem obesidade, gravidez e estilo de vida sedentário.

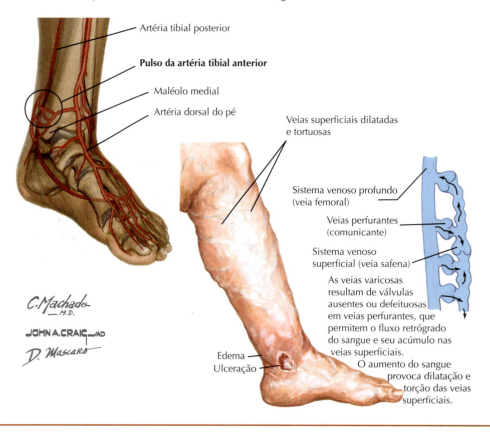

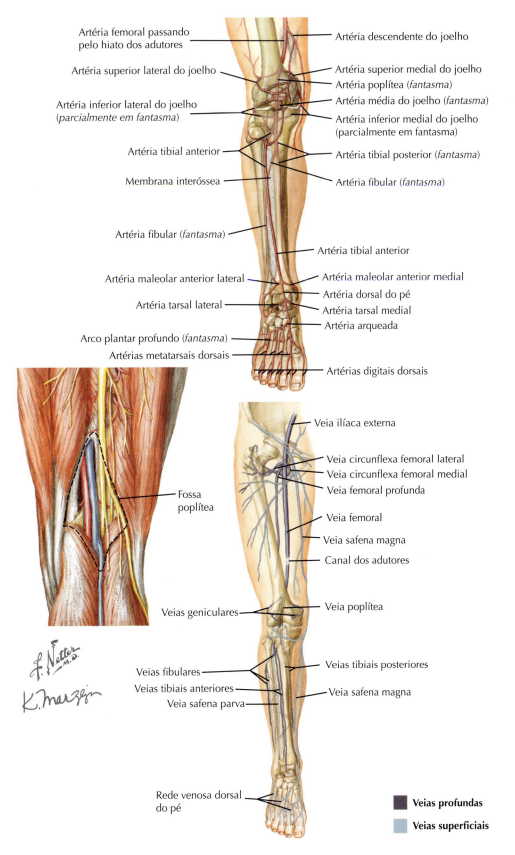

**Figura 3.48** Vascularização da perna.

## 3.49 NERVOS DA PERNA

O **nervo fibular comum** supre os músculos dos compartimentos anterior e lateral da perna. Origina-se do nervo isquiático na face posterior da coxa, percorre o colo da fíbula e, subsequentemente, bifurca-se em dois ramos terminais. O **nervo fibular superficial** permanece no compartimento lateral da perna e inerva os músculos fibular longo e fibular curto. Torna-se cutâneo próximo ao ponto médio da perna e inerva a pele da face anterolateral da perna e dorso do pé. O **nervo fibular profundo** segue para o compartimento anterior da perna e desce ao longo da membrana interóssea com a artéria tibial anterior. Inerva os músculos do compartimento anterior e, em seguida, continua no pé. O nervo fibular profundo inerva apenas uma pequena área da pele – o espaço interdigital entre o primeiro e o segundo dedos do pé. Os músculos do compartimento posterior da perna são inervados pelo **nervo tibial**, que segue entre os grupos de músculos superficiais e músculos profundos. O nervo tibial passa posteriormente ao maléolo medial com os vasos tibiais posteriores e, em seguida, entra na face plantar do pé. A inervação cutânea da face posterolateral da perna é fornecida pelo **nervo sural**, que é formado por contribuições dos nervos tibial e fibular comum. O **nervo safeno** inerva a pele das faces anteromedial e posteromedial da perna (3.42).

### Foco clínico

Tradicionalmente, o termo "peroneal" era usado para referir-se à fíbula e, no ambiente clínico, ainda é empregado (p. ex., "nervo peroneal comum" ou "músculo peroneal longo"). O nervo fibular comum é vulnerável sobretudo quanto à **compressão** ou **lesão** na região em que cruza a parte proximal da fíbula. As causas comuns incluem luxação do joelho, uso de tala ou aparelho gessado apertados e fraturas da parte proximal da fíbula. Quando ocorre comprometimento da função do nervo fibular comum, o paciente apresenta um sinal clínico denominado **"pé caído"**. Caracteriza-se pela incapacidade de dorsiflexão do pé, de modo que o paciente flexiona a articulação do quadril no lado afetado durante a marcha, para evitar que os dedos dos pés se arrastem pelo chão.

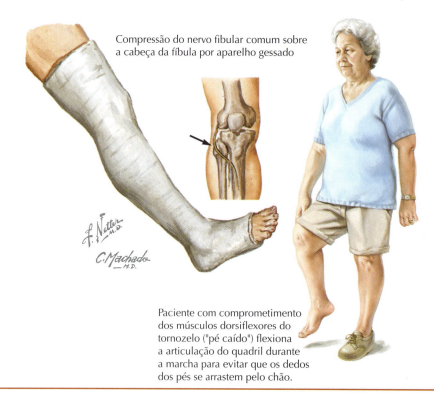

Compressão do nervo fibular comum sobre a cabeça da fíbula por aparelho gessado

Paciente com comprometimento dos músculos dorsiflexores do tornozelo ("pé caído") flexiona a articulação do quadril durante a marcha para evitar que os dedos dos pés se arrastem pelo chão.

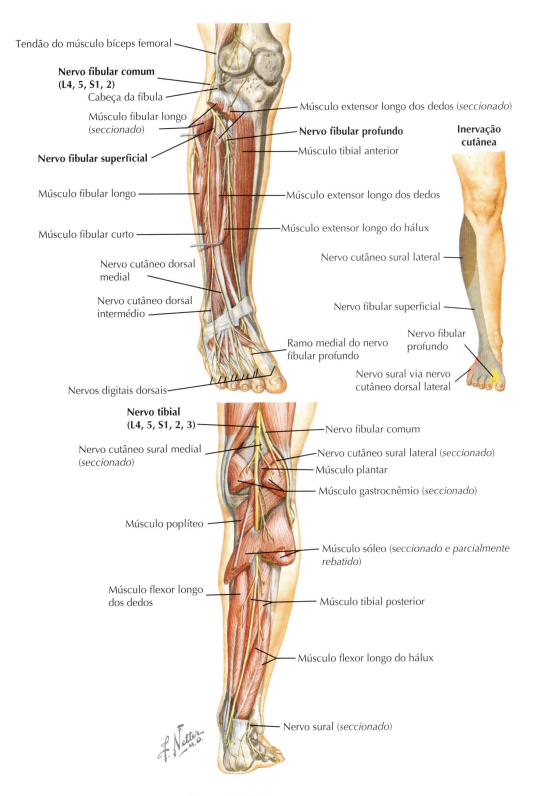

**Figura 3.49** Nervos da perna.

## 3.50 DORSO DO PÉ

O dorso do pé contém os tendões distais dos músculos anteriores da perna, bem como dois músculos que estendem os dedos do pé – os músculos **extensor curto dos dedos e extensor curto do hálux**. Ambos se originam da parte superolateral do calcâneo. Os tendões do músculo extensor curto dos dedos fundem-se com os tendões do músculo extensor longo dos dedos e inserem-se por meio de um arranjo semelhante ao da mão, isto é, os tendões apresentam uma faixa central que termina na falange média e duas faixas laterais que se fixam à falange distal. O tendão do músculo extensor curto do hálux insere-se independentemente na falange proximal do hálux. Ambos os músculos são inervados pelo **nervo fibular profundo**, que termina pela sua divisão em dois nervos digitais dorsais do pé cutâneos. O suprimento sanguíneo para o dorso do pé é fornecido pela **artéria dorsal do pé**. A drenagem venosa superficial começa como uma rede de pequenas veias que se unem para formar o **arco venoso dorsal do pé** (3.48). Esse arco é a fonte das veias safena magna e safena parva.

### Foco clínico

O **pulso da artéria dorsal do pé** é um dos pulsos geralmente avaliados durante o exame físico. Pode ser localizado no dorso do pé, imediatamente lateral ao tendão do músculo extensor longo do hálux (ver também 4.12).

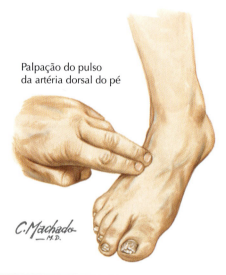

Palpação do pulso da artéria dorsal do pé

Capítulo 3 | Sistema Musculoesquelético | 191

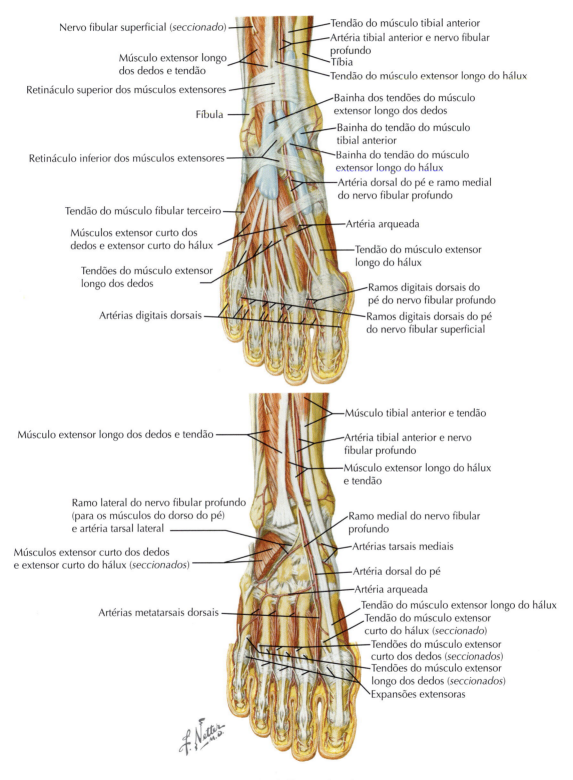

**Figura 3.50** Dorso do pé.

## 3.51 MÚSCULOS DA PLANTA: PRIMEIRA CAMADA

A face plantar do pé (planta) é o equivalente da palma da mão; existem, portanto, muitas semelhanças entre as duas. A **aponeurose plantar** forma uma camada protetora no interior do tecido subcutâneo, que pode ser comparada com a aponeurose palmar. Estende-se do calcâneo até os dedos dos pés e é fundamental para sustentar o arco longitudinal do pé. Os músculos da planta produzem os movimentos dos dedos dos pés, porém, sua ação coletiva de sustentação dos arcos do pé é mais importante. Os músculos são organizados em quatro camadas e são inervados pelos **nervos plantar medial** e **plantar lateral** do nervo tibial.

### Músculos da planta: primeira camada.

| MÚSCULO | ORIGEM GERAL | INSERÇÃO GERAL | INERVAÇÃO | PRINCIPAIS AÇÕES |
|---|---|---|---|---|
| Flexor curto dos dedos | Tuberosidade do calcâneo, aponeurose plantar | Falange média do 2º ao 5º dedos do pé | Nervo plantar medial | Flexão dos 2º ao 5º dedos do pé, sustenta o arco longitudinal do pé |
| Abdutor do hálux | Tuberosidade do calcâneo, aponeurose plantar | Falange proximal do hálux | Nervo plantar medial | Flexão e abdução do hálux, sustenta o arco longitudinal do pé |
| Abdutor do dedo mínimo | Tuberosidade do calcâneo, aponeurose plantar | Falange proximal do 5º dedo do pé | Nervo plantar lateral | Flexão e abdução do 5º dedo do pé, sustenta o arco longitudinal do pé |

### Foco clínico

A inflamação da aponeurose plantar é denominada **fascite plantar**. Essa condição provoca dor na face plantar do pé e é comum em indivíduos que permanecem em pé por longos períodos de tempo. Atletas como corredores e bailarinos também padecem dessa condição, devido ao estresse repetitivo exercido sobre o calcâneo e tecidos de sustentação.

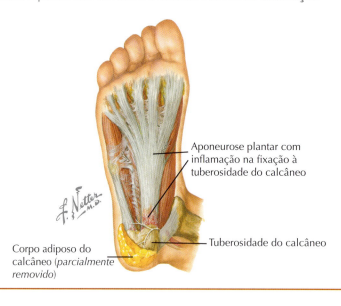

Aponeurose plantar com inflamação na fixação à tuberosidade do calcâneo

Corpo adiposo do calcâneo (*parcialmente removido*)

Tuberosidade do calcâneo

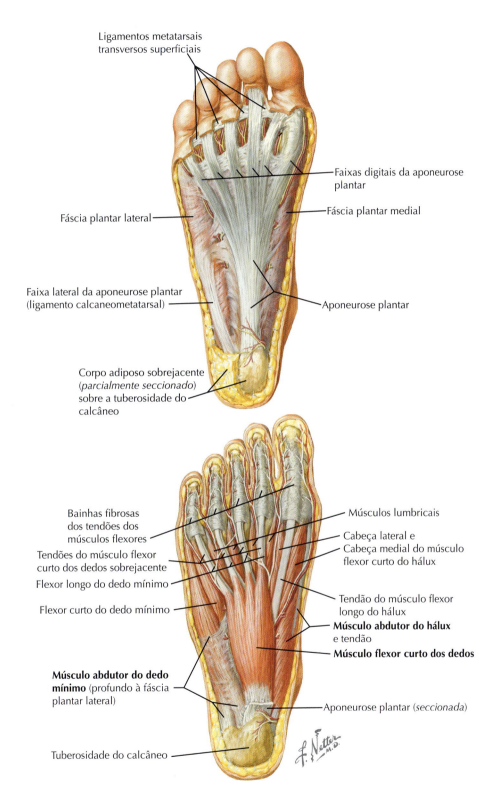

**Figura 3.51** Músculos da planta: primeira camada.

## 3.52 MÚSCULOS DA PLANTA: SEGUNDA, TERCEIRA E QUARTA CAMADAS

As estruturas da parte plantar do pé recebem suprimento arterial sobretudo da **artéria tibial posterior**, embora existam conexões com os vasos no dorso do pé. Após passar posteriormente ao maléolo medial, a artéria tibial posterior bifurca-se em **artérias plantar medial e plantar lateral**. A artéria plantar medial prossegue ao longo do lado medial do pé, enquanto a artéria plantar lateral atravessa o pé de lateral para medial para formar o **arco plantar profundo**. O arco plantar profundo dá origem às **artérias metatarsais plantares**, que terminam nas **artérias digitais plantares comuns** e **digitais plantares próprias** dos dedos dos pés. A drenagem venosa é feita pela veia tibial posterior, bem como por conexões com as veias na face dorsal do pé. Além de inervar os músculos, ramos do nervo tibial também suprem a pele da planta. A pele do calcanhar recebe ramos calcâneos diretos do nervo tibial antes de sua bifurcação nos **nervos plantar medial** e **plantar lateral**. O nervo plantar emite os **nervos digitais plantares comuns** e **nervos digitais plantares próprios**, que suprem a pele dos dedos dos pés, à semelhança da disposição observada na mão.

### Músculos da planta, segunda camada.

| MÚSCULO | ORIGEM GERAL | INSERÇÃO GERAL | INERVAÇÃO | PRINCIPAIS AÇÕES |
|---|---|---|---|---|
| Quadrado plantar | Calcâneo | Tendão do músculo flexor longo dos dedos | Nervos plantar lateral | Ajusta a tração do tendão do músculo flexor longo dos dedos |
| Lumbricais (4 músculos) | Tendões do músculo flexor longo dos dedos | Expansões digitais dorsais do 2º ao 5º dedos dos pés | Nervos plantar medial e plantar lateral | Flexão das articulações metatarsofalângicas, extensão das articulações interfalângicas do 2º ao 5º dedos do pé |

### Músculos da planta, terceira camada.

| MÚSCULO | ORIGEM GERAL | INSERÇÃO GERAL | INERVAÇÃO | PRINCIPAIS AÇÕES |
|---|---|---|---|---|
| Flexor curto do hálux | Cuboide, cuneiforme lateral (faces plantares) | Falange proximal do hálux | Nervo plantar medial | Flexão do hálux, sustenta o arco longitudinal do pé |
| Adutor do hálux | Ossos metatarsais: 2º ao 4º ossos, ligamentos das articulações metatarsofalângicas do 3º ao 5º dedos do pé | Falange proximal do hálux | Nervo plantar lateral | Adução do hálux, sustenta o arco transverso do pé |
| Flexor curto do dedo mínimo | 5º osso metatarsal | Falange proximal do 5º dedo do pé | Nervo plantar lateral | Flexão do 5º dedo do pé |

### Músculos da planta, quarta camada.

| MÚSCULO | ORIGEM GERAL | INSERÇÃO GERAL | INERVAÇÃO | PRINCIPAIS AÇÕES |
|---|---|---|---|---|
| Interósseos plantares (3 músculos) | 3º ao 5º ossos metatarsais | Falanges proximais do 3º ao 5º dedos do pé | Nervo plantar lateral | Adução do 3º ao 5º dedos do pé |
| Interósseos dorsais (4 músculos) | 1º ao 5º ossos metatarsais | Falanges proximais do 2º ao 4º dedos do pé | Nervo plantar lateral | Abdução do 2º ao 4º dedos do pé |

Capítulo 3 | Sistema Musculoesquelético 195

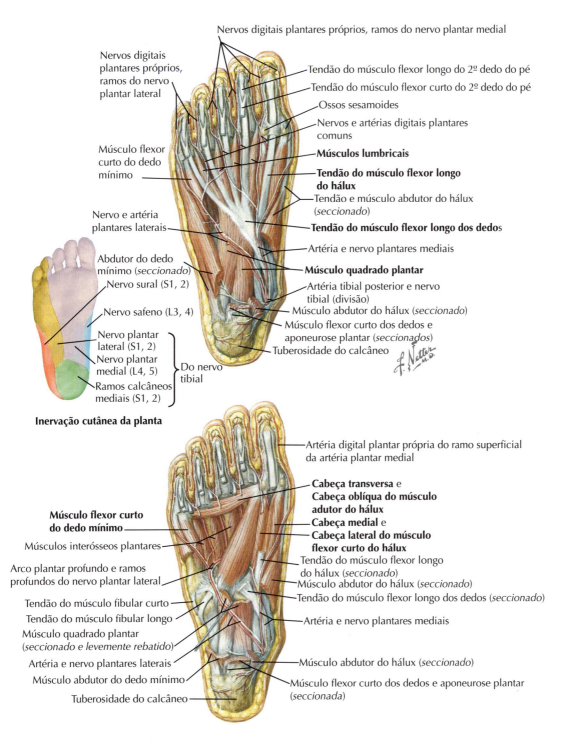

**Figura 3.52** Músculos da planta: segunda, terceira e quarta camadas.

## QUESTÕES DE REVISÃO

**Teste seu conhecimento**

1. Um menino cai com a mão estendida e rompe o ligamento anular. A qual das seguintes articulações esse ligamento está associado?
   A. Articulação interfalângica distal (IFD)
   B. Articulação do ombro
   C. Articulação umeroulnar
   D. Articulação radiulnar proximal
   E. Articulação radiocarpal

2. Uma criança apresenta fechamento prematuro da sutura entre os ossos frontal e parietal. Essa sutura é a:
   A. Sutura coronal
   B. Sutura frontonasal
   C. Sutura lambdóidea
   D. Sutura sagital
   E. Sutura escamosa

3. Um jogador de futebol executa um chute de longa distância no gol e lesiona os músculos isquiotibiais. Qual dos seguintes músculos foi lesionado?
   A. Músculo adutor longo
   B. Músculo bíceps femoral, cabeça curta
   C. Músculo grácil
   D. Músculo semitendíneo
   E. Músculo vasto lateral

4. Um corredor de cross-country pisa em um buraco e torce o tornozelo, de modo que a parte inferior do pé gira medialmente. Esse movimento pode ser mais bem descrito como:
   A. Dorsiflexão
   B. Eversão
   C. Inversão
   D. Flexão plantar

5. Uma estudante de medicina é propensa a bruxismo (ranger dos dentes) durante o sono antes da realização de exames. Você acredita que essa aluna apresente hipersensibilidade na sua região oral devido à hiperatividade do:
   A. Músculo bucinador
   B. Músculo genioglosso
   C. Músculo pterigóideo lateral
   D. Músculo milo-hióideo
   E. Músculo orbicular da boca

**Aplique seu conhecimento**

6. Um fragmento de placa aterosclerótica na parede da parte abdominal da aorta se rompe e é carregado a jusante no sangue, aloja-se na artéria femoral profunda e forma um coágulo. Nesse paciente, você estaria mais preocupado com a perda de fluxo sanguíneo para:
   A. A região glútea
   B. A cabeça do fêmur
   C. A perna
   D. A fossa poplítea
   E. O músculo quadríceps femoral

7. Um paciente tem esporão ósseo que está comprimindo as estruturas na incisura da escápula. Qual dos seguintes problemas você espera encontrar nesse indivíduo?
   A. Perda da capacidade de extensão do braço
   B. Perda da capacidade de adução do braço
   C. Redução do suprimento sanguíneo para a fossa infraespinal
   D. Fraqueza na rotação lateral (externa) do braço
   E. Fraqueza na retração da escápula

8. Um mecânico automotivo chega ao pronto-socorro com um pedaço de metal na parede anterior do abdome, na região superior ao umbigo. O metal perfurou a bainha do músculo reto do abdome e alojou-se no músculo reto do abdome. Qual das seguintes opções descreve melhor as camadas da bainha do músculo reto do abdome que foram perfuradas?
   A. Aponeurose do músculo oblíquo externo do abdome
   B. Aponeuroses do músculo oblíquo externo do abdome e metade do músculo oblíquo interno do abdome
   C. Aponeuroses da metade do músculo oblíquo interno do abdome e músculo transverso do abdome
   D. Aponeuroses dos músculos oblíquo externo, oblíquo interno e transverso do abdome

9. Uma carpinteira corta o nervo ulnar no punho enquanto coloca uma tábua em uma serra de mesa. Qual dos seguintes problemas você provavelmente observaria nessa paciente?
   A. Perda da abdução do dedo médio
   B. Perda da abdução do polegar
   C. Perda da adução do punho
   D. Perda da extensão do dedo mínimo
   E. Perda da flexão do dedo mínimo

10. Durante um procedimento para remover a placa aterosclerótica da artéria carótida comum, a alça cervical de um paciente é acidentalmente seccionada no lado direito. Qual das seguintes opções você espera observar nesse paciente como resultado desse erro?
    A. Dificuldade em deglutir e/ou comer
    B. Incapacidade de mover a prega vocal direita
    C. Incapacidade de virar o queixo para a esquerda
    D. Perda da sensibilidade na região anterior do pescoço
    E. Fraqueza na elevação do ombro direito

Ver respostas no Apêndice.

# CAPÍTULO 4

# SISTEMA CARDIOVASCULAR

4.1 Sistema cardiovascular, 200
4.2 Pericárdio, 202
4.3 Coração, 204
4.4 Valvas cardíacas, 206
4.5 Átrio e ventrículo direitos, 208
4.6 Átrio e ventrículo esquerdos, 210
4.7 Circulação coronária, 212
4.8 Imagem do coração, 214
4.9 Sistema de condução, 216
4.10 Inervação do coração, 218
4.11 Circulação pulmonar, 220
4.12 Circulação sistêmica, 222
4.13 Circulação fetal, 224

## 4.1 SISTEMA CARDIOVASCULAR

O sistema cardiovascular é essencialmente o sistema de transporte do corpo, desenvolvido para transportar materiais de e para as células. O **coração** funciona como uma bomba que move o sangue por meio de um sistema de tubos, que são as artérias e veias. As **artérias** conduzem o sangue para fora do coração, diminuindo à medida que se aproximam de seus alvos; as menores artérias são chamadas **arteríolas**. Pequenas **vênulas** e **veias** conduzem o sangue para o coração. Uma rede de capilares conecta as arteríolas e vênulas. Os **capilares** são os menores vasos no sistema circulatório, desenvolvidos para facilitar a troca de $O_2$, $CO_2$, nutrientes e resíduos entre o sangue e os tecidos do corpo. Em geral, os capilares são encontrados entre as arteríolas e vênulas; no entanto, existem várias regiões no corpo em que uma rede de capilares se encontra entre dois conjuntos de vênulas. Esse arranjo é denominado **sistema porta** e ele é projetado para atender a uma necessidade específica de seu órgão associado. Por exemplo, o sistema porta do fígado permite que o sangue rico em nutrientes, coletado do sistema digestório, passe pelos capilares sinusoides do fígado para que os nutrientes possam ser extraídos. A vascularização do corpo como um todo é organizada em dois circuitos distintos. O circuito pulmonar curto (**circulação pulmonar**) transporta sangue entre o coração e os pulmões com o propósito de suprir continuamente o sangue com oxigênio e remover resíduos como o dióxido de carbono. A **circulação sistêmica** é um circuito mais longo que tem a tarefa de distribuir sangue oxigenado para todas as partes do corpo e em seguida, retornar o sangue desoxigenado para o coração.

Capítulo 4 | Sistema Cardiovascular 201

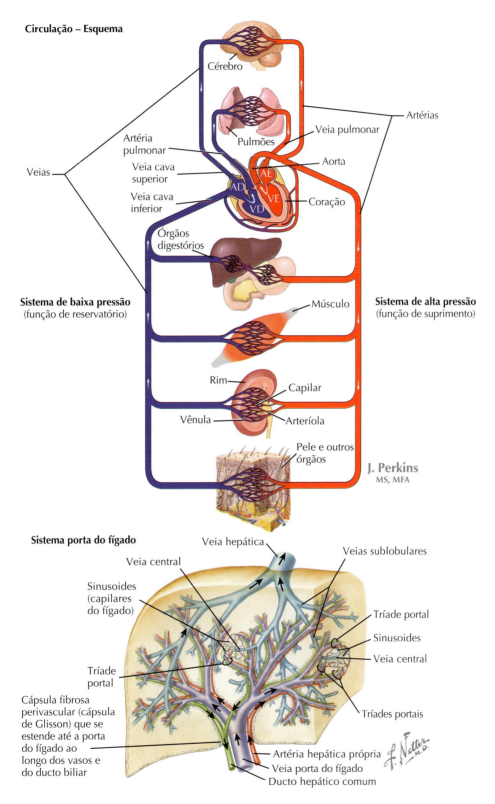

Figura 4.1 O sistema cardiovascular.

## 4.2 PERICÁRDIO

O coração está localizado no tórax, especificamente no mediastino entre as duas cavidades pulmonares. O coração está envolto em um saco chamado **pericárdio**, composto por uma camada fibrosa externa e uma camada serosa interna. O **pericárdio fibroso** é ancorado inferiormente ao diafragma e é contínuo superiormente à camada externa dos vasos que se comunicam com o coração. A parte serosa do pericárdio está em duas camadas ou lâminas: uma **lâmina serosa visceral** que é aplicada à superfície do coração e uma **lâmina serosa parietal** que reveste a superfície interna do pericárdio fibroso. As camadas visceral e parietal são contínuas no limite superior (base) do coração e o espaço potencial entre eles é a **cavidade do pericárdio**. Existe uma pequena quantidade de líquido seroso na cavidade do pericárdio para reduzir o atrito à medida que o coração bate dentro do saco pericárdico. As porções somáticas do pericárdio são sensíveis à estímulos nocivos, o que pode causar dor (camadas serosas fibrosas e parietais). Os neurônios da nocicepção dessas camadas percorrem os nervos frênicos e entram na medula espinal nos níveis espinais C3–C5.

### Foco clínico

A inflamação do pericárdio, por exemplo, em decorrência de uma infecção bacteriana ou viral, é denominada **pericardite**. A pericardite pode levar a um aumento da quantidade de líquido na cavidade do pericárdio (**derrame pericárdico**). O pericárdio fibroso tem uma capacidade limitada de estiramento, assim, os derrames pericárdicos podem comprimir o coração, caso acumulem-se repentinamente – no caso de sangramento rápido na cavidade do pericárdio devido ao trauma, por exemplo. A compressão do coração ocasionada pelo derrame pericárdico é chamada **tamponamento cardíaco**; é uma condição de risco à vida, pois compromete o retorno venoso e o enchimento ventricular, reduzindo, assim, o débito cardíaco. A pressão pelo derrame pericárdico pode ser rapidamente aliviada a partir da remoção do líquido com uma agulha – procedimento denominado **pericardiocentese** ou mais simplesmente, uma *punção pericárdica*.

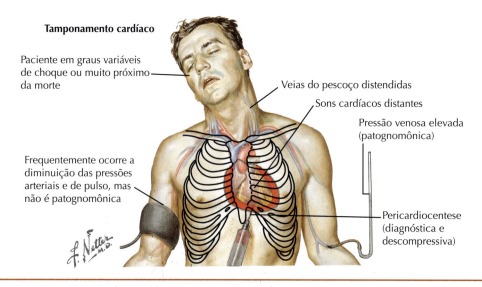

Capítulo 4 | Sistema Cardiovascular 203

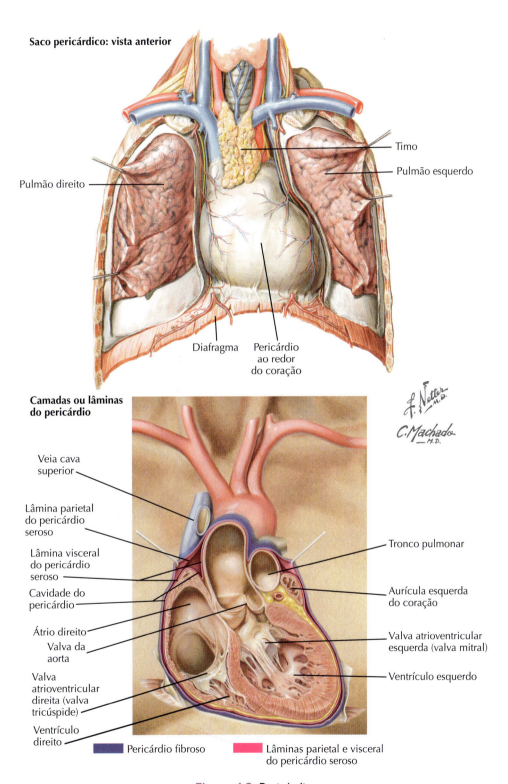

Figura 4.2 Pericárdio.

## 4.3 CORAÇÃO

O coração apresenta forma de cone com uma **base** (parte plana do cone) e um **ápice**. A base está voltada posteriormente e para a direita, e é ancorada por suas conexões com as quatro veias pulmonares. O ápice é direcionado anteriormente e para a esquerda. O coração tem quatro câmaras, dois **átrios** e dois **ventrículos**. Ambos os átrios têm apêndices chamados **aurículas** que não desempenham qualquer função significativa. As câmaras são separadas internamente por partições chamadas **septos interatrial** e **interventricular**. A evidência das separações entre as câmaras é vista no exterior do coração como *sulcos* entre a musculatura. O **sulco coronário** marca a divisão entre os átrios e ventrículos, enquanto o **sulco interventricular** separa os ventrículos direito e esquerdo. As grandes artérias e veias que se ligam ao coração são conhecidas como grandes vasos. As **veias cavas superior** e **inferior** (VCS e VCI) conduzem o sangue desoxigenado do corpo para o átrio direito. O **tronco pulmonar** emerge do ventrículo direito e dá origem às **artérias pulmonares direita** e **esquerda** que transportam sangue para os pulmões para se tornar oxigenado; quatro **veias pulmonares** transportam o sangue oxigenado para o átrio esquerdo do coração. O sangue oxigenado sai do coração pela **aorta** para ser distribuído pelo corpo.

### Foco clínico

Se os septos entre as câmaras cardíacas não se formarem adequadamente durante o desenvolvimento, as aberturas podem permanecer de modo que permitem a mistura de sangue entre os átrios ou ventrículos. Esses **defeitos nos septos atriais (DSAs)** ou **defeitos do septo ventricular (DSVs)** podem ser corrigidos cirurgicamente.

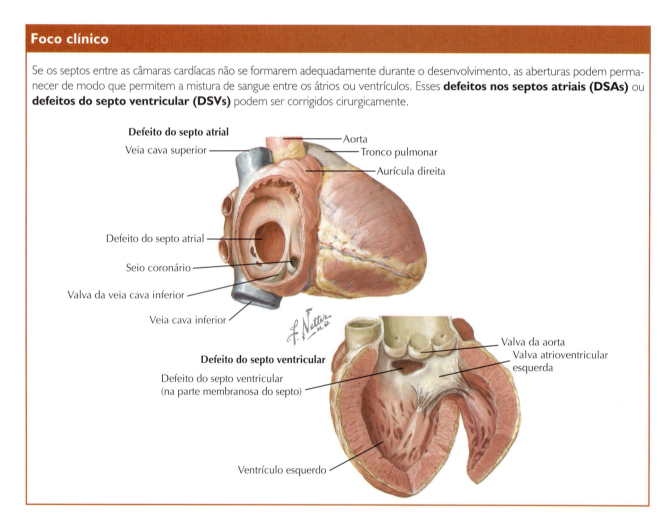

Capítulo 4 | Sistema Cardiovascular 205

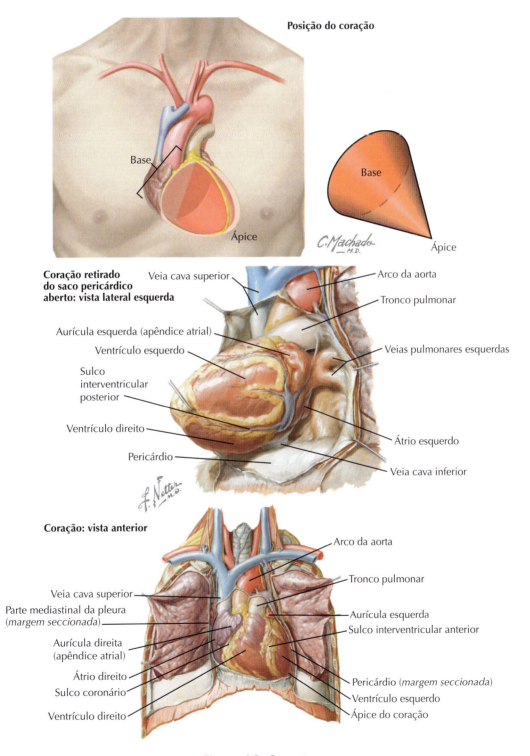

Figura 4.3 Coração.

## 4.4 VALVAS CARDÍACAS

Existem dois tipos de valvas no coração: valvas atrioventriculares (AV) e válvulas semilunares. As **valvas AV** permitem a comunicação entre os átrios e os ventrículos; elas são compostas por cúspides que são ancoradas aos **músculos papilares** ventriculares por meio de "cordas" fibrosas chamadas **cordas tendíneas**. No lado direito do coração, a valva AV é denominada **valva atrioventricular direita** ou **valva tricúspide** pelo fato de ter três cúspides. A valva AV esquerda costuma ser chamada **valva atrioventricular esquerda** ou **valva mitral**, embora o termo *bicúspide* também seja utilizado. As **válvulas semilunares** consistem em três cúspides em forma de taça sem cordas tendíneas. Elas estão localizadas na junção dos ventrículos e os dois vasos de efluxo do coração (tronco pulmonar e aorta), assim são logicamente denominadas **valvas do tronco pulmonar** e **da aorta**. Durante o enchimento ventricular (diástole), o sangue flui com a gravidade dos átrios para os ventrículos e as cúspides das valvas AV são abertas passivamente; as válvulas semilunares estão fechadas nesse período. Quando os ventrículos se contraem durante a sístole, um mecanismo é necessário para evitar que as cúspides ou válvulas da valva AV voltem para os átrios, caso contrário, o sangue poderia passar dos ventrículos para os átrios. A contração dos músculos papilares consegue isso colocando tensão nas cordas tendíneas e mantendo a valva na posição fechada. Portanto, o sangue é direcionado para fora dos ventrículos por meio das valvas do tronco pulmonar e da aorta. A pressão do sangue empurra passivamente as cúspides da válvula semilunar; o fechamento ocorre quando os ventrículos relaxam e o sangue volta para o coração, enchendo os seios das valvas.

### Foco clínico

A ausculta do coração com o estetoscópio permite a avaliação da frequência cardíaca, ritmo cardíaco e função valvar. O som produzido pelo coração costuma ser descrito com o termo *lub-dub* (som das bulhas). A primeira parte desse som de duas sílabas é produzida pelo fechamento das valvas AV; é chamada **primeiro som cardíaco (S1)**. O **segundo som cardíaco (S2)** é gerado pelo fechamento das válvulas semilunares. Existem locais específicos no tórax utilizados para ouvir cada valva cardíaca, que não correspondem precisamente com a localização da valva. Isso é porque os sons da valva são transmitidos à jusante da valva pelo sangue que flui. Anormalidades das valvas cardíacas produzem estenose ou insuficiência. A **estenose** é o estreitamento da abertura da valva, que reduz seu fluxo sanguíneo. Uma causa comum é o enrijecimento da valva com a idade. A **insuficiência valvar** ou regurgitação é a falta de fechamento completo de uma valva, o que causa vazamento de sangue no sentido contrário. Ambas as condições produzem turbulência no fluxo sanguíneo que pode ser ouvido com um estetoscópio como um **sopro cardíaco**.

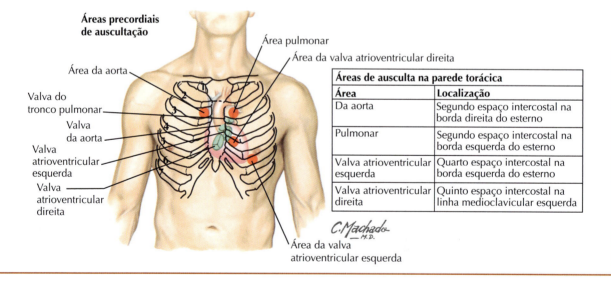

| Áreas de ausculta na parede torácica | |
|---|---|
| Área | Localização |
| Da aorta | Segundo espaço intercostal na borda direita do esterno |
| Pulmonar | Segundo espaço intercostal na borda esquerda do esterno |
| Valva atrioventricular esquerda | Quarto espaço intercostal na borda esquerda do esterno |
| Valva atrioventricular direita | Quinto espaço intercostal na linha medioclavicular esquerda |

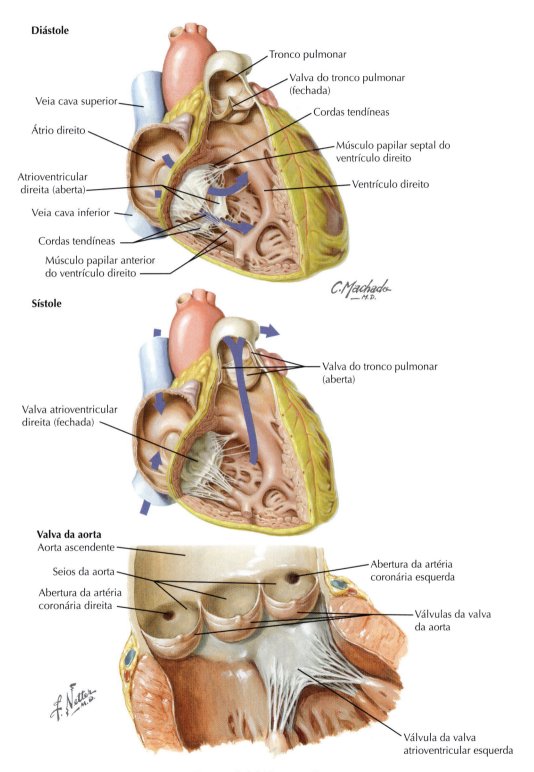

Figura 4.4 Valvas cardíacas.

## 4.5 ÁTRIO E VENTRÍCULO DIREITOS

A função do lado direito do coração é coletar sangue desoxigenado e transportá-lo para os pulmões para as trocas gasosas. Portanto, o interior do **átrio direito** exibe as aberturas das grandes veias, bem como o óstio do **seio coronário**: uma estrutura venosa que coleta sangue venoso do próprio coração. Essas aberturas podem conter pequenos retalhos de tecido associados a aqueles que não desempenham funções no adulto, mas funcionavam como valvas no feto. Com base na forma como o átrio direito se desenvolve, parte de sua parede consiste em faixas de músculo (**músculos pectíneos**), enquanto a parte restante é lisa; o cume que indica a transição entre essas duas partes é a **crista terminal**. O septo interatrial tem uma depressão oval denominada **fossa oval** que marca a localização do forame oval que estava presente no feto. A parede do **ventrículo direito** é composta por cristas irregulares de músculo chamadas **trabéculas cárneas**. Uma banda específica de músculo, a **banda moderadora**, é significativa, pois contém componentes do sistema de condução do coração. O vaso que transporta o sangue para fora do ventrículo direito é o **tronco pulmonar**. A abertura para essa artéria está localizada na parte superior do ventrículo direito e o fluxo sanguíneo é regulado pela **valva do tronco pulmonar**.

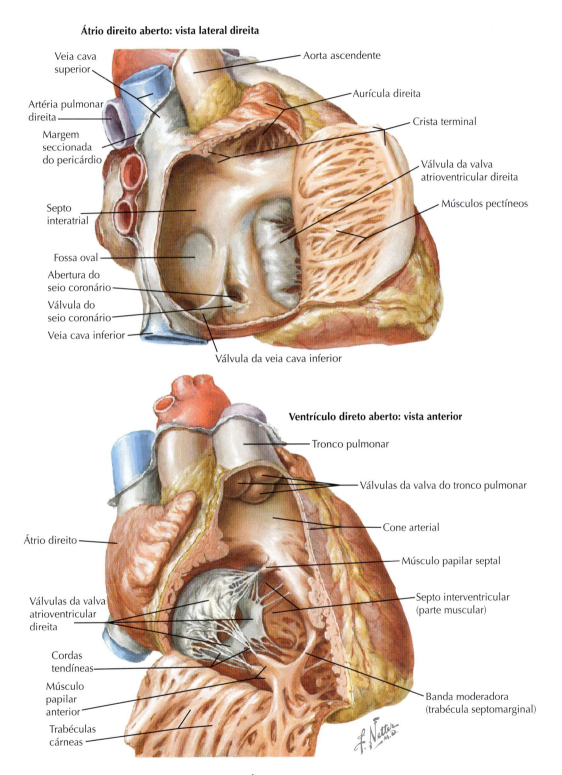

Figura 4.5 Átrio e ventrículo direitos.

## 4.6 ÁTRIO E VENTRÍCULO ESQUERDOS

O sangue oxigenado dos pulmões entra no **átrio esquerdo** por meio de quatro **veias pulmonares**. Além das aberturas dessas veias, o interior do átrio esquerdo apresenta uma abertura para a aurícula esquerda e um retalho de tecido no septo interatrial que serviu de **valva do forame oval** no feto. O **ventrículo esquerdo** contém muitas das mesmas características do ventrículo direito: músculos papilares, cordas tendíneas e trabéculas cárneas. O **septo interventricular** entre os ventrículos direito e esquerdo é composto sobretudo de músculo; no entanto, uma pequena parte próxima à valva da aorta não é povoada por células miocárdicas durante o desenvolvimento e assim é chamada parte *membranácea* do septo. O sangue sai do ventrículo esquerdo por meio da **valva da aorta** para passar para a aorta. Observe que o miocárdio da parede ventricular esquerda é muito mais espesso que o do ventrículo direito, pois o ventrículo esquerdo precisa bombear sangue pelo circuito sistêmico mais longo da circulação, em contraste com o circuito pulmonar mais curto.

Capítulo 4 | Sistema Cardiovascular 211

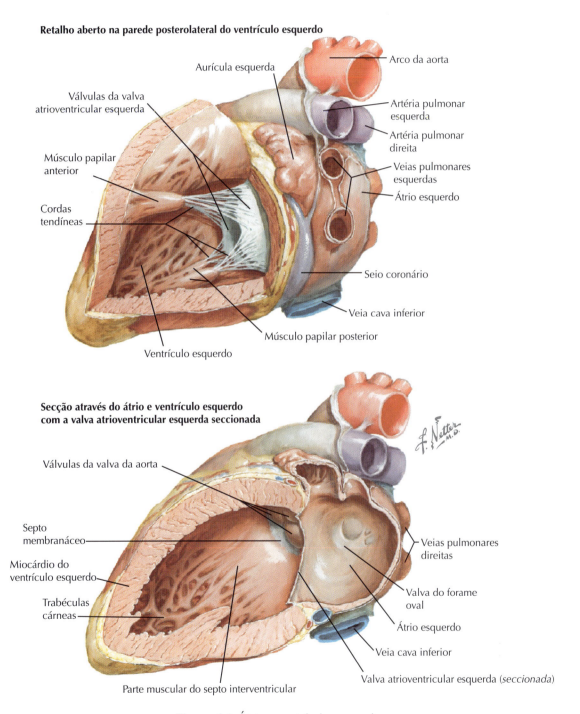

Figura 4.6 Átrio e ventrículo esquerdos.

## 4.7 CIRCULAÇÃO CORONÁRIA

A circulação coronária consiste nas artérias e veias que suprem e drenam o coração. Existem variações nesses vasos, embora o padrão característico seja descrito aqui. A **artéria coronária direita** emerge da aorta ascendente perto da ponta da aurícula direita e se estende em volta do lado direito do coração no sulco coronário. Normalmente supre o nó SA por meio da **artéria do nó sinoatrial (SA)** e, em seguida, emite vários ramos para o átrio e ventrículo direitos. Dois ramos primários são a **artéria marginal (aguda)** e a **artéria descendente posterior (ADP)**. A artéria coronária direita também supre o nó AV na maioria dos indivíduos por meio de vários pequenos **ramos do nó AV** que surgem perto da origem do ADP. A **artéria coronária esquerda** origina-se da aorta ascendente posterior para o tronco pulmonar. Em seguida, bifurca-se em dois ramos, a **artéria descendente anterior esquerda (ADA)** e a **artéria circunflexa**. A ADA percorre o sulco interventricular anterior e emite ramos para ambos os ventrículos. O ramo circunflexo percorre o sulco coronário no lado esquerdo do coração e supre tanto o átrio esquerdo quanto o ventrículo esquerdo. O sangue venoso do tecido cardíaco é coletado pelas veias cardíacas. A maioria das veias cardíacas termina no **seio coronário**, uma estrutura semelhante a um saco na superfície inferior do coração que esvazia para o átrio direito. Três veias primárias são a **veia cardíaca magna**, que se estende com a ADA; a **veia cardíaca média**, que se estende com a ADA; e a **veia cardíaca mínima**, que segue com o ramo marginal da artéria coronária direita. Observe que as pequenas **veias cardíacas anteriores** levam o sangue do ventrículo direito diretamente para o átrio direito. A musculatura do coração também apresenta veias muito pequenas ("veias cardíacas mínimas") que conduzem o sangue diretamente para as câmaras do coração.

### Foco clínico

A aterosclerose das artérias coronárias (**doença das artérias coronárias** ou **DAC**) reduz o suprimento sanguíneo para o músculo cardíaco devido ao estreitamento ou oclusão das grandes artérias. Dependendo da gravidade da condição, a isquemia resultante pode causar dor torácica (angina) e/ou infarto do miocárdio.

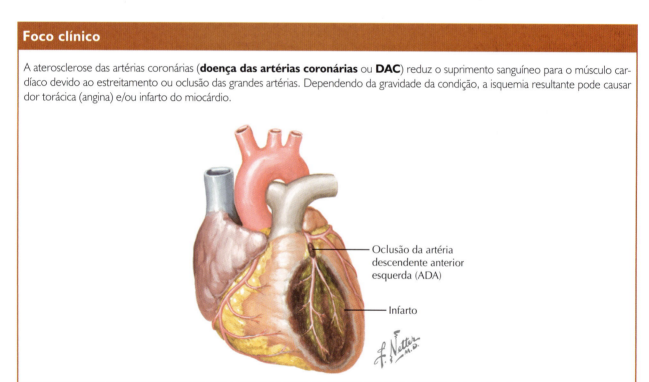

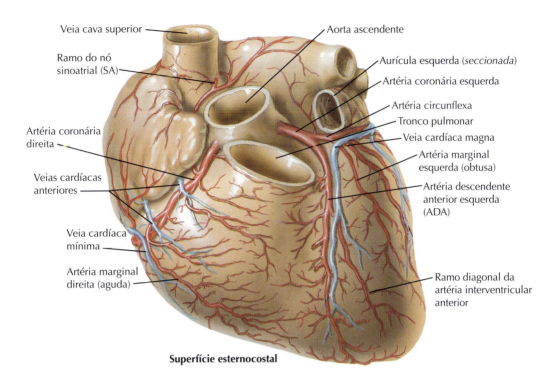

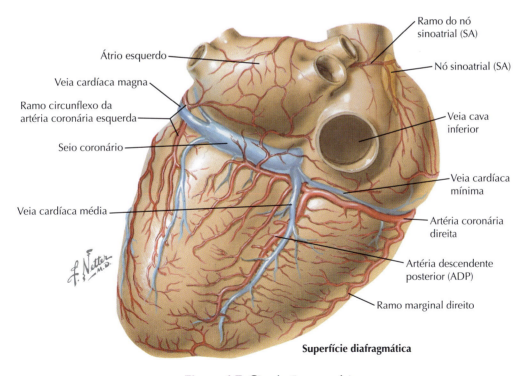

**Figura 4.7** Circulação coronária.

## 4.8 IMAGEM DO CORAÇÃO

### Foco clínico

Radiografias de tórax costumam servir para avaliar o coração, assim como outras estruturas no tórax, como os pulmões. O coração é composto sobretudo de músculo e, portanto, aparece cinza na radiografia (as estruturas que aparecem em cinza têm o que é chamado *tecido mole* ou *densidade da água* em radiologia). Os pulmões estão cheios de ar, por isso aparecem pretos (*densidade do ar*). Como o coração e os pulmões apresentam densidades diferentes, os limites entre eles podem ser vistos nos raios X assim como o contorno do coração, que é denominado **silhueta cardíaca**. Na radiografia de tórax posteroanterior (PA), a borda mediastinal adjacente ao pulmão direito é composta pela **veia cava superior** e o **átrio direito**. No lado esquerdo, a borda é composta sobretudo pelo **arco da aorta** e pelo **ventrículo esquerdo**. O ventrículo direito é a câmara mais anterior do coração e imediatamente posterior ao esterno. O átrio esquerdo tem localização posterior e está intimamente associado ao esôfago e à coluna vertebral. Essas duas câmaras não são bem visualizadas em uma radiografia PA do tórax; elas podem, no entanto, ser distinguidas em uma vista lateral. As vistas axiais do coração produzidas com a TC ou RM permitem a visualização de todas as quatro câmaras do coração.

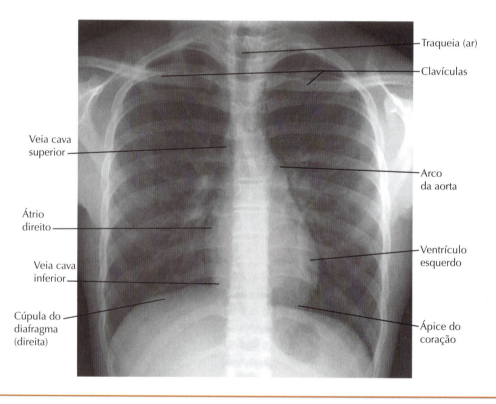

## Foco clínico (continuação)

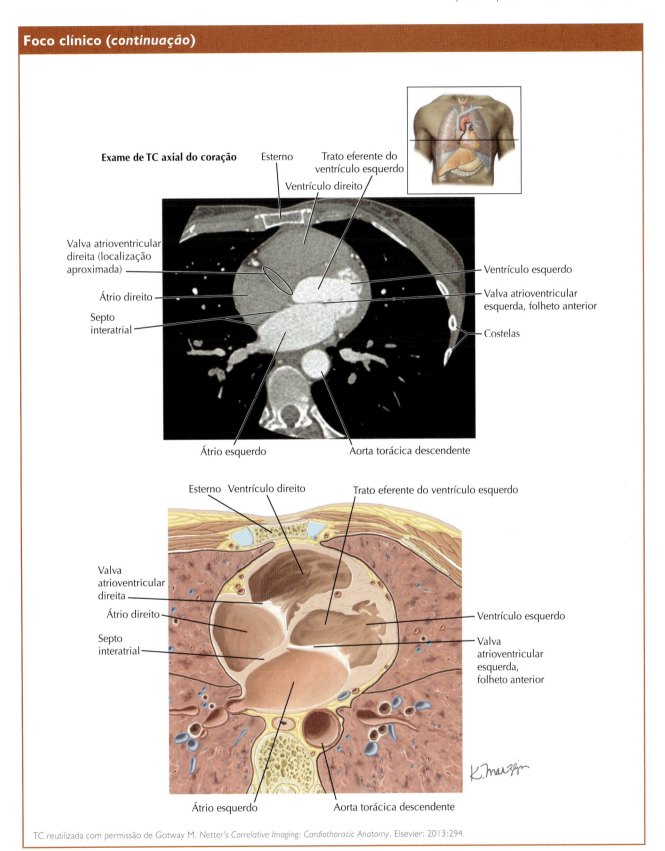

TC reutilizada com permissão de Gotway M. *Netter's Correlative Imaging: Cardiothoracic Anatomy*. Elsevier: 2013:294.

## 4.9 SISTEMA DE CONDUÇÃO

O sistema de condução cardíaca é composto por células musculares cardíacas especializadas que conduzem impulsos elétricos. Na base da VCS está o **nó SA**. Essa estrutura é composta por células que iniciam os impulsos elétricos responsáveis pela contração cardíaca, assim o nó SA é muitas vezes denominado *marca-passo*. Do nó SA, os impulsos se espalham pelas paredes dos átrios para o **nó AV**. O nó AV está localizado no septo interatrial adjacente à abertura do seio coronário. Ele distribui os impulsos elétricos para o **fascículo AV (feixe de His)** que liga a musculatura atrial e ventricular e atravessa a parte membranácea do septo interventricular. O fascículo AV subsequentemente se ramifica em **ramos direito** e **esquerdo do fascículo** que conduzem os impulsos ao longo do septo interventricular e emitem os **ramos subendocárdicos (fibras de Purkinje)** do complexo estimulante que se estendem até as paredes dos ventrículos. Além de estimular a contração ventricular, os impulsos transmitidos pelos ramos subendocárdicos também iniciam a contração dos músculos papilares para promover o fechamento das valvas AV em sincronia com a contração dos ventrículos. A **trabécula septomarginal**, comumente conhecida como *banda moderadora*, é uma banda proeminente de músculo no ventrículo direito que conduz os ramos subendocárdicos para o músculo papilar anterior da valva atrioventricular direita.

### Foco clínico

A atividade elétrica do coração pode ser medida com um **eletrocardiograma (ECG)** e as anormalidades se manifestam como ritmos cardíacos irregulares (**arritmias**). As arritmias são classificadas pela câmara em que se originam e pela velocidade da frequência cardíaca anormal. A **taquicardia** refere-se a uma frequência cardíaca muito elevada quando em repouso (superior a 100 bpm em um paciente comum), enquanto a **bradicardia** é uma frequência cardíaca lenta quando em repouso, inferior a 60 bpm. As arritmias são frequentemente causadas pela falta de fluxo sanguíneo para o tecido de condução do coração, por exemplo, em decorrência de DAC. Existe uma variedade de tratamentos que dependem do tipo de arritmia. Em alguns pacientes, os dispositivos artificiais são utilizados para regular a frequência cardíaca. Os **cardioversores desfibriladores implantáveis (CDIs)** e os **marca-passos** detectam quando a frequência cardíaca está taquicárdica, bradicárdica ou irregular e, em seguida, disparam um impulso elétrico ou choque de desfibrilação por meio de eletrodos (fios) implantados no coração para conduzir a frequência dos batimentos de volta à normalidade.

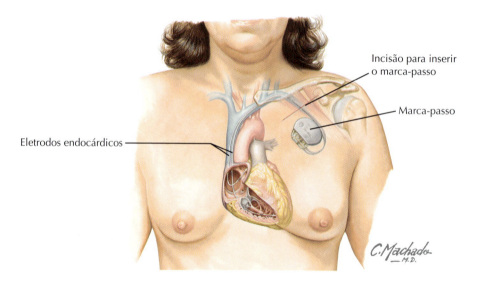

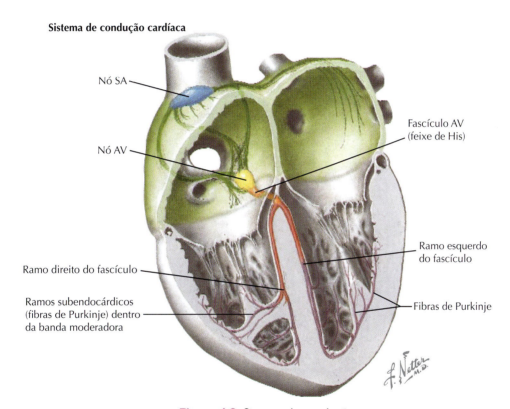

**Figura 4.9** Sistema de condução.

### 4.10 INERVAÇÃO DO CORAÇÃO

A frequência cardíaca e a força de contração podem ser modificadas pelo estímulo autônomo. Os **nervos cardíacos simpáticos** causam um aumento na frequência cardíaca e na força de contração por meio de terminações no tecido nodal, tecido de condução e músculo cardíaco. Os **neurônios simpáticos pré-ganglionares** contam com corpos celulares nos cornos laterais dos níveis torácicos superiores da medula espinal (aproximadamente T1–T4) e seus axônios entram nas cadeias simpáticas. Uma vez nas cadeias, muitos neurônios ascendem para a região cervical para fazer sinapses nos gânglios simpáticos cervicais, um fenômeno que reflete o fato de que o coração era mais superior durante o desenvolvimento. Outros neurônios não ascendem e fazem sinapses nos gânglios simpáticos torácicos superiores. Os **neurônios pós-ganglionares** deixam as cadeias simpáticas como **nervos cardíacos** que seguem para o coração e contribuem para o plexo cardíaco, que se ramifica nos grandes vasos e no próprio coração. Os **neurônios parassimpáticos** que suprem o coração se originam no tronco encefálico e percorrem os ramos cardíacos dos **nervos vagos**. Esses neurônios fazem sinapse nos gânglios parassimpáticos localizados no plexo cardíaco ou na parede do coração; os neurônios pós-ganglionares curtos terminam sobretudo nos nós SA e AV. Os ramos cardíacos do nervo vago diminuem a frequência cardíaca. A dor do coração ocorre normalmente em razão do dano tecidual (p. ex., causado por isquemia) e é transmitida por **neurônios aferentes viscerais** que seguem sobretudo para o sistema nervoso central com os nervos cardíacos simpáticos.

#### Foco clínico

A dor de um infarto do miocárdio (ataque cardíaco) costuma ser sentida no peito e no braço esquerdo. Esse é um exemplo de **dor referida**, um conceito em que a dor visceral é referida a regiões correspondentes aos níveis espinais, em que os neurônios aferentes entram no SNC.

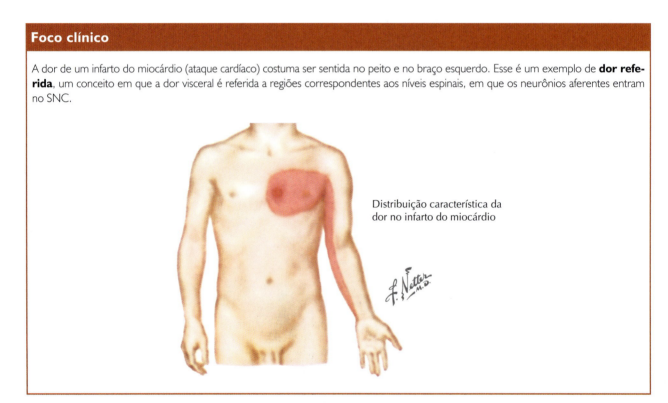

Distribuição característica da dor no infarto do miocárdio

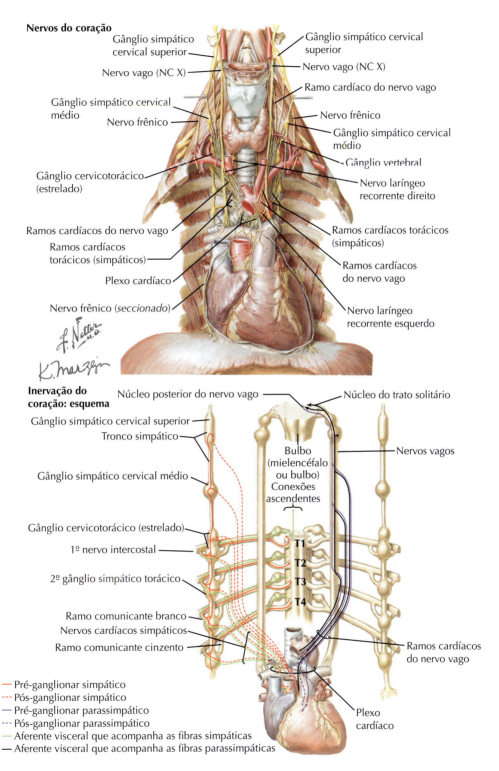

Figura 4.10 Inervação do coração.

## 4.11 CIRCULAÇÃO PULMONAR

O sangue desoxigenado do corpo entra no lado direito do coração por meio das **veias cavas superior** e **inferior**. Depois de passar para o ventrículo direito, o sangue deixa o coração por meio do **tronco pulmonar** que se bifurca nas **artérias pulmonares direita** e **esquerda** (coloridas em azul nas figuras para indicar a falta de oxigênio no sangue). Cada artéria pulmonar entra no hilo do pulmão e subsequentemente se ramifica em **artérias lobares** menores, **artérias segmentares** e, eventualmente, **arteríolas**, que nutrem os leitos capilares dos alvéolos. A troca gasosa ocorre através da parede alveolar e então o sangue oxigenado entra nas **vênulas** e, posteriormente, os tributários maiores das **veias pulmonares**. Quatro veias pulmonares, duas de cada pulmão, conduzem o sangue ao átrio esquerdo do coração.

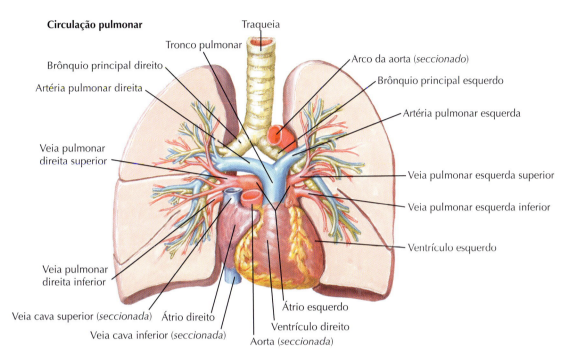
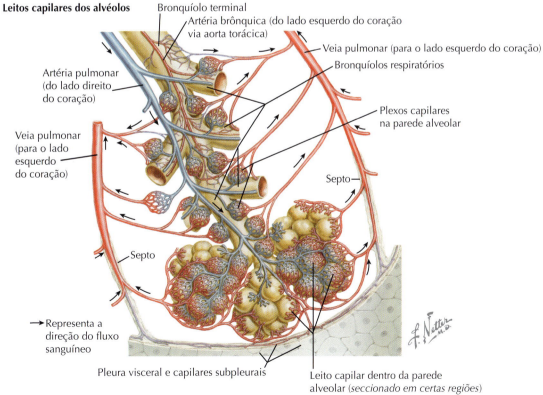

**Figura 4.11** Circulação pulmonar.

## 4.12 CIRCULAÇÃO SISTÊMICA

O sangue rico em oxigênio sai do lado esquerdo do coração pela **aorta**, que dispõe de três partes: a **aorta ascendente**, o **arco da aorta** e a **aorta descendente**. A aorta descendente é ainda subdividida em **aorta torácica** e **aorta abdominal**, com base na cavidade do corpo em que está localizada. As principais artérias que suprem a cabeça, o pescoço e os membros superiores originam-se do arco da aorta. As **artérias carótidas comuns** suprem a cabeça e o pescoço, incluindo parte do cérebro. As **artérias subclávias** fornecem ramos para o cérebro, pescoço, dorso e parede torácica, antes de fazer a transição para as **artérias axilares** que irrigam os membros superiores. Os vasos que suprem o tórax e o abdome originam-se sobretudo da aorta descendente. Ao nível vertebral L4 a aorta se bifurca nas **artérias ilíacas comuns** que posteriormente se dividem nas artérias ilíacas interna e externa. As **artérias ilíacas internas** fornecem sangue sobretudo para as estruturas na pelve, períneo e região glútea. As **artérias ilíacas externas** continuam nas coxas como as **artérias femorais**, que são a fonte primária de sangue para os membros inferiores. Ao contrário do sistema arterial, o sistema venoso consiste em dois conjuntos de veias: superficial e profunda. As **veias superficiais** estão localizadas no tecido subcutâneo da pele, enquanto as **veias profundas** percorrem os tecidos mais profundos com suas artérias correspondentes. Conexões entre os dois conjuntos de veias permitem a drenagem do sangue nas veias superficiais para o sistema profundo e, finalmente, o retorno ao coração pelas **veias cavas superior** e **inferior**.

### Foco clínico

A avaliação dos pulsos arteriais é parte fundamental do exame físico. Pulsos comumente avaliados incluem a **carótida**, **braquial**, **radial**, **femoral**, **tibial posterior** e **dorsal do pé**.

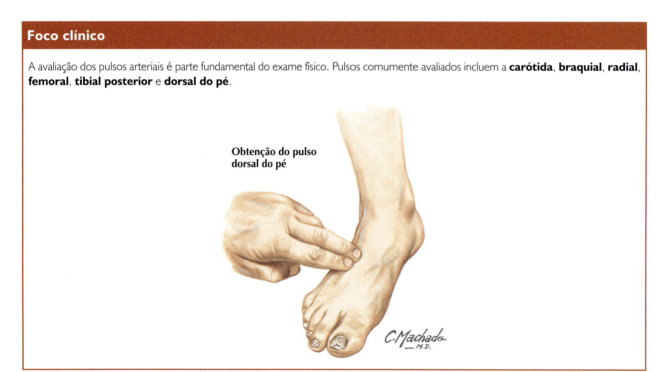

Obtenção do pulso dorsal do pé

Capítulo 4 | Sistema Cardiovascular 223

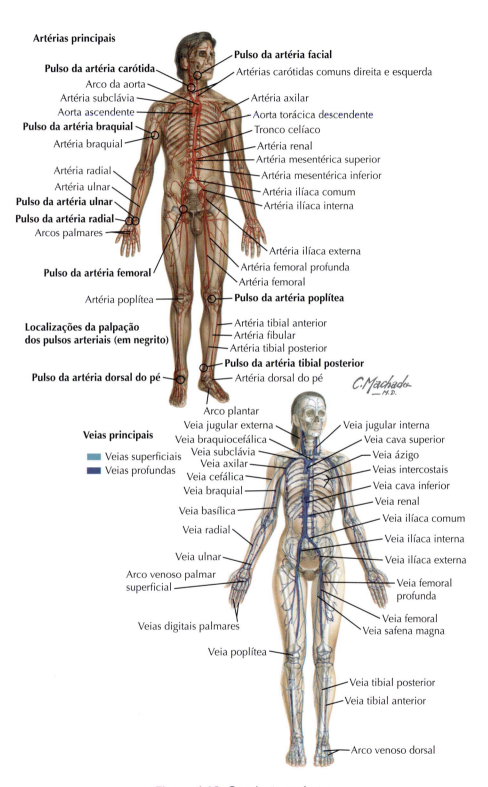

**Figura 4.12** Circulação sistêmica.

## 4.13 CIRCULAÇÃO FETAL

No feto, o sangue oxigenado rico em nutrientes é fornecido pela placenta materna, assim, o papel da circulação é, sobretudo, a distribuição. O sangue da placenta entra no feto por meio do cordão umbilical dentro da **veia umbilical**. Como esse sangue não precisa ser filtrado, um *shunt* ou derivação, chamado **ducto venoso**, permite que ele contorne o fígado e passe diretamente para a VCI e o átrio direito. O sangue no átrio direito não precisa entrar na circulação pulmonar para a troca gasosa, portanto, uma abertura no septo interatrial, o **forame oval**, permite que o sangue da VCI passe do átrio direito para o átrio esquerdo. Em razão da gravidade, a maior parte do sangue que entra no átrio direito pela VCS não utiliza o forame oval e passa pela valva atrioventricular direita para o ventrículo direito. Como o sangue deixa o coração por meio do tronco pulmonar, é dirigido para longe dos pulmões por um *shunt* entre o tronco pulmonar e a aorta, denominado **ducto arterial**. Apesar de o diâmetro desse *shunt* ser pequeno, o sangue flui preferencialmente por meio dele em vez das artérias pulmonares, porque a resistência pulmonar é alta. Depois que o sangue é distribuído para o corpo por meio da aorta e seus ramos, retorna à placenta dentro das **artérias umbilicais** pareadas. No parto, quando o feto não recebe mais sangue da placenta, os três *shunts* próximos criam o padrão pós-natal de circulação pulmonar e sistêmica. Existem remanescentes para cada derivação; estes são o **ligamento venoso**, a **fossa oval** e o **ligamento arterial**.

### Foco clínico

Se o forame oval não fechar após o nascimento, o indivíduo pode apresentar um **forame oval patente (FOP)** que é a **persistência da comunicação interatrial**. Isso permite uma pequena quantidade de mistura de sangue oxigenado e desoxigenado entre os átrios, embora seja geralmente uma condição benigna. O **ducto arterial patente (DAP)** é uma anomalia congênita em que o ducto arterial permanece aberto. Essa é uma condição mais grave do que um FOP e o manejo depende de fatores como o tamanho do DAP e a idade do paciente. Em alguns indivíduos, o lúmen da aorta pode ser afetado pelo fechamento do ducto arterial. Acredita-se que durante o processo normal de remodelamento, as células migram involuntariamente até a parede da aorta, produzindo uma **coarctação** (estreitamento) que dificulta o fluxo sanguíneo.

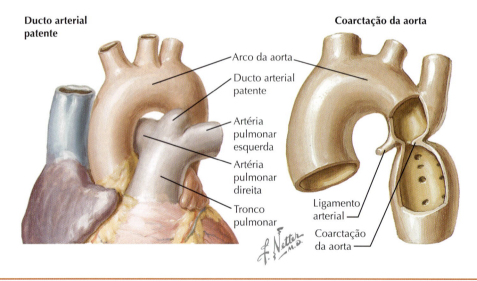

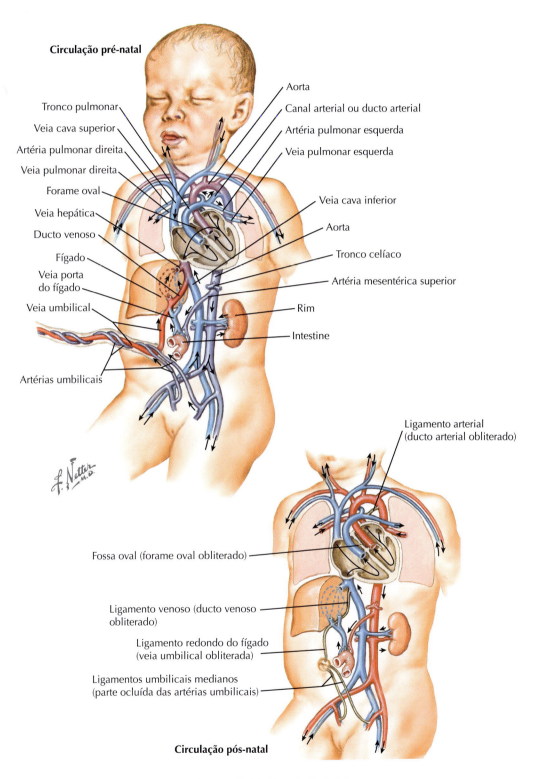

**Figura 4.13** Circulação fetal.

## QUESTÕES DE REVISÃO

**Teste seu conhecimento**

1. A cavidade pericárdica está localizada entre o:
   A. Pericárdio fibroso e parte mediastinal da pleura
   B. Pericárdio fibroso e lâmina parietal do pericárdio seroso
   C. Lâmina parietal do pericárdio seroso e parte mediastinal da pleura
   D. Lâmina parietal do pericárdio seroso e lâmina visceral do pericárdio seroso
   E. Lâmina visceral do pericárdio seroso e miocárdio

2. Seu paciente tem uma oclusão arterial que afeta o nó sinoatrial (SA). Ao assumir o padrão característico da circulação coronária, qual artéria provavelmente está mais obstruída?
   A. Artéria descendente anterior esquerda (ADA)
   B. Artéria circunflexa
   C. Artéria coronária esquerda
   D. Artéria descendente posterior (ADP)
   E. Artéria coronária direita

3. Qual parte do sistema de condução cardíaco transmite diretamente impulsos elétricos para os músculos papilares?
   A. Fascículo atrioventricular (feixe de His)
   B. Nó AV
   C. Ramo esquerdo do fascículo
   D. Ramos subendocárdicos (fibras de Purkinje)
   E. Nó SA

4. Depois de fluir pela valva atrioventricular direita, o sangue segue por meio da:
   A. Válvula semilunar da aorta
   B. Valva atrioventricular esquerda
   C. Válvula semilunar do tronco pulmonar
   D. Valva atrioventricular direita
   E. Valva do forame oval

5. Qual estrutura percorre o sulco interventricular com a veia cardíaca magna?
   A. Artéria circunflexa
   B. Artéria descendente anterior esquerda
   C. Artéria coronária esquerda
   D. Artéria marginal
   E. Artéria descendente posterior
   F. Artéria coronária direita

**Aplique seu conhecimento**

6. Após ficar parado em um longo voo transcontinental, um paciente desenvolve um coágulo em uma veia profunda da perna (trombose venosa profunda ou TVP). O coágulo se rompe e percorre pela circulação; fica então alojado no primeiro leito capilar a que chega. Durante sua jornada, por quantas valvas do coração o coágulo passa?
   A. 0
   B. 1
   C. 2
   D. 3
   E. 4

7. Seu paciente teve febre reumática quando criança, o que produziu alterações estruturais em uma das valvas cardíacas. O exame de TC do coração do paciente mostra que a parede do ventrículo direito está hipertrofiada e uma das válvulas apresenta estenose (a abertura da válvula está estreitada). Qual das quatro válvulas cardíacas provavelmente apresenta estenose?
   A. Válvula semilunar da aorta
   B. Valva atrioventricular esquerda
   C. Válvula semilunar do tronco pulmonar
   D. Valva atrioventricular direita

8. Um paciente entra no pronto-socorro queixando-se de dor aguda no peito e sobre o ombro esquerdo. Relata que recentemente apresentou uma infecção respiratória com febre e que se questionou sobre a possibilidade de os sintomas estarem relacionados. Qual das seguintes condições é a mais provável causa da dor?
   A. Bloqueio cardíaco (ritmo cardíaco anormal)
   B. Insuficiência cardíaca
   C. Inflamação do pericárdio parietal (pericardite)
   D. Inflamação do músculo cardíaco (miocardite)
   E. Infarto do miocárdio ("ataque cardíaco")

9. Um menino de 8 anos recentemente ingressou em um time de futebol e se queixa de dor e fraqueza nas pernas. O exame físico revela pressão alta e sopro cardíaco. A palpação simultânea dos pulsos braquial e femoral indica diminuição dos pulsos femorais. A análise de imagem revela leve hipertrofia do ventrículo esquerdo e uma coarctação da aorta (estreitamento) imediatamente distal à origem da artéria subclávia esquerda. Seu médico compartilha que a coarctação é provavelmente congênita e foi causada por um problema com as alterações normais que ocorrem na circulação após o nascimento. Qual dos seguintes processos provavelmente não ocorreu de forma típica?
   A. Fechamento do ducto arterial
   B. Fechamento do ducto venoso
   C. Fechamento do forame oval
   D. Fechamento das artérias umbilicais
   E. Fechamento das veias umbilicais

10. Um paciente é levado ao pronto-socorro após receber um ferimento por arma branca em seu tórax. A faca perfurou o coração no local indicado pelo X na radiografia de tórax. Qual parte do coração foi perfurada?

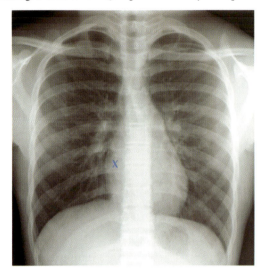

   A. Ápice do coração
   B. Átrio esquerdo
   C. Ventrículo esquerdo
   D. Átrio direito
   E. Ventrículo direito

Ver respostas no Apêndice.

# CAPÍTULO 5

# SISTEMA RESPIRATÓRIO

5.1 Sistema respiratório, 230
5.2 Esqueleto nasal e seios paranasais, 232
5.3 Cavidade nasal, 234
5.4 Vascularização e inervação da cavidade nasal, 236
5.5 Faringe e laringe, 238
5.6 Esqueleto da laringe, 240
5.7 Músculos e inervação da laringe, 242
5.8 Traqueia e árvore bronquial, 244
5.9 Pulmões, 246
5.10 Imagem dos pulmões, 248
5.11 Componentes musculoesqueléticos do tórax, 250
5.12 Diafragma respiratório, 252
5.13 Cavidade torácica e pleura, 254

## 5.1 SISTEMA RESPIRATÓRIO

A principal função do sistema respiratório é fornecer oxigênio ao corpo e remover dióxido de carbono. A **parte condutora** do sistema transporta o ar de e para os pulmões e é composta pelas **cavidades nasais**, **faringe**, **laringe**, **traqueia** e a maior parte da **árvore bronquial**. As estruturas da parte condutora contam com a função adicional de condicionar o ar inspirado, que inclui remover detritos, umedecê-lo e aquecê-lo. A troca gasosa ocorre na **parte respiratória** do sistema respiratório, que consiste nos **bronquíolos respiratórios**, **ductos alveolares** e **alvéolos** pulmonares. As paredes dos alvéolos são especializadas na troca de oxigênio e dióxido de carbono entre o ar e o sangue. São os numerosos alvéolos em forma de saco que fornecem aos pulmões uma aparência esponjosa.

Capítulo 5 | Sistema Respiratório 231

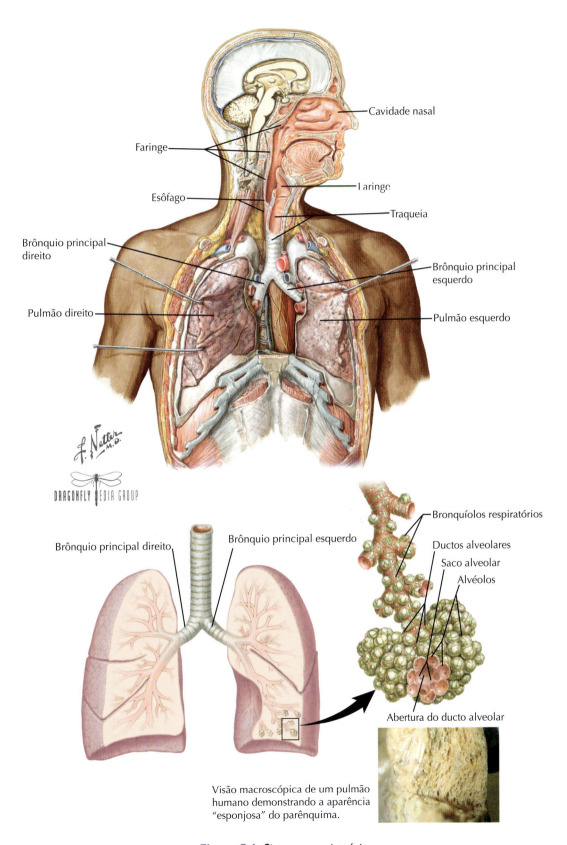

Figura 5.1 Sistema respiratório.

## 5.2 ESQUELETO NASAL E SEIOS PARANASAIS

O nariz é constituído pelo **nariz externo**, **septo nasal** e **cavidades nasais** pareadas. As evaginações da cavidade nasal formam os **seios paranasais**, que são espaços cheios de ar nomeados para os ossos que eles invadem: **frontal**, **etmoidal**, **maxilar** e **esfenoidal**. Cada seio é pareado e mantém sua conexão com a cavidade nasal. Os seios etmoidais consistem em numerosas pequenas câmaras em vez de duas cavidades, por isso são frequentemente denominadas *células etmoidais aeradas*. O nariz externo dispõe de um esqueleto de sustentação formado pelos dois ossos nasais e várias cartilagens. O septo nasal é uma divisão entre as cavidades nasais direita e esquerda que contém tanto componentes ósseos e cartilagíneos. As paredes laterais das cavidades nasais exibem três protuberâncias ósseas chamadas **conchas** e os sulcos inferiores às conchas são os **meatos nasais**; tanto as conchas quanto o meato são designados superiores, médios e inferiores. As cavidades nasais são separadas da cavidade oral pelo palato duro e da cavidade craniana pela lâmina cribriforme do osso etmoide. Posteriormente, as cavidades nasais comunicam-se com a nasofaringe por meio de aberturas chamadas **cóanos**.

### Foco clínico

Em alguns indivíduos, o septo nasal não está na linha mediana, mas está deslocado para um lado do corpo. Isso é chamado **desvio de septo**. Muitas pessoas não manifestam efeitos adversos de um desvio de septo, embora se este for significativamente deslocado pode obstruir o fluxo de ar por meio de uma cavidade nasal e causar ronco, prejudicando a qualidade do sono.

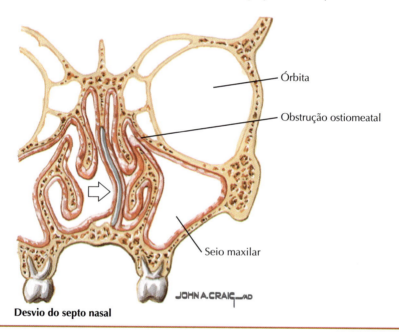

**Desvio do septo nasal**

Capítulo 5 | Sistema Respiratório 233

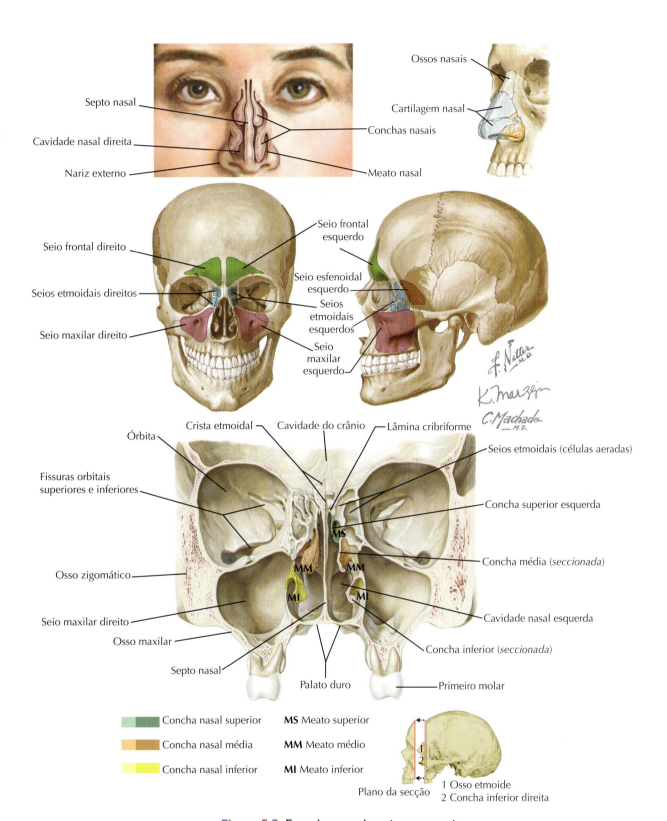

Figura 5.2 Esqueleto nasal e seios paranasais.

## 5.3 CAVIDADE NASAL

As paredes da cavidade nasal e dos seios paranasais são revestidas por uma membrana mucosa, exceto para o vestíbulo do nariz que é revestido de pele. A maioria das regiões apresenta uma **mucosa respiratória**, que umedece e aquece o ar inspirado e secreta muco que retém partículas estranhas. Os cílios varrem o muco nos seios nasais e nas cavidades nasais em direção à garganta para que possa ser engolido. A **mucosa olfatória**, que contém neurônios olfatórios que detectam odores, está presente na parte superior da cavidade nasal tanto no septo quanto na parede lateral. As **conchas** e **meatos superior**, **médio** e **inferior** são as características mais proeminentes das paredes laterais. Essas estruturas aumentam a área de superfície e criam turbulência, proporcionando maior contato entre o ar inspirado e as superfícies mucosas. Os seios paranasais drenam para os meatos, com exceção do seio esfenoidal que drena para o espaço superior até a concha superior (recesso esfenoetmoidal). Em especial, o meato superior recebe a drenagem a partir dos seios etmoidais posteriores, enquanto os demais seios (etmoidais frontal, anterior e médio) drenam para o meato médio.

### Foco clínico

A inflamação da mucosa nasal é denominada **rinite**, frequentemente causada por infecções do trato respiratório superior ou alergias. A inflamação crônica pode levar à formação de tumores benignos chamados **pólipos** que podem obstruir o fluxo de ar pelo nariz. Infecções nas cavidades nasais podem se espalhar para os seios nasais (**rinossinusite**), muitas vezes causando dor devido ao acúmulo de muco que não drena por causa do inchaço nas aberturas de drenagem.

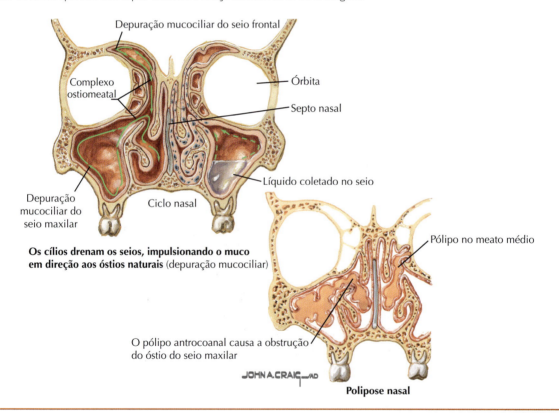

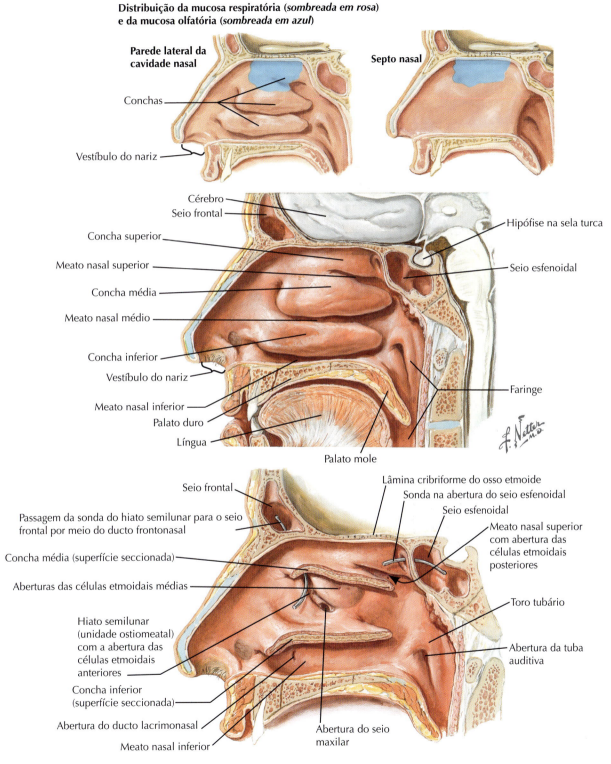

**Figura 5.3** Cavidade nasal.

## 5.4 VASCULARIZAÇÃO E INERVAÇÃO DA CAVIDADE NASAL

O suprimento sanguíneo da cavidade nasal é fornecido pelo **ramo oftálmico da artéria carótida interna** (⅓ anterior) e o **ramo maxilar da artéria carótida externa** (⅔ posterior). Pequenos ramos da artéria facial contribuem para o suprimento sanguíneo do septo nasal e vestíbulo do nariz. As veias da cavidade nasal drenam sobretudo para o **plexo pterigóideo das veias** que está localizado na parte profunda da face. Parte do sangue venoso também passa nas veias oftálmicas e faciais. A inervação sensorial da mucosa nasal e dos seios paranasais é fornecida pelo **nervo trigêmeo** por meio de seus ramos oftálmico (NC V1) e maxilar (NC V2). As fibras vasomotoras simpáticas e as fibras secretomotoras parassimpáticas também percorrem o NC V para suprir vasos e glândulas mucosas, respectivamente. Os **neurônios olfatórios** (NC I) que transmitem as sensações do olfato estão localizados na parte superior da cavidade nasal e enviam axônios pela lâmina cribriforme para fazer sinapses nos bulbos olfatórios dentro da cavidade do crânio (ver Figura 2.9).

### Foco clínico

O trauma ou a irritação da mucosa geralmente produz **epistaxe** (sangramento nasal). A maioria das hemorragias nasais ocorre na área de Kiesselbach, uma região do septo nasal anterior, onde múltiplos vasos se anastomosam.

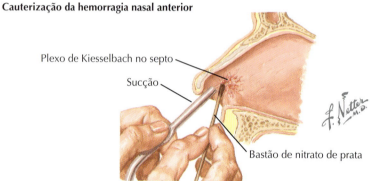

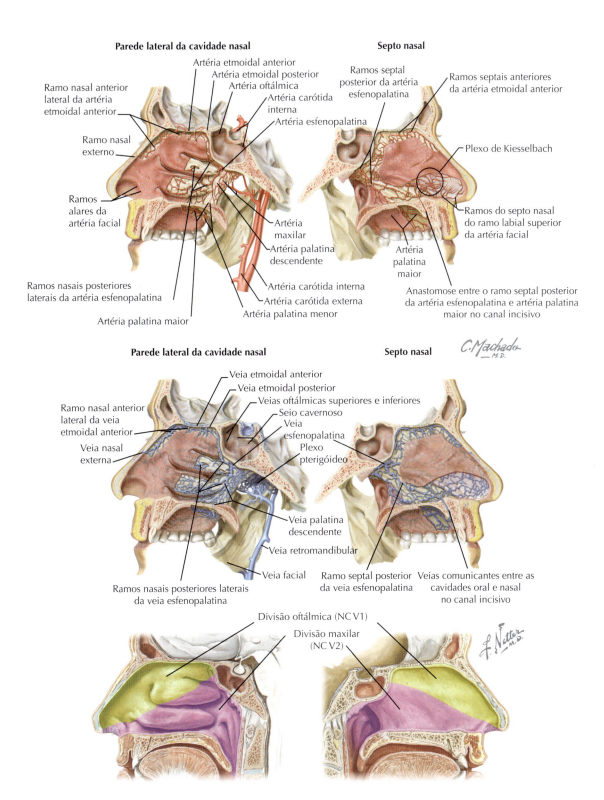

Figura 5.4 Vascularização e inervação da cavidade nasal.

## 5.5 FARINGE E LARINGE

O ar que é inspirado pelo nariz ou pela boca passa pela **faringe** (garganta) até a **laringe**. A anatomia detalhada da faringe é discutida com o sistema digestório (ver Figura 6.3). A laringe tem duas funções básicas: regular a passagem de materiais pelas vias respiratórias e produzir som (fonação). O **ádito laríngeo** é a abertura para a laringe a partir da faringe, delimitado pela epiglote anteriormente e pelas pregas ariepiglóticas posterolateralmente. A cavidade da laringe estende-se desde o ádito laríngeo até a parte superior da traqueia. Dois conjuntos de pregas – as **pregas vestibulares** (pregas vocais falsas) e as **pregas vocais** (cordas vocais verdadeiras) – projetam-se na cavidade, subdividindo-a em regiões. O **vestíbulo** é a parte da cavidade laríngea superior às pregas vestibulares, a **glote** está ao nível das pregas vocais e a **cavidade infraglótica** é a região inferior às pregas vocais. As pregas vestibulares e vocais são separadas por pequenos recessos denominados **ventrículos**. Cada prega é composta por mucosa envolvendo um núcleo fibroelástico. Por exemplo, o núcleo de cada prega vocal é composto pelo cone elástico com sua borda livre espessada, que é o ligamento vocal. As pregas vocais são lubrificadas por glândulas mucosas na mucosa dos ventrículos, o que facilita o movimento irrestrito durante a fonação. As pregas vestibulares não participam da produção do som. Em vez disso, elas fecham a via respiratória durante a manobra de Valsalva e a deglutição.

### Foco clínico

Variações anatômicas (p. ex., faringe estreita, língua anormalmente grande) podem obstruir as vias respiratórias superiores durante o sono, uma condição grave denominada **apneia obstrutiva do sono**. Infecções no sistema respiratório ou vocalização prolongada podem causar inflamação das pregas vocais (**laringite**).

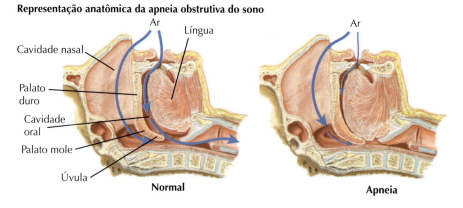

Capítulo 5 | Sistema Respiratório 239

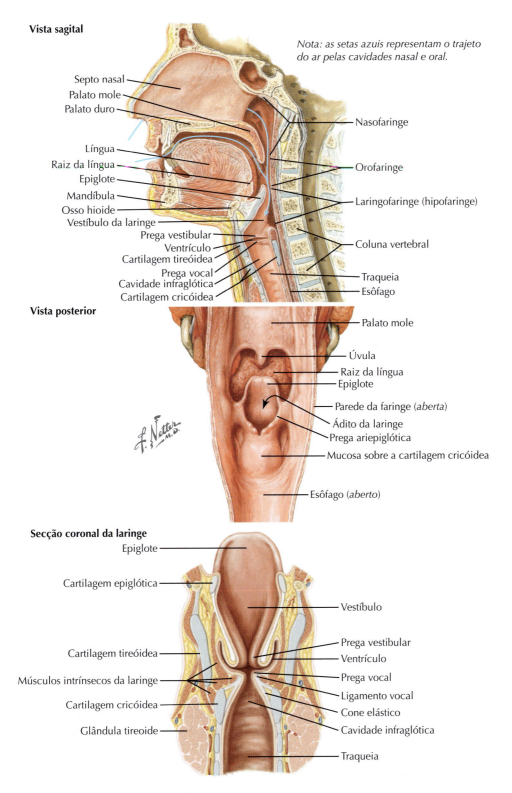

Figura 5.5 Faringe e laringe.

## 5.6 ESQUELETO DA LARINGE

A estrutura da laringe consiste em múltiplas cartilagens unidas por membranas e ligamentos. O osso hioide não faz parte da laringe, mas as duas estruturas se movem juntas, pois estão ligadas pela membrana tireo-hióidea. A **cartilagem tireóidea** é a grande cartilagem em de forma V que envolve a parte anterior da laringe. Suas duas lâminas se encontram na linha mediana anterior como a **proeminência laríngea** palpável (pomo de Adão). A **cartilagem cricóidea** é o único anel completo de cartilagem que circunda as vias respiratórias. É estreita anteriormente, larga posteriormente e sua borda inferior forma o limite inferior da laringe. De importância clínica é o **ligamento cricotireóideo mediano** que une as cartilagens tireóidea e cricóidea na linha mediana. Duas pequenas cartilagens, as **cartilagens aritenóideas**, assemelham-se a um par de botas apoiadas na margem superior da cartilagem cricóidea. Apresentam processos vocais que se projetam anteriormente para a fixação dos ligamentos vocais. As aritenóideas são altamente móveis e podem deslizar, girar e se inclinar na superfície superior da cricóidea, alterando, assim, a posição e a tensão dos ligamentos vocais.

### Foco clínico

Se a via respiratória estiver obstruída acima do nível das cordas vocais, o ligamento cricotireóideo mediano pode ser submetido à incisão para fornecer acesso às vias respiratórias (**cricotirotomia**). Isso costuma ser feito apenas em situações de emergência, pois existem outras técnicas eficazes e menos invasivas.

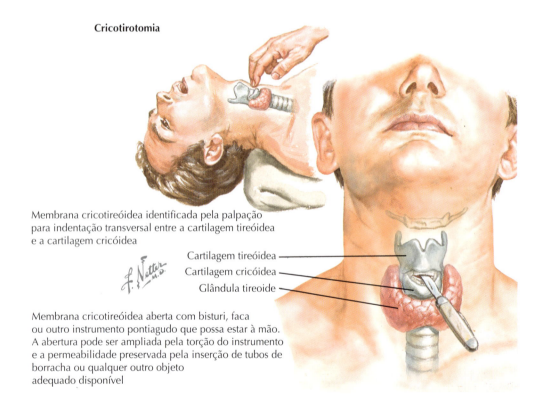

Cricotirotomia

Membrana cricotireóidea identificada pela palpação para indentação transversal entre a cartilagem tireóidea e a cartilagem cricóidea

Cartilagem tireóidea
Cartilagem cricóidea
Glândula tireoide

Membrana cricotireóidea aberta com bisturi, faca ou outro instrumento pontiagudo que possa estar à mão. A abertura pode ser ampliada pela torção do instrumento e a permeabilidade preservada pela inserção de tubos de borracha ou qualquer outro objeto adequado disponível

Capítulo 5 | Sistema Respiratório 241

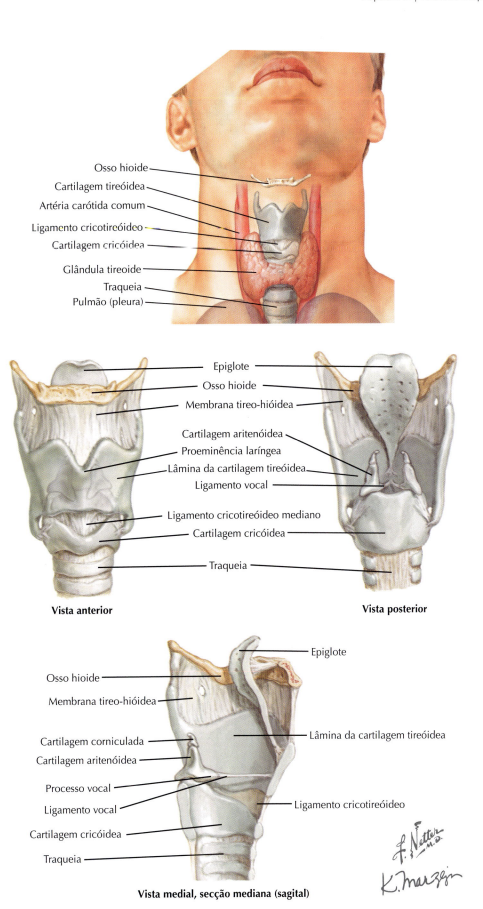

**Figura 5.6** Esqueleto da laringe.

## 5.7 MÚSCULOS E INERVAÇÃO DA LARINGE

A laringe dispõe de músculos que regulam o tamanho das vias respiratórias e ajustam a posição e a tensão das pregas vocais para fonação. Durante a respiração, as pregas vocais são abduzidas (abertas). O som é produzido quando o ar passa entre pregas vocais muito próximas, causando sua vibração. O fechamento reflexo do ádito da laringe ocorre quando o material estranho entra em contato com a mucosa do vestíbulo (p. ex., se alimentos ou líquidos começam a passar para a laringe); o reflexo da tosse é iniciado para expelir o objeto estranho. Os músculos da laringe que medeiam essas ações são classificados como **músculos intrínsecos** porque movem partes específicas da laringe, como as cartilagens aritenóideas. Os **músculos extrínsecos** movimentam a laringe *como um todo*, por exemplo, os músculos supra-hióideos que elevam o hioide e a laringe durante a deglutição. A inervação da laringe, tanto sensitiva quanto motora, é fornecida por ramos do nervo vago (NC X). O **nervo laríngeo recorrente** é particularmente importante porque inerva quase todos os músculos intrínsecos. É notável que ocorra a emergência do nervo laríngeo recorrente esquerdo a partir do nervo vago no tórax adjacente ao arco da aorta; o nervo laríngeo recorrente direito surge no pescoço próximo à origem da artéria subclávia, portanto, não entra no tórax. Ambos os nervos ascendem à laringe ao longo das faces laterais da traqueia e do esôfago no sulco entre essas duas estruturas (sulco traqueoesofágico, ver Figura 7.3).

### Foco clínico

Os nervos laríngeos recorrentes estão em risco de lesão durante procedimentos no pescoço (p. ex., tireoidectomia), de compressão (p. ex., por tumores) ou devido à patologia torácica do nervo esquerdo (p. ex., aneurisma do arco da aorta). A lesão unilateral do nervo laríngeo recorrente geralmente se apresenta como rouquidão na voz do paciente, ocasionada pela disfunção das cordas vocais.

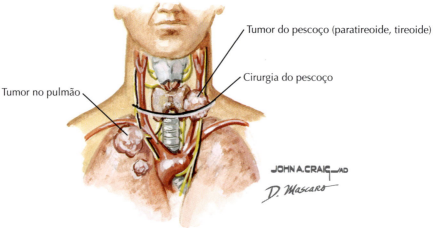

Causas de lesão do nervo laríngeo recorrente

Lesões no pescoço envolvendo os nervos laríngeo recorrente (NLR) e laríngeo superior (NLS)

Capítulo 5 | Sistema Respiratório 243

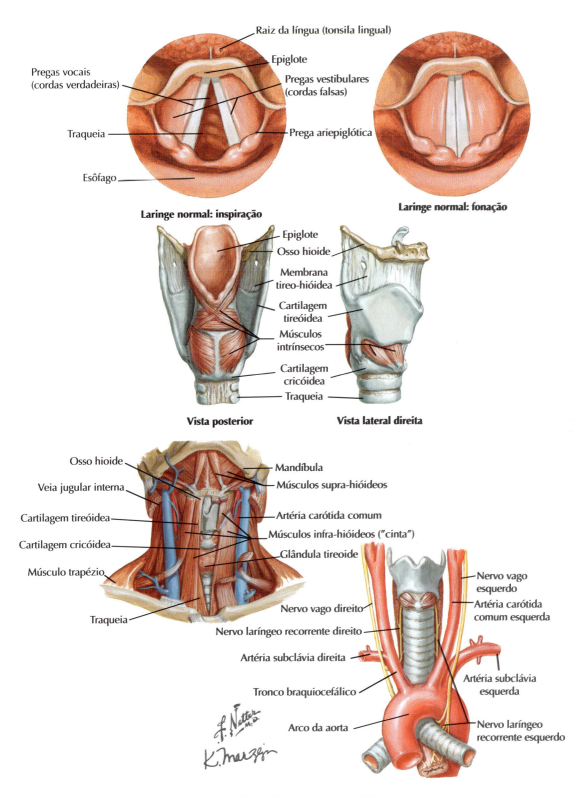

Figura 5.7 Músculos e inervação da laringe.

## 5.8 TRAQUEIA E ÁRVORE BRONQUIAL

A traqueia e a árvore bronquial transportam o ar de e para os pulmões. As porções mais proximais dessas vias respiratórias têm a função adicional de afastar os detritos dos pulmões por meio do epitélio ciliado em sua mucosa. A **traqueia** está localizada no pescoço e mediastino, anterior ao esôfago e posterior às grandes artérias e veias que entram e saem do coração. A parede da traqueia apresenta anéis de cartilagem em forma de C que impedem o colapso do lúmen da traqueia. Os anéis são abertos posteriormente para permitir a expansão do esôfago durante a deglutição; o espaço entre as bordas livres da cartilagem é atravessado pelo músculo traqueal (músculo liso). A traqueia bifurca-se nos **brônquios principais** aproximadamente no nível da vértebra T4; a bifurcação é denotada internamente por uma crista de cartilagem chamada **carina**. Os brônquios principais subsequentemente se ramificam em **brônquios lobares** (um por lobo) e, em seguida, em **brônquios segmentares** (associados a cada segmento broncopulmonar do pulmão). À medida que os brônquios continuam a se ramificar, acabam perdendo as lâminas de cartilagem em suas paredes, região em que são denominados **bronquíolos**. A traqueia e a árvore bronquial recebem inervação dos neurônios autônomos dos **plexos pulmonares** que circundam os brônquios principais e os vasos pulmonares no hilo do pulmão. Neurônios parassimpáticos originários dos nervos vagos mantêm o tônus do músculo liso brônquico em repouso e aumentam as secreções das glândulas da mucosa brônquica. Os neurotransmissores simpáticos promovem a broncodilatação (ver 2.22).

### Foco clínico

O brônquio principal direito tem um diâmetro mais largo e é mais vertical do que o brônquio principal esquerdo, assim, os corpos estranhos inalados têm maior probabilidade de se alojarem no brônquio principal direito. Em indivíduos com **asma**, a árvore bronquial é extremamente sensível a alergênios (p. ex., mofo, pelos de animais), exercício físico extenuante ou fatores ambientais, como fumaça e ar frio. A inflamação resultante dificulta a respiração em razão da constrição dos brônquios e do acúmulo de muco.

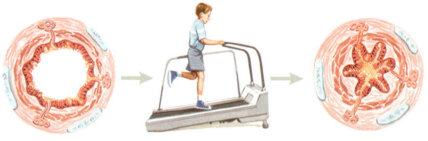

Vias respiratórias normais

Produção de muco e broncoconstrição induzida pelo exercício

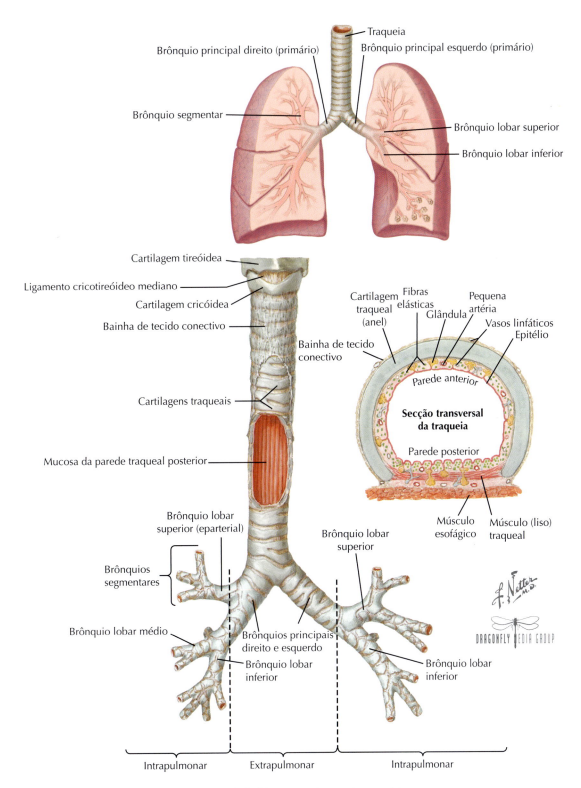

**Figura 5.8** Traqueia e árvore bronquial.

## 5.9 PULMÕES

Os **pulmões** são os principais órgãos da respiração, desenvolvidos para as trocas gasosas entre o ar e o sangue. Cada pulmão é dividido em um **lobo superior** e um **lobo inferior** pela **fissura oblíqua**. No lado direito, o lobo superior é ainda subdividido pela **fissura horizontal**, produzindo um **lobo médio**. A parte superior pontiaguda do pulmão que se estende no pescoço é o **ápice**. A característica proeminente da superfície medial de cada pulmão é o **hilo**, região onde vasos, nervos e ramos da árvore bronquial passam para dentro e para fora do pulmão. As **artérias pulmonares** direita e esquerda transportam sangue desoxigenado do coração para os pulmões; as **veias pulmonares** devolvem o sangue oxigenado ao coração. As **artérias bronquiais** (ramos da aorta torácica) suprem o próprio tecido pulmonar com sangue oxigenado. Os vasos linfáticos conduzem a linfa para fora dos pulmões. A linfa é filtrada por meio de vários linfonodos localizados ao longo dos ramos da árvore bronquial. Os principais grupos de linfonodos incluem os **linfonodos broncopulmonares (hilares)** no hilo, **linfonodos traqueobronquiais inferiores** na carina e **linfonodos paratraqueais** adjacentes à traqueia.

---

### Foco clínico

Os **segmentos broncopulmonares** são regiões funcionalmente independentes do pulmão que são supridas por um brônquio segmentar e um ramo da artéria pulmonar. O conhecimento desses segmentos é útil quando a ressecção cirúrgica é necessária, por exemplo, no tratamento do câncer de pulmão, pois um segmento pode ser removido sem afetar outros segmentos.

**Áreas coloridas representam os segmentos broncopulmonares do pulmão direito**

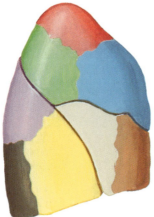
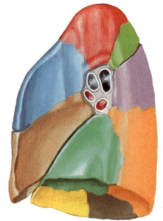

Pulmão direito, vista lateral       Pulmão direito, vista medial

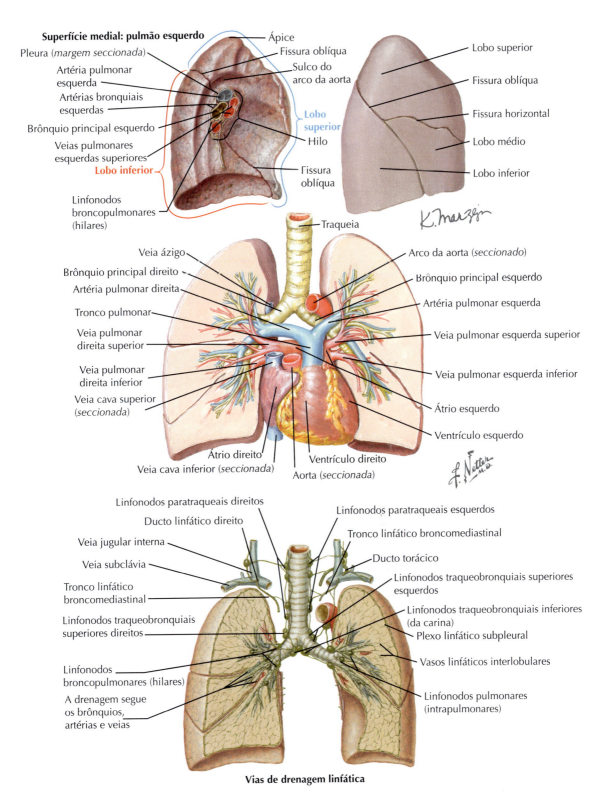

Figura 5.9 Pulmões.

## 5.10 IMAGEM DOS PULMÕES

### Foco clínico

A patologia pulmonar costuma ser avaliada com radiografias de tórax. Duas vistas do tórax, a anteroposterior (AP) e a lateral, são necessárias para avaliar completamente os lobos dos pulmões, uma vez que estão sobrepostas entre si em imagens bidimensionais. Os pulmões aparecem pretos (radiolucentes) nas radiografias por estarem cheios de ar, que não absorve (atenua) os raios X. A tomografia computadorizada (TC) é frequentemente utilizada para avaliar estruturas do sistema respiratório e fornece excelente contraste de tecidos moles para distinguir estruturas que não são bem visualizadas em radiografias.

**Raios X do tórax, vistas AP e lateral dos pulmões**

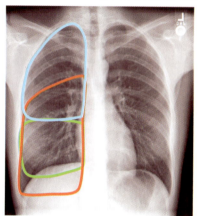

Lobos do pulmão direito na vista AP

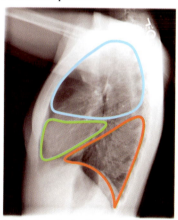

Lobos do pulmão direito na vista lateral

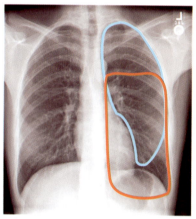

Lobos do pulmão esquerdo na vista AP

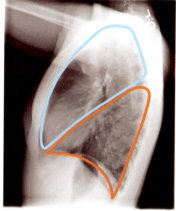

Lobos do pulmão esquerdo na vista lateral

— Lobo superior    — Lobo médio    — Lobo inferior

Imagens reutilizadas com permissão de Cochard LR, et al. *Netter's Introduction to Imaging*. Elsevier; 2011: 45.

## Foco clínico (continuação)

**Imagem de TC axial visualizada na janela do "tecido mole"**

- Aorta ascendente
- Veia cava superior
- Artéria pulmonar direita
- Brônquio principal direito
- Esôfago
- Artéria pulmonar principal
- Veia pulmonar
- Artéria pulmonar esquerda
- Brônquio principal esquerdo
- Aorta torácica descendente

**Imagem de TC axial visualizada na janela do "pulmão" para realçar o parênquima pulmonar**

- Lobo superior direito
- Fissura oblíqua (maior) direita
- Lobo inferior direito
- Lobo superior esquerdo
- Fissura oblíqua (maior) esquerda
- Lobo inferior esquerdo

- Veia cava superior
- Esterno (corpo)
- Aorta ascendente
- Músculo peitoral maior
- Artéria pulmonar direita
- Brônquio principal direito
- Fissura oblíqua (maior) direita
- Esôfago
- Costela
- Veia ázigo
- Corpo vertebral
- Artéria pulmonar principal
- Veia pulmonar
- Artéria pulmonar do lobo superior esquerdo
- Linfonodo
- Brônquio principal esquerdo
- Artéria pulmonar esquerda
- Escápula
- Músculo romboide maior
- Fissura oblíqua (maior) esquerda
- Aorta torácica descendente

Imagem reutilizada com permissão de Gotway M. *Netter's Correlative Imaging: Cardiothoracic Anatomy.* Elsevier; 2013: 47.

## 5.11 COMPONENTES MUSCULOESQUELÉTICOS DO TÓRAX

Os pulmões estão localizados no tórax, que consiste em uma estrutura musculoesquelética que envolve uma cavidade aproximadamente cilíndrica. A **parede torácica** é composta por elementos esqueléticos (esterno, costelas, vértebras) e elementos de tecidos moles (pele, fáscia, músculo, pleura). O **esterno** forma a parte anterior da caixa torácica e contém três componentes: o **manúbrio**, **corpo** e **processo xifoide**. As margens superior e inferior do manúbrio estão associadas a dois importantes pontos de referência palpáveis: a **incisura jugular** e o **ângulo do esterno**. As costelas se articulam com as vértebras posteriormente (articulações costovertebrais) e com o esterno ou margem costal anteriormente através das cartilagens costais (11ª e 12ª costelas não apresentam articulações anteriores). Pequenos movimentos rotacionais e deslizantes nessas articulações permitem a elevação e a depressão das costelas, o que promove a expansão e a contração da cavidade torácica para a respiração. As lacunas entre as costelas são atravessadas por três camadas de músculos que são denominadas coletivamente **músculos intercostais**. Esses músculos são músculos acessórios da respiração, pois ajudam a elevar e abaixar as costelas, sobretudo durante a inspiração ou expiração forçada. Os músculos intercostais recebem o suprimento arterial das **artérias intercostais anterior** e **posterior**, que são ramos das artérias torácicas internas e aorta torácica, respectivamente; as **veias intercostais** acompanham as artérias. Os vasos intercostais percorrem a parede torácica ao longo das margens inferiores das costelas. Eles são unidos por **nervos intercostais** (ramos anteriores de T1–T11), que inervam os músculos intercostais e a pele da parede torácica.

### Foco clínico

A cartilagem costal da segunda costela encontra o esterno no ângulo do esterno, assim a palpação desse ponto de referência permite a identificação confiável da segunda costela para começar a contagem das costelas para procedimentos clínicos (a primeira costela normalmente não é palpável). A bifurcação da traqueia também ocorre tipicamente ao nível do ângulo do esterno. O conhecimento da posição dos nervos intercostais e de seus vasos acompanhantes é importante para procedimentos que requerem a penetração de um espaço intercostal (p. ex., toracocentese, toracostomia).

**Utilização da toracocentese para remover a efusão pleural**

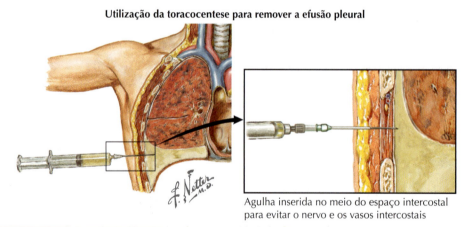

Agulha inserida no meio do espaço intercostal para evitar o nervo e os vasos intercostais

Capítulo 5 | Sistema Respiratório 251

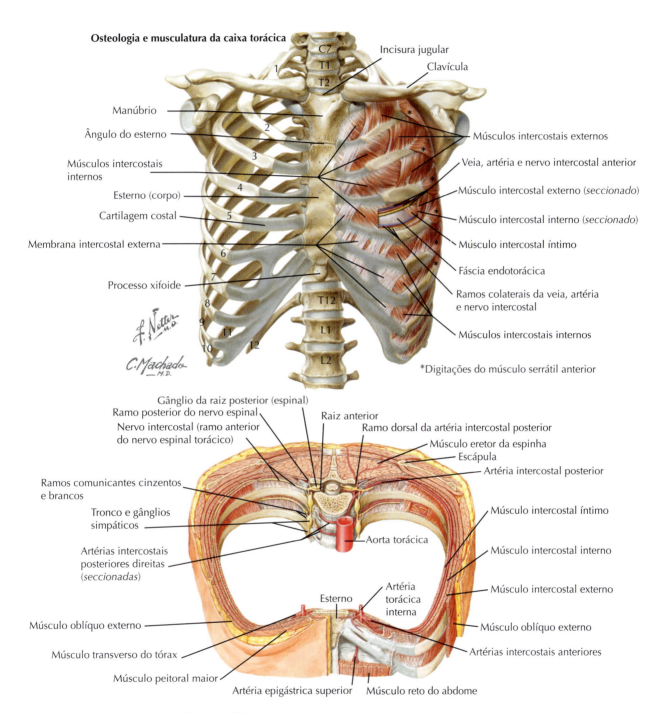

**Figura 5.11** Componentes musculoesqueléticos do tórax.

## 5.12 DIAFRAGMA RESPIRATÓRIO

O principal músculo da respiração é o **diafragma**, que forma uma divisão flexível entre as cavidades torácica e abdominal. O diafragma é composto por "hemidiafragmas" musculares direito e esquerdo e um **tendão central**. A musculatura diafragmática está ancorada no esterno anteriormente, as costelas lateralmente, e a coluna vertebral posteriormente entre os **pilares direito** e **esquerdo**. Três aberturas no diafragma permitem a passagem de estruturas entre o tórax e o abdome. A **abertura da cava** que conduz a veia cava inferior localiza-se aproximadamente no nível vertebral T8. O **hiato esofágico** permite a passagem do esôfago e troncos vagais; está localizado no nível vertebral T10. O **hiato aórtico** transmite a aorta e o ducto torácico e está localizado posteriormente à musculatura diafragmática no nível vertebral T12. A contração do diafragma faz com que ele se mova inferiormente e fique mais plano, uma ação que aumenta o tamanho da cavidade torácica para inspiração. A expiração normal é sobretudo um evento passivo devido à retração elástica dos pulmões. O diafragma é inervado pelos **nervos frênicos** que são formados por contribuições dos nervos espinais C3–C5. O nervo frênico direito inerva o hemidiafragma direito e o mesmo arranjo existe no lado esquerdo; assim, cada lado do diafragma funciona independentemente. Numerosos vasos fornecem o sangue arterial para o diafragma, incluindo as **artérias frênicas superior** e **inferior** que se originam das porções torácica e abdominal da aorta, respectivamente.

### Foco clínico

O diafragma pode ter aberturas anormais que permitem a herniação dos conteúdos abdominais na cavidade torácica. Algumas aberturas são congênitas (ou seja, em razão de uma anormalidade de desenvolvimento), enquanto outras podem ser causadas por trauma ou envelhecimento.

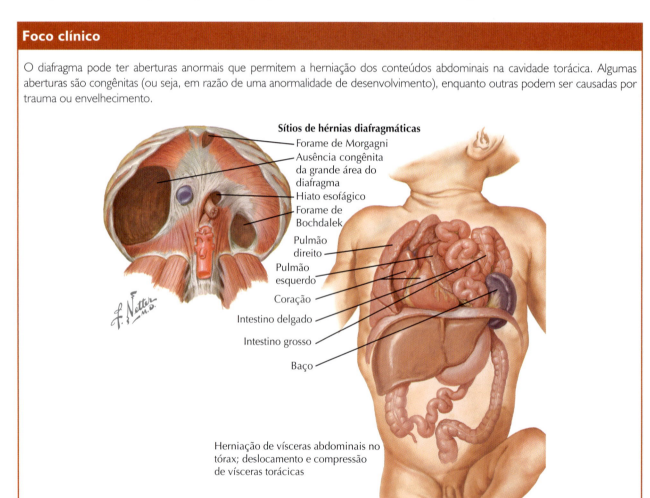

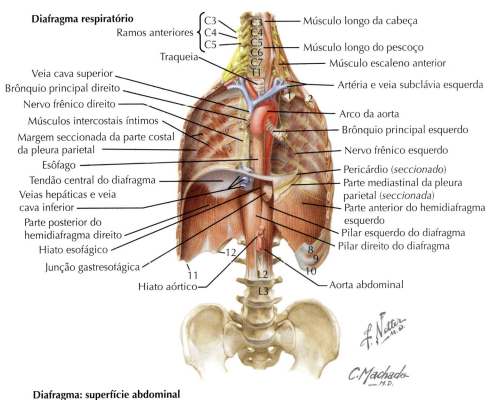

Figura 5.12 Diafragma respiratório.

## 5.13 CAVIDADE TORÁCICA E PLEURA

A cavidade torácica é subdividida em três compartimentos – **cavidades pulmonares** bilaterais para os pulmões e um compartimento localizado centralmente chamado **mediastino**, que contém o coração e várias outras estruturas. Cada cavidade pulmonar é revestida por uma membrana serosa, a **pleura parietal**, que é contínua no hilo com uma camada homóloga na superfície do pulmão (**pleura visceral**). Entre as duas camadas da pleura, está situada a **cavidade pleural** (espaço pleural), que normalmente contém uma pequena quantidade de líquido seroso que permite o movimento livre do pulmão dentro da cavidade. A pleura parietal é subdividida em partes, denominadas pela estrutura com a qual uma determinada parte está em contato. Por exemplo, a pleura parietal em contato com a parede torácica e costelas é a **pleura costal**, enquanto em contato com o diafragma é a **pleura diafragmática**. A **pleura cervical** estende-se sobre o ápice do pulmão e a **pleura mediastinal** margeia as estruturas do mediastino. As **reflexões** da pleura parietal indicam localizações em que a pleura muda de direção – por exemplo, quando faz a transição da pleura costal à pleura diafragmática. Em alguns locais, sobretudo os **recessos costodiafragmáticos**, não há tecido pulmonar intermediário entre as camadas de pleura parietal. A pleura parietal é sensível à dor e recebe inervação aferente dos neurônios que suprem estruturas adjacentes. Por exemplo, a pleura costal é adjacente à parede torácica, portanto, recebe inervação dos **nervos intercostais**. A maior parte da pleura diafragmática é inervada pelos **nervos frênicos**, além da parte mais periférica que é suprida pelos nervos intercostais (isso se deve à origem do desenvolvimento da musculatura periférica da parede torácica). A pleura mediastinal é adjacente ao pericárdio, portanto, seus neurônios aferentes são conduzidos nos nervos frênicos.

### Foco clínico

O conhecimento da posição dos pulmões e da pleura em relação à parede torácica é importante para auscultação dos pulmões e para acessar a cavidade pleural (p. ex., para a remoção de líquido anormal por toracocentese). Um mnemônico útil é "6-8-10, 8-10-12" que se refere ao limite inferior do pulmão e da pleura, respectivamente, nas linhas medioclavicular, axilar média e escapular média.

Capítulo 5 | Sistema Respiratório 255

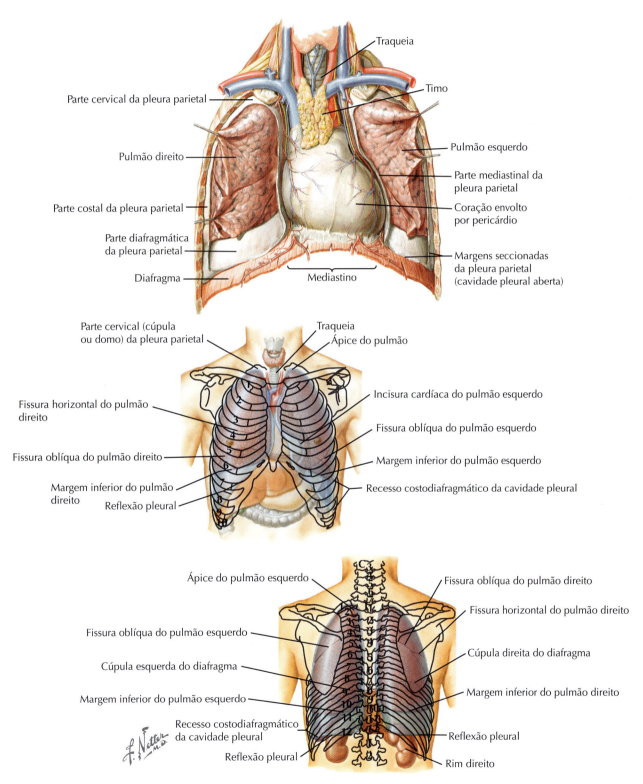

**Figura 5.13** Cavidade torácica e pleura.

## QUESTÕES DE REVISÃO

**Teste seu conhecimento**

1. Você está em cirurgia removendo um tumor no mediastino, quando seu bisturi escorrega e você corta o hilo do pulmão. Qual estrutura não foi colocada em risco em função do corte acidental?
   A. Artéria bronquial
   B. Linfonodos broncopulmonares (hilares)
   C. Artéria pulmonar
   D. Veia pulmonar
   E. Traqueia

2. Em que área as secreções do seio frontal drenam para a cavidade nasal?
   A. Meato nasal inferior
   B. Meato nasal médio
   C. Vestíbulo do nariz
   D. Recesso esfenoetmoidal
   E. Meato nasal superior

3. Uma paciente apresenta derrame pleural (líquido na cavidade pleural) devido a uma infecção no pulmão. Em que área está localizado esse líquido?
   A. Entre o músculo intercostal íntimo e a pleura parietal
   B. Entre o pulmão e a pleura visceral
   C. Entre a pleura parietal e o diafragma
   D. Entre a pleura parietal e a pleura visceral

4. Um médico está usando um laringoscópio para investigar um corpo estranho na laringe e o insere até a glote. Isso coincide com o nível de:
   A. Pregas ariepiglóticas
   B. Epiglote
   C. Ventrículo
   D. Pregas vestibulares
   E. Pregas vocais

5. Uma criança enfiou um pequeno brinquedo de plástico na parte anterior do nariz e está chorando muito. Qual nervo está transmitindo as sensações de dor da mucosa nasal irritada?
   A. Nervo facial
   B. Nervo maxilar
   C. Nervo olfatório
   D. Nervo oftálmico
   E. Nervo vago

**Aplique seu conhecimento**

6. Um paciente chega ao pronto-socorro, vítima de uma facada. A localização da ferida sugere que o pulmão não está lesionado, mas que a cavidade pleural foi perfurada. Qual das seguintes opções sugere a localização da ferida?
   A. 4º espaço intercostal na linha medioclavicular
   B. 5º espaço intercostal na linha medioclavicular
   C. 7º espaço intercostal na linha medioclavicular
   D. 9º espaço intercostal na linha medioclavicular
   E. 11º espaço intercostal na linha medioclavicular

7. Um tumor adjacente ao brônquio principal esquerdo está comprimindo o nervo frênico. Qual dos seguintes você esperaria ver em uma radiografia de tórax desse paciente durante a inspiração?
   A. O hemidiafragma esquerdo estaria anormalmente elevado
   B. O hemidiafragma esquerdo estaria anormalmente baixo
   C. O hemidiafragma direito estaria anormalmente elevado
   D. O hemidiafragma direito estaria anormalmente baixo
   E. Ambas as metades do diafragma estariam anormalmente elevadas
   F. Ambas as metades do diafragma estariam anormalmente baixas

8. Um paciente visita um ambulatório queixando-se de congestão nasal crônica e dor sinusal. A dor sinusal está localizada especificamente na fronte e na bochecha. O exame da cavidade nasal revela um grande pólipo que impede a drenagem normal de muco. Qual das seguintes opções melhor descreve o local da obstrução?
   A. Meato inferior
   B. Meato médio
   C. Recesso esfenoetmoidal
   D. Meato superior

9. Uma paciente tem um pequeno osteossarcoma (tumor ósseo) crescendo em seu ângulo do esterno. À medida que começa a se espalhar lateralmente, você provavelmente esperaria encontrá-lo se infiltrando no(a):
    A. Corpo do esterno
    B. Clavícula
    C. Manúbrio
    D. Cartilagem costal da primeira costela
    E. Cartilagem costal da segunda costela
    F. Cartilagem costal da quarta costela

10. Uma mulher visita seu médico de cuidados primários com queixas de voz rouca que gradualmente piorou no último mês. O exame de laringoscopia revela paralisia da corda vocal esquerda. Qual das seguintes condições seria provavelmente a fonte do problema da paciente?
    A. Aneurisma do arco da aorta
    B. Tumor ósseo no corpo vertebral C3
    C. Tumor canceroso na face anterior da raiz do pulmão esquerdo
    D. Linfonodos traqueobronquiais aumentados na carina
    E. Pequena massa crescendo da parte anterior da tireoide

# CAPÍTULO 6

## SISTEMA DIGESTÓRIO

6.1  Sistema digestório, 260
6.2  Cavidade oral e palato, 262
6.3  Faringe, 264
6.4  Esôfago e estômago, 266
6.5  Duodeno e pâncreas, 268
6.6  Fígado e sistema biliar, 270
6.7  Jejuno e íleo, 272
6.8  Cólon, 274
6.9  Reto e canal anal, 276
6.10 Exames de imagem das vísceras do sistema digestório, 278
6.11 Suprimento sanguíneo das vísceras do sistema digestório, 280
6.12 Drenagem venosa das vísceras do sistema digestório, 282
6.13 Inervação das vísceras do sistema digestório, 284
6.14 Linfáticos das vísceras do sistema digestório, 286

## 6.1 SISTEMA DIGESTÓRIO

O sistema gastrintestinal é composto por órgãos que atuam na digestão, que é o processo de decompor substâncias ingeridas em formas que o corpo consiga usar para obter energia. Os materiais que não podem ser utilizados são eliminados como resíduos. A digestão começa na **cavidade oral**, onde os dentes e a língua manipulam fisicamente os alimentos e as secreções das **glândulas salivares**, que iniciam a digestão enzimática. A **faringe** (garganta) e o **esôfago** sofrem contrações musculares (musculatura lisa) para impulsionar o bolo alimentar até o estômago. As células do **estômago**, **pâncreas**, **fígado** e **intestino delgado** contribuem para uma maior degradação química do material ingerido. O estômago também auxilia na digestão mecânica ao agitar vigorosamente os alimentos, e a massa semissólida produzida é denominada quimo. À medida que o quimo passa pelos intestinos, nutrientes e água são absorvidos pelas células intestinais, enquanto os produtos residuais são compactados como fezes e impulsionados em direção ao **reto** para defecação.

Os órgãos da digestão são encontrados em vários locais do corpo, embora a maioria esteja localizada na cavidade abdominal. A cavidade abdominal é revestida por uma túnica serosa, denominada **peritônio**, e essa túnica também forma um revestimento externo para a maioria dos órgãos, de modo que viabilize sua movimentação. O peritônio da parede corporal é denominado **peritônio parietal**, ao passo que, nos órgãos abdominais, é denominado **peritônio visceral**.

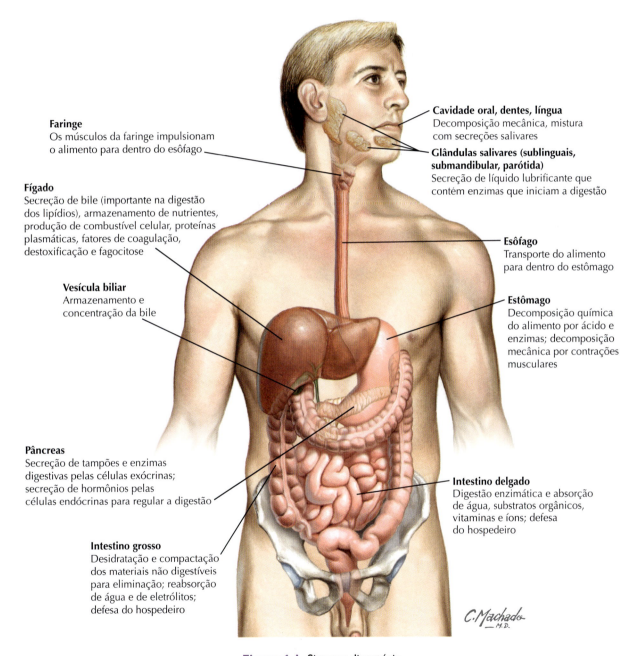

**Figura 6.1** Sistema digestório.

## 6.2 CAVIDADE ORAL E PALATO

O alimento é introduzido dentro da cavidade oral pela **boca**, e os dentes e a língua começam a fragmentá-lo por meio de manipulação física. A **cavidade oral** é limitada, superiormente, pelos palatos duro e mole, lateralmente, pelas bochechas e, inferiormente, pelo assoalho da boca. Uma prega mucosa proeminente, o **arco palatoglosso**, separa a cavidade oral da faringe. A **língua** é a principal estrutura da cavidade oral, que atua no paladar, na fala, na mastigação e na deglutição. A língua possui músculos intrínsecos, que atuam para modificar sua forma, e músculos extrínsecos, que movimentam a língua como um todo. O **músculo genioglosso** é o maior músculo extrínseco da língua. Esse músculo abaixa a língua e a projeta. Os músculos intrínsecos, bem como o músculo genioglosso, são inervados pelo **nervo hipoglosso (NC XII)**. A sensação geral da língua é fornecida pelos ramos linguais do **nervo trigêmeo** (dois terços anteriores) e pelo **nervo glossofaríngeo** (um terço posterior). A digestão química também ocorre na cavidade oral por meio da saliva, que é secretada pelas **glândulas salivares** maiores e menores. As três glândulas salivares maiores pares são as glândulas parótida, submandibular e sublingual. A **glândula parótida** está localizada na face anterior da orelha; seu ducto cruza a superfície do músculo masseter e desemboca na cavidade oral, próximo ao segundo dente molar superior. A **glândula submandibular** estende-se pelo músculo milo-hióideo no assoalho da boca; assim, parte da glândula está localizada no pescoço. Seu ducto segue um trajeto de posterior para anterior para desembocar na carúncula sublingual adjacente ao frênulo da língua. A **glândula sublingual** está apenas abaixo da mucosa no assoalho da boca e libera suas secreções por meio de múltiplos orifícios. A túnica mucosa da boca também contém numerosas glândulas salivares menores. O **palato** separa as cavidades oral e nasal e consiste em uma parte óssea (**palato duro**) e em uma parte muscular (**palato mole**). A parte inferior do palato mole que é visível na parte posterior da cavidade oral é a **úvula palatina**. O palato mole eleva-se durante a deglutição para evitar a entrada do alimento na cavidade nasal. Essa ação é mediada pelo **nervo vago (NC X)**. As estruturas da cavidade oral e o palato recebem suprimento sanguíneo de ramos da artéria carótida externa.

### Foco clínico

O NC IX e o NC X são testados clinicamente por meio do **reflexo do vômito** (ver Foco clínico 2.15). Esse processo consiste em tocar a parte posterior da língua ou a parte oral da faringe do paciente com um abaixador de língua e em observar se ocorre contração dos músculos da faringe (a parte oral da faringe ou orofaringe, à semelhança da parte posterior da língua, é inervada pelo NC IX). A integridade do NC XII é avaliada com um teste semelhante (ver Foco clínico 2.18). Pede-se ao paciente que projete a língua para fora, e a observação de um desvio para um lado costuma indicar um problema relacionado com o nervo hipoglosso.

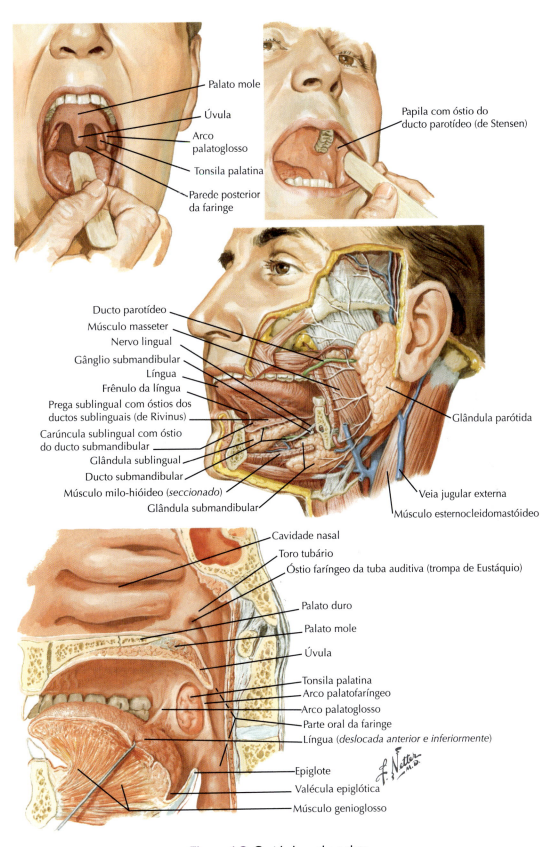

Figura 6.2 Cavidade oral e palato.

### 6.3 FARINGE

A **faringe** é um canal muscular que atua sobretudo na deglutição, além de servir como passagem para o ar durante a respiração e a fala. Os músculos circulares que formam a parede da faringe são denominados **músculos constritores** (superior, médio e inferior da faringe), visto que contraem o lúmen da faringe para impulsionar o bolo alimentar em direção ao esôfago. Os músculos constritores estão dispostos na forma da letra C, com o lado aberto do C voltado anteriormente. A parte mais inferior do músculo constritor inferior da faringe que se funde com o esôfago é denominada **parte cricofaríngea**. Seu lúmen é a parte mais estreita de todo o sistema digestório (tubo GI) e funciona como um músculo esfíncter entre a faringe a o esôfago. A faringe também possui faixas longitudinais de músculo (p. ex., músculo estilofaríngeo), que elevam a faringe durante a deglutição. O interior da faringe é dividido em três regiões: a **parte nasal da faringe** é a parte da faringe posterior às cavidades nasais; a **parte oral da faringe** é posterior à cavidade oral; e a **parte laríngea da faringe** (hipofaringe) é posterior à laringe. O palato mole forma o limite entre as partes nasal e oral da faringe, enquanto a epiglote define a fronteira entre as partes oral e laríngea da faringe. Os **óstios das tubas auditivas (trompas de Eustáquio)** e a cartilagem circundante (**toro tubário**) são importantes pontos de referência na parte nasal da faringe. As tonsilas faríngeas (**adenoides**) estão localizadas na parte posterossuperior da parte nasal da faringe, enquanto as **tonsilas palatinas** são encontradas na parte oral da faringe posteriores aos arcos palatoglossos. A depressão entre a base da língua e parte anterior da epiglote é a **valécula epiglótica**. As características mais proeminentes da parte laríngea da faringe são os recessos **piriformes** pares em cada lado da cartilagem cricóidea. Devido ao comprimento da faringe, o suprimento sanguíneo provém de numerosas artérias que são sobretudo ramos da artéria carótida externa. As veias formam um plexo na parede posterior da faringe, que drena para várias veias no pescoço, incluindo as veias tireóideas superior e inferior, e a **veia jugular interna**. A inervação da faringe é feita sobretudo por meio dos **nervos glossofaríngeo (NC IX)** e **vago (NC X)**, que se misturam para formar um plexo na parede posterior da faringe. O NC IX é responsável principalmente pela inervação sensitiva, enquanto o NC X é primariamente motor.

#### Foco clínico

As **tonsilas** são conjuntos de tecido linfoide, que protegem o corpo de patógenos que entram pelas cavidades nasal e oral. Os linfócitos presentes no interior das tonsilas interceptam antígenos e podem iniciar uma resposta imune. As tonsilas que são ativadas por antígenos intumescem e podem inflamar. O edema das tonsilas faríngeas (adenoides) pode dificultar a respiração pelo nariz e também pode causar obstrução do óstio da tuba auditiva (trompa de Eustáquio), o que pode comprometer a audição. A **valécula epiglótica** é um importante ponto de referência para **intubação**, que é o processo de inserir um tubo endotraqueal em pacientes que não conseguem manter uma via respiratória. Parte do laringoscópio é inserida na valécula para tracionar a língua para frente e visualizar as pregas vocais antes de avançar o tubo. O **recesso piriforme** também é clinicamente importante, visto que os corpos estranhos ingeridos (p. ex., espinhas de peixe) costumam se alojar nesse local.

Capítulo 6 | Sistema Digestório 265

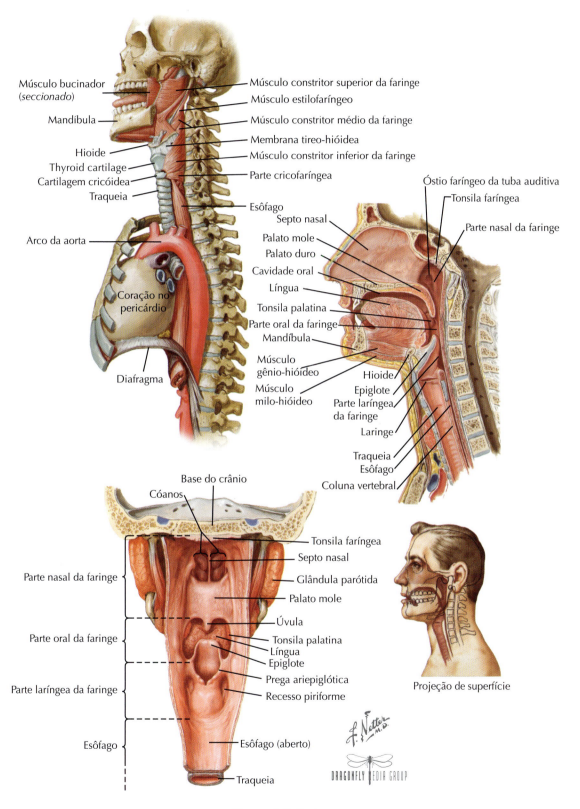

**Figura 6.3** Faringe.

## 6.4 ESÔFAGO E ESTÔMAGO

O **esôfago** é um tubo muscular que transporta o bolo alimentar da faringe para o estômago. A parte proximal é composta por músculo esquelético sob controle voluntário para auxiliar o processo de deglutição. A parte distal possui músculo liso em sua parede, que se contrai em um padrão em forma de onda, denominado **peristaltismo** ou **movimentos peristálticos**. O esôfago começa no pescoço, onde está localizado diretamente posterior à traqueia. Passa para o mediastino do tórax por meio da abertura superior do tórax e localiza-se anteriormente à coluna vertebral. Deixa a cavidade torácica por meio de uma abertura no diafragma, denominada **hiato esofágico**, que está localizada aproximadamente no nível da vértebra T10. Uma vez na cavidade abdominal, o esôfago funde-se com o estômago na **junção esofagogástrica (JEG)**. Duas estruturas contribuem para um esfíncter fisiológico na JEG, de modo a evitar o refluxo (fluxo retrógrado) do conteúdo gástrico para o esôfago. Em primeiro lugar, o músculo na junção apresenta maior tônus de repouso do que o músculo adjacente, e essa parte é denominada **esfíncter esofágico inferior (EEI)**. Em segundo lugar, a musculatura do diafragma ao redor do hiato esofágico também atua como esfíncter quando se contrai. O **estômago** é uma parte expandida do tubo intestinal, que está localizado no quadrante superior esquerdo do abdome. Apresenta quatro regiões (**cárdia**, **fundo gástrico**, **corpo gástrico**, **piloro**) e duas curvaturas (as curvaturas **maior** e **menor**). A face interna do estômago possui pregas longitudinais, denominadas **pregas gástricas**, cuja função é aumentar a área de superfície. O estômago está envolvido na digestão tanto mecânica quanto química, e a passagem do quimo para o duodeno é regulada pelo **músculo esfíncter do piloro**. O estômago está ancorado a outros órgãos por uma dupla camada de peritônio. O ligamento hepatogástrico, que faz parte do **omento menor**, liga o fígado à curvatura menor do estômago. O peritônio ao longo da curvatura maior do estômago estende-se inferiormente sobre os intestinos como **omento maior**, que costuma acumular gordura.

### Foco clínico

Se o EEI estiver fraco ou relaxar em momentos inadequados, poderá ocorrer refluxo do ácido gástrico para o esôfago, causando pirose – dor no tórax devido à irritação da mucosa esofágica. Essa condição crônica é denominada **doença do refluxo gastresofágico (DRGE)** e também pode ser causada por disfunção do diafragma. Se o hiato esofágico ou os ligamentos de sustentação se tornarem excessivamente distendidos (p. ex., devido a alterações relacionadas com a idade), a JEG ou parte superior do estômago pode se projetar através da abertura no tórax. Essa condição é denominada **hérnia de hiato**. Algumas hérnias de hiato são assintomáticas, porém outras podem causar sintomas, como refluxo ácido, pirose e dificuldade na deglutição.

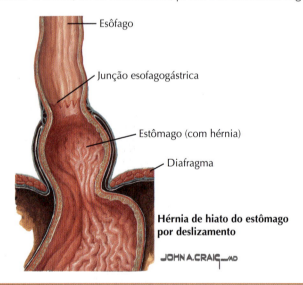

Hérnia de hiato do estômago por deslizamento

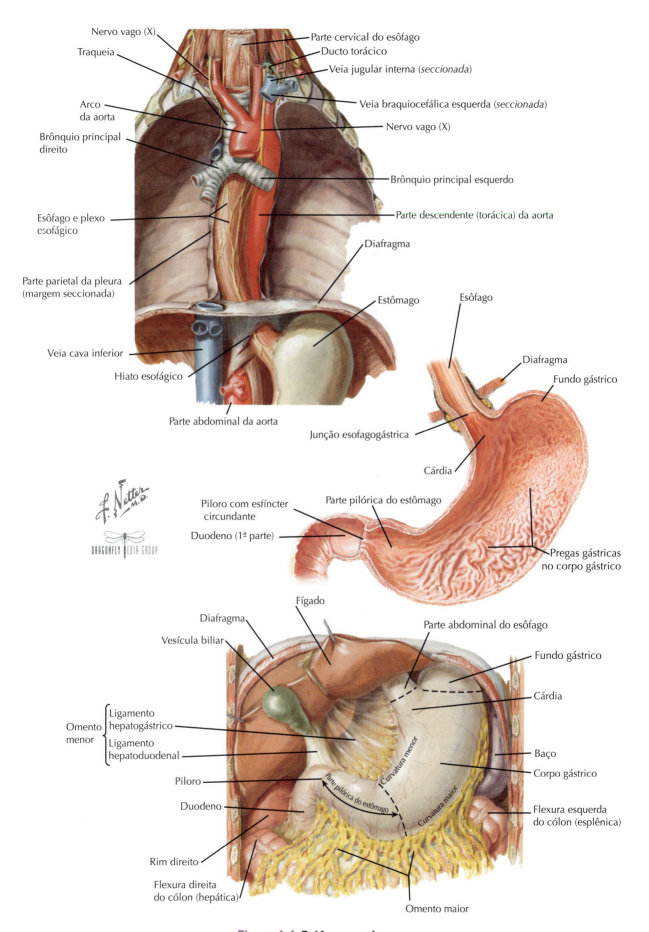

Figura 6.4 Esôfago e estômago.

## 6.5 DUODENO E PÂNCREAS

O intestino delgado consiste em três partes, que são, de proximal para distal, o **duodeno**, o **jejuno** e o **íleo**. O duodeno começa distalmente ao músculo esfíncter do piloro do estômago e está disposto em "forma de C" ao redor da cabeça do pâncreas. O ducto colédoco e o ducto pancreático principal liberam suas secreções na segunda parte do duodeno por meio da **papila maior do duodeno**. Alguns indivíduos possuem um ducto pancreático acessório, e, nesses casos, há uma papila menor do duodeno para receber as secreções. A terceira parte (horizontal) do duodeno passa anteriormente às veias cavas inferiores (VCI) e à parte abdominal da aorta. A quarta parte é vertical e contínua com o jejuno na **junção duodenojejunal**. O **pâncreas** é um importante órgão digestivo, visto que secreta numerosas enzimas que, coletivamente, têm a capacidade de degradar carboidratos, lipídios e proteínas. As enzimas são secretadas em formas inativas, porém tornam-se ativas quando interagem com as secreções das células intestinais. O pâncreas tem uma **cabeça**, **colo**, **corpo** e **cauda**. Uma pequena projeção da cabeça do pâncreas, denominada **processo uncinado**, estende-se profundamente aos vasos mesentéricos superiores. Tanto o duodeno quanto o pâncreas são órgãos retroperitoneais, visto que estão localizados posteriormente ao peritônio.

### Foco clínico

O **câncer de cabeça do pâncreas** pode causar obstrução do ducto pancreático e do ducto colédoco. Se a bile não conseguir drenar para o duodeno, ela se acumula no sangue, causando icterícia.

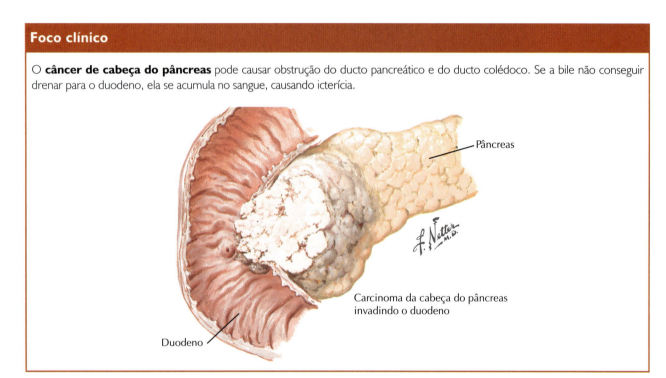

Capítulo 6 | Sistema Digestório 269

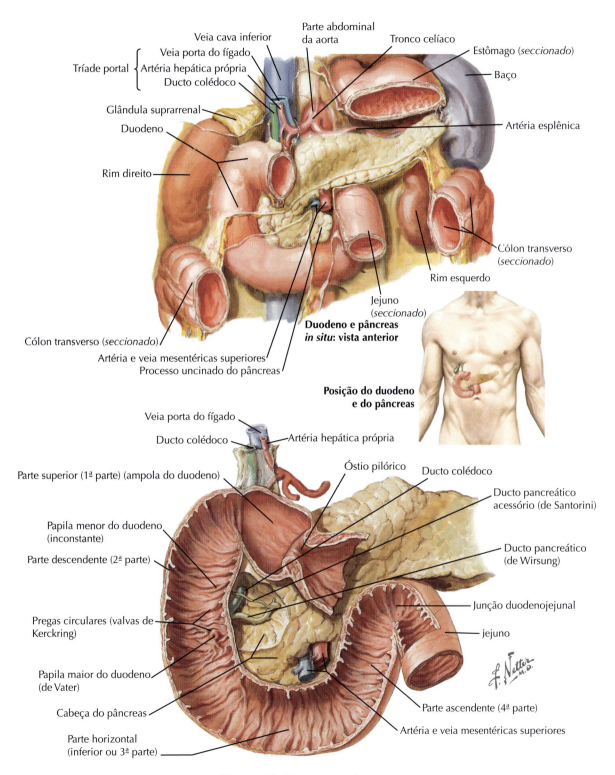

Figura 6.5 Duodeno e pâncreas.

## 6.6 FÍGADO E SISTEMA BILIAR

O **fígado** é um órgão sólido localizado sobretudo no quadrante superior direito do abdome. Anatomicamente, o fígado é composto pelos **lobos hepáticos direito** e **esquerdo** (separados por uma prega de peritônio, o **ligamento falciforme**), por um **lobo quadrado** em forma de quadrado, adjacente à vesícula biliar, e por um pequeno **lobo caudado**, próximo à VCI. O fígado tem duas faces: uma **face diafragmática** em contato com o diafragma e uma **face visceral** em contato com as vísceras abdominais. O hilo do fígado é denominado **porta do fígado**. As artérias hepáticas, a veia porta do fígado e os ductos hepáticos entram ou saem do fígado nesse local. O fígado é circundado principalmente por peritônio visceral, com exceção de uma pequena área na face posterossuperior que está em contato com o diafragma; essa região é denominada **"área nua"** do fígado. A **vesícula biliar** é um pequeno órgão oco em forma de pera, aplicado à face visceral do fígado. O fígado desempenha muitas funções, uma das quais contribui para o processo digestivo. As células hepáticas produzem bile, que emulsifica os lipídios, de modo que possam ser digeridos por enzimas. A bile sai do fígado pelos **ductos hepáticos direito** e **esquerdo**, que se fundem para formar o **ducto hepático comum**. O **ducto cístico** transporta bile para dentro e para fora da vesícula biliar. O ducto cístico e o **ducto hepático comum** fundem-se para formar o ducto colédoco, que termina na **ampola hepatopancreática (de Vater)**. Quando há consumo de gordura, o esfíncter da ampola abre-se para liberar bile no lúmen duodenal. Quando o esfíncter está fechado, qualquer bile produzida retorna pelo ducto colédoco e, em seguida, flui pelo ducto cístico para ser armazenada na vesícula biliar.

### Foco clínico

Os indivíduos com sobrepeso ou que ingerem uma dieta rica em gordura correm risco de desenvolver **cálculos biliares**. Os cálculos biliares consistem em depósitos duros de materiais na bile, como bilirrubina e colesterol. Se um cálculo biliar se alojar em um dos ductos biliares, pode ocorrer obstrução do fluxo de bile. O acúmulo de bile pode causar inflamação da vesícula biliar (**colecistite**), que provoca dor no quadrante superior direito. A vesícula biliar está localizada aproximadamente na intersecção da linha medioclavicular direita e margem costal. A dor nessa região à palpação (**sinal de Murphy**) indica colecistite.

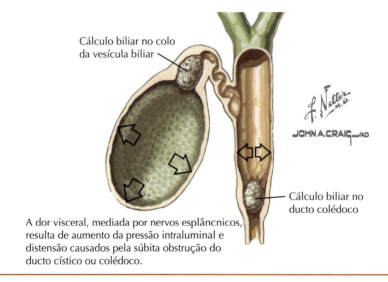

Cálculo biliar no colo da vesícula biliar

Cálculo biliar no ducto colédoco

A dor visceral, mediada por nervos esplâncnicos, resulta de aumento da pressão intraluminal e distensão causados pela súbita obstrução do ducto cístico ou colédoco.

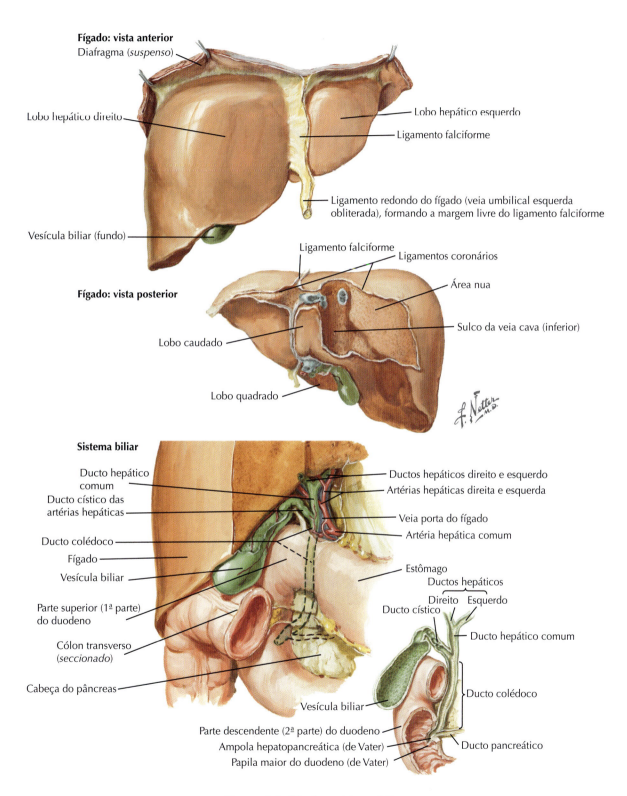

**Figura 6.6** Fígado e sistema biliar.

## 6.7 JEJUNO E ÍLEO

Diferentemente do duodeno, o jejuno e o íleo são circundados por peritônio visceral e suspensos da parede corporal por um mesentério. O **mesentério do intestino delgado** é uma dupla camada de peritônio que acumula gordura e que é contínua com o peritônio parietal na parede abdominal posterior. A **raiz do mesentério** é o nome dado à sua linha de fixação, que se estende obliquamente da parte superior esquerda para a parte direita inferior do abdome. O **jejuno** começa no quadrante superior esquerdo, na **junção duodenojejunal**. Sua face interna caracteriza-se por numerosas **pregas circulares**, que aumentam a área de superfície para a absorção de nutrientes. O **íleo** é a parte distal do intestino delgado que possui uma parede mais fina e menor número de pregas circulares do que o jejuno. Não há nenhuma característica estrutural particular que marque o término do jejuno e o início do íleo, porém ocorre uma transição gradual na espessura da parede intestinal e no número de pregas circulares. O íleo termina fundindo-se com o ceco na **junção ileocecal**.

Capítulo 6 | Sistema Digestório 273

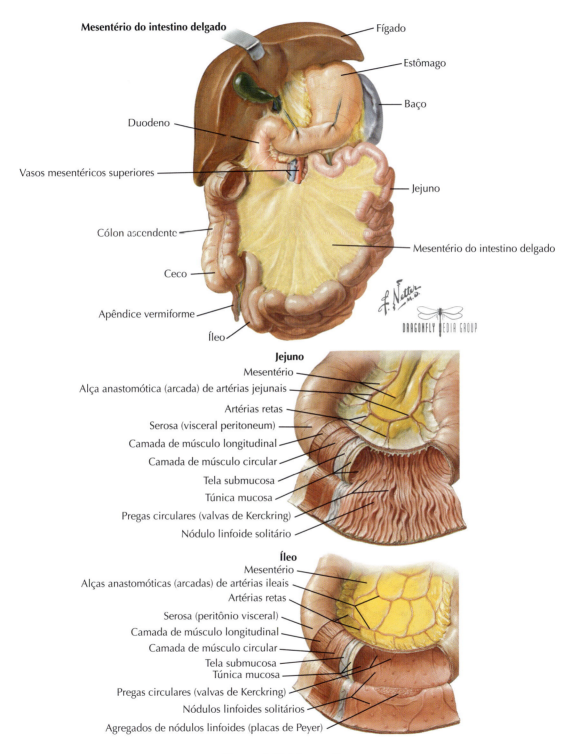

Figura 6.7 Jejuno e íleo.

## 6.8 CÓLON

Após ocorrer absorção no intestino delgado, os produtos remanescentes da digestão passam para o **intestino grosso (cólon)**. A absorção de água continua no cólon para produzir resíduos sólidos (fezes), que são eliminados pelo canal anal. O cólon começa no **ceco**, que está associado a um apêndice vermiforme, denominado **apêndice vermiforme**. A posição do apêndice é variável e, algumas vezes, está localizado posteriormente ao ceco (apêndice retrocecal). As partes restantes do cólon são o **cólon ascendente**, o **cólon transverso**, o **cólon descendente** e o **cólon sigmoide**. O cólon ascendente e o cólon descendente são relativamente fixos na sua localização, visto que são retroperitoneais. O cólon transverso e o cólon sigmoide têm maior mobilidade, visto que são intraperitoneais e estão suspensos da parede do corpo por mesentérios (**mesocólon transverso** e **mesocólon sigmoide**, respectivamente). A transição entre o cólon ascendente e o cólon transverso caracteriza-se por uma curva abrupta, denominada **flexura direita do cólon (hepática)**. A **flexura esquerda do cólon (esplênica)** marca a junção entre os cólons transverso e descendente. A maior parte das regiões do tubo GI possui uma camada contínua de músculo liso de disposição longitudinal em sua parede; entretanto, no cólon, o músculo longitudinal concentra-se em três faixas distintas, denominadas **tênias do cólon**. Outras características do cólon incluem as saculações do cólon (**haustros**) e pequenos apêndices adiposos, denominados **apêndices omentais do cólon**. O interior do cólon caracteriza-se por **pregas semilunares**, que não formam um círculo completo ao redor do lúmen. A diferença no padrão de pregas do intestino delgado *versus* intestino grosso ajuda a distinguir esses órgãos em radiografias.

### Foco clínico

O apêndice vermiforme tem propensão à inflamação, visto que termina em fundo cego e possui um lúmen estreito. Se o lúmen for obstruído (p. ex., por uma semente ou por um pedaço duro de matéria fecal), as bactérias podem se multiplicar rapidamente e causar infecção (**apendicite**). A hipersensibilidade ou dor da apendicite costumam ser sentidas na região do **ponto de McBurney** – região situada a dois terços ao longo de uma linha do umbigo até a espinha ilíaca anterossuperior (EIAS), que indica a posição típica do apêndice em relação à parede abdominal. Todavia, a dor pode ser referida para outros locais, como o dorso, caso o apêndice esteja em uma localização atípica.

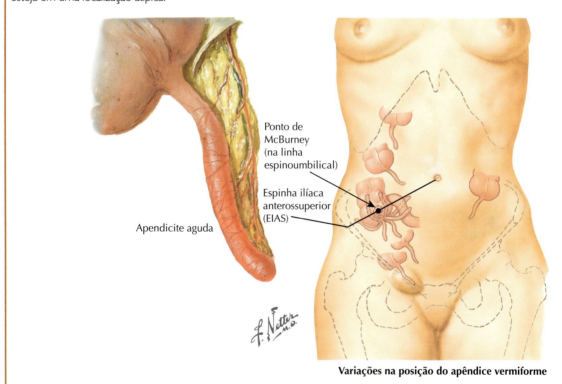

Apendicite aguda

Ponto de McBurney (na linha espinoumbilical)

Espinha ilíaca anterossuperior (EIAS)

**Variações na posição do apêndice vermiforme**

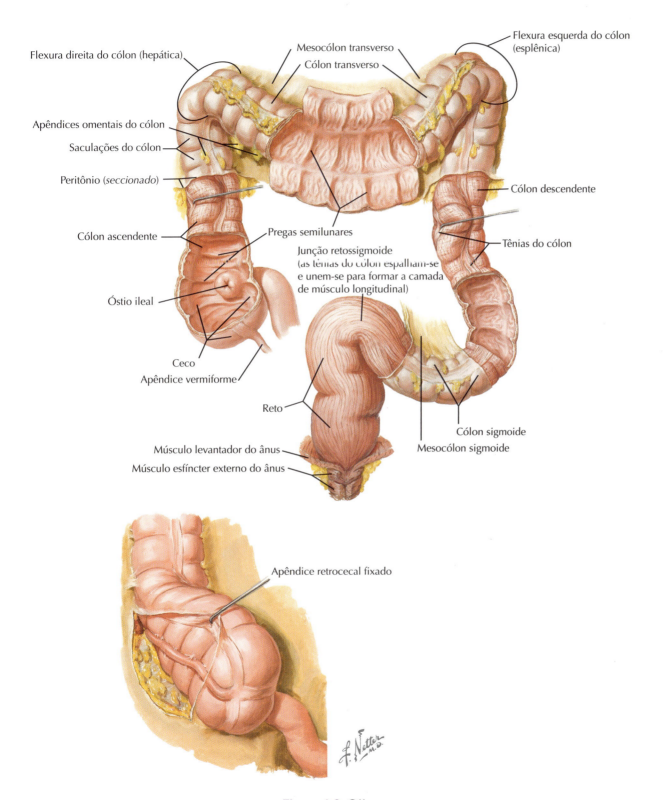

Figura 6.8 Cólon.

## 6.9 RETO E CANAL ANAL

O **reto** começa na junção retossigmoide e desce para a cavidade pélvica, anteriormente ao sacro. O reto é descrito como subperitoneal, visto que está localizado inferiormente ao peritônio. A mucosa retal possui três **pregas transversas** do reto, que ajudam a sustentar a matéria fecal antes de sua eliminação. Na extremidade distal, o reto se estreita para se tornar contínuo com o ânus na **junção anorretal**. Existe um ângulo de aproximadamente 90° na junção anorretal para auxiliar na manutenção da continência (produzindo essencialmente uma "dobra" no canal anorretal). O ângulo é mantido por parte do músculo levantador do ânus (**músculo puborretal**). A parte proximal do canal anal é revestida pela túnica mucosa, enquanto a parte distal é revestida por pele. A **linha pectinada** marca a junção entre essas duas partes. A função do ânus é regular a expulsão das vezes; assim, é necessário um mecanismo para abrir e fechar o lúmen. O ânus possui dois esfíncteres: o **músculo esfíncter externo do ânus**, composto por músculo esquelético que está sob controle voluntário, e o **músculo esfíncter interno do ânus**, composto por músculo liso que é involuntário. Ambos os esfíncteres relaxam durante a defecação. O ânus é delimitado pelas **fossas isquioanais** pares, que são preenchidas com gordura, o que possibilita a expansão do ânus durante a evacuação da massa fecal.

### Foco clínico

A **incontinência fecal** refere-se à incapacidade de controlar a defecação, resultando em vazamento de fezes. O parto constitui uma causa comum, visto que a passagem do feto pela vagina pode causar ruptura da musculatura adjacente, como o músculo levantador do ânus e os músculos esfíncteres do ânus.

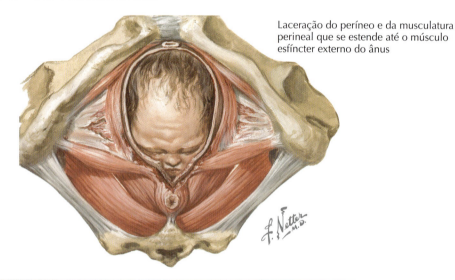

Laceração do períneo e da musculatura perineal que se estende até o músculo esfíncter externo do ânus

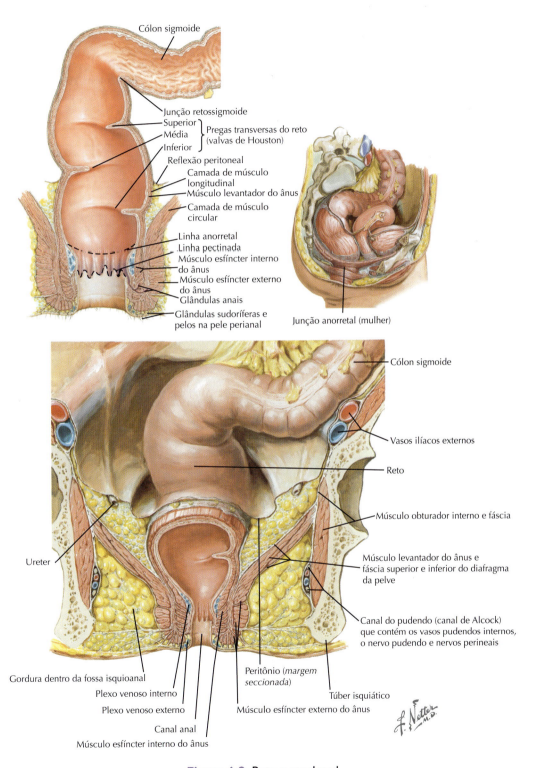

**Figura 6.9** Reto e canal anal.

## 6.10 EXAMES DE IMAGEM DAS VÍSCERAS DO SISTEMA DIGESTÓRIO

### Foco clínico

São utilizadas diversas modalidades de imagem para avaliar os órgãos do sistema digestório. Os órgãos ocos, como o estômago ou os intestinos, podem ser examinados com **radiografia** quando preenchidos com ar. A **fluoroscopia** possibilita a observação de processos dinâmicos, como a deglutição, o peristaltismo e a motilidade dos órgãos digestivos. Nessa técnica, o paciente ingere meio de contraste oral, e são obtidas imagens ao vivo à medida que o meio de contraste se move pelo sistema digestório. A **tomografia computadorizada (TC)** fornece um excelente contraste dos tecidos moles e pode ser utilizada para avaliar alterações estruturais em órgãos individuais (p. ex., inflamação, aumento), que são causadas por patologia, como infecções ou câncer.

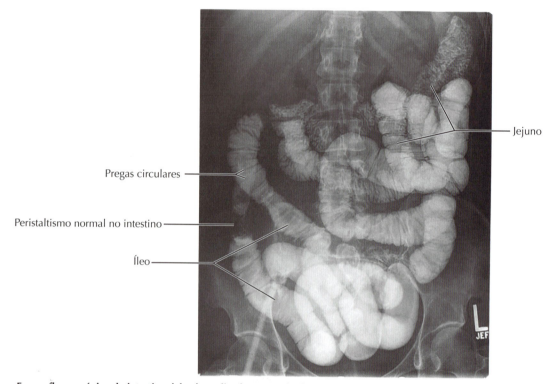

Exame fluoroscópico do intestino delgado realizado com meio de contraste e ar (*Cortesia de Nancy McNulty, M.D.*).

Capítulo 6 | Sistema Digestório 279

## Foco clínico (continuação)

**Imagem superior (RM axial) — rótulos:**
- Veia porta do fígado
- Estômago
- Vesícula biliar
- Pâncreas
- Fígado
- Veia esplênica
- Duodeno
- Artéria mesentérica superior
- Veia cava inferior
- Baço
- Rim esquerdo
- Rim direito
- Aorta

**Imagem inferior (esquema axial correlativo) — rótulos:**
- Veia porta do fígado
- Estômago
- Vesícula biliar
- Pâncreas
- Fígado
- Veia esplênica
- Artéria mesentérica superior
- Duodeno
- Baço
- Veia cava inferior
- Rim esquerdo
- Rim direito
- Corpo vertebral
- Aorta

Imagem reutilizada com autorização de Torigian DA, Hammell MK. *Netter's Correlative Imaging: Abdominal and Pelvic Anatomy.* Elsevier; 2012:28.

## 6.11 SUPRIMENTO SANGUÍNEO DAS VÍSCERAS DO SISTEMA DIGESTÓRIO

A parte torácica do esôfago recebe sangue arterial de diversos ramos da parte **descendente torácica da aorta**. O suprimento sanguíneo das vísceras abdominais é fornecido por três ramos da parte abdominal da aorta, que se originam de sua face anterior. Cada ramo está associado a uma das divisões embrionárias do tubo intestinal: o **tronco celíaco** supre os órgãos derivados do intestino anterior, a **artéria mesentérica superior (AMS)** supre os órgãos do intestino médio e a **artéria mesentérica inferior (AMI)** supre os órgãos do intestino posterior. Após se originar da aorta, o tronco celíaco divide-se imediatamente em três ramos terminais: a **artéria gástrica esquerda**, que acompanha a curvatura menor do estômago e supre o estômago e a parte abdominal do esôfago; a **artéria esplênica**, que segue ao longo da margem superior do pâncreas e emite ramos para o estômago, o pâncreas e o baço (um órgão do sistema imune); e a **artéria hepática comum**, que possui múltiplos ramos que suprem o estômago, o duodeno, o pâncreas, o fígado e a vesícula biliar. Dois desses ramos principais são as **artérias gastroduodenal** e **hepática própria**. A AMS supre todas as três partes do intestino delgado, o ceco, o apêndice vermiforme, o cólon ascendente e os dois terços proximais do cólon transverso. Seus ramos receberam nomes lógicos: as **artérias jejunais** e **ileais** suprem o intestino delgado; a **artéria ileocólica** supre a junção ileocecal; a **artéria cólica direita** supre o cólon ascendente; e a **artéria cólica média** supre o cólon transverso. A AMI supre as partes restantes do intestino, especificamente o terço distal do cólon transverso e o cólon descendente por meio da **artéria cólica esquerda**; o **cólon sigmoide** por meio das artérias sigmoides; e a parte superior do reto pela **artéria renal superior**. O reto também recebe suprimento sanguíneo das **artérias retal média** e **retal inferior**, ramos da artéria ilíaca interna que se originam dentro da pelve.

### Foco clínico

Existem anastomoses em área de transição. Por exemplo, o **arco justacólico** do cólon liga a artéria cólica média, ramo da AMS, à artéria cólica esquerda, ramo da AMI, na região da flexura esquerda do cólon. Entretanto, o fluxo colateral costuma ser limitado nessas áreas "divisórias de irrigação", de modo que há um risco de **isquemia** em situações de hipoperfusão ou de bloqueio arterial.

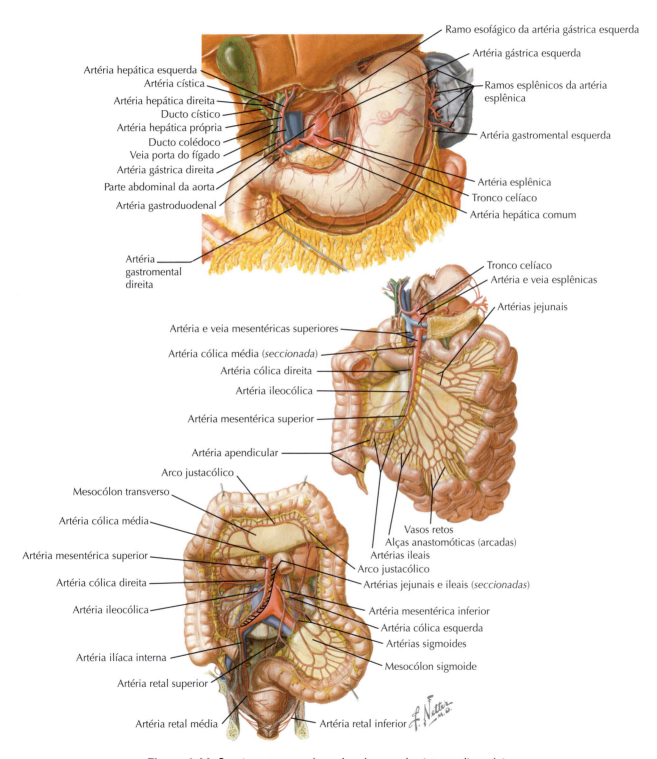

**Figura 6.11** Suprimento sanguíneo das vísceras do sistema digestório.

## 6.12 DRENAGEM VENOSA DAS VÍSCERAS DO SISTEMA DIGESTÓRIO

A drenagem venosa da parte torácica do esôfago ocorre por meio de tributárias do **sistema ázigo de veias**, enquanto a parte abdominal drena para os ramos esofágicos da **veia gástrica esquerda**. O sangue venoso dos órgãos abdominais contém nutrientes que foram absorvidos pelos capilares no trato intestinal. Esse sangue precisa entrar no fígado para processamento metabólico, de modo que o sangue é direcionado para a **veia porta do fígado**. As **veias mesentérica superior** e **esplênica** fundem-se para formar a veia porta. Normalmente, a **veia mesentérica inferior** drena para a veia esplênica. Após a entrada no fígado, o sangue passa pelos capilares sinusoidais, de modo que os nutrientes possam ser absorvidos pelas células hepáticas. Em seguida, o sangue venoso é transportado para fora do fígado por meio das **veias hepáticas**, que são veias sistêmicas que drenam para a veia cava inferior. Essa disposição singular – em que existe um sistema de veias entre dois leitos capilares – é denominada sistema portal (ver 4.1).

### Foco clínico

A ocorrência de patologia que retarda o fluxo de sangue pelo fígado pode provocar **hipertensão portal** – pressão arterial elevada na veia porta ou suas tributárias. As causas podem ser intra-hepáticas (p. ex., cirrose hepática) ou extra-hepáticas (p. ex., coágulo na veia porta do fígado). À medida que o sangue reflui nas tributárias da veia porta do fígado, as complicações resultantes incluem **varizes esofágicas** (dilatação das veias esofágicas que podem sangrar) e **esplenomegalia** (aumento do baço).

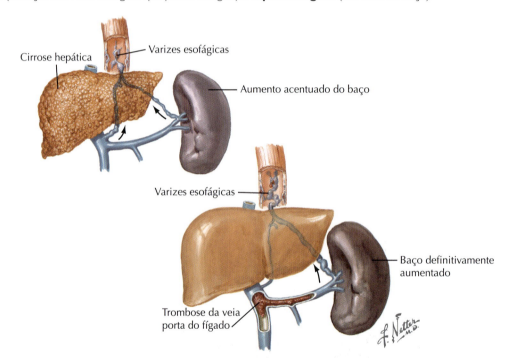

Capítulo 6 | Sistema Digestório 283

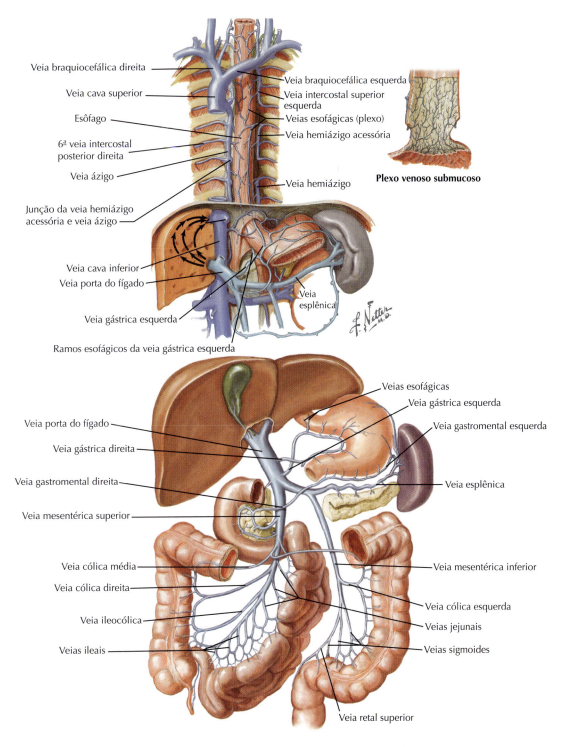

Figura 6.12 Drenagem venosa das vísceras do sistema digestório.

## 6.13 INERVAÇÃO DAS VÍSCERAS DO SISTEMA DIGESTÓRIO

A musculatura do esôfago é inervada por ramos dos **nervos vagos**. Os neurônios eferentes somáticos inervam a parte superior composta por músculo esquelético, enquanto os neurônios parassimpáticos suprem a parte restante que consiste em músculo liso. A inervação das vísceras abdominais é fornecida por nervos autônomos que se misturam dentro do **plexo aórtico** na face anterior da parte abdominal da aorta. Os **neurônios simpáticos** originam-se na medula espinal toracolombar e seguem até o plexo aórtico por meio dos **nervos esplâncnicos torácicos** e **lombares**; os três nervos esplâncnicos torácicos são denominados nervos esplâncnicos maior, menor e imo. Esses neurônios pré-ganglionares fazem sinapse nos gânglios simpáticos que estão localizados próximo aos principais ramos da aorta (p. ex., gânglio celíaco). Os neurônios pós-ganglionares acompanham os ramos dos principais vasos para alcançar seus órgãos-alvo. A atividade simpática estimula a resposta de "luta ou fuga" do corpo, preparando-o para situações intensas; assim, ele inibe o processo digestivo. Seus efeitos sobre o sistema gastrintestinal incluem o desvio de sangue para longe dos intestinos (vasoconstrição), o que inibe a motilidade gastrintestinal ao relaxar o músculo liso, contrair os músculos esfíncteres e inibir a secreção glandular. Os **neurônios parassimpáticos** que inervam os órgãos gastrointestinais provêm de duas fontes. Os nervos vagos entram no abdome através do hiato esofágico com o esôfago e tornam-se os **troncos vagais**. Esses nervos conduzem neurônios parassimpáticos até as vísceras supridas pelo tronco celíaco e AMS (a inervação vagal terminal aproximadamente na flexura esquerda do cólon). Os neurônios parassimpáticos que inervam o restante do tubo gastrintestinal se originam na região sacral da medula espinal e seguem superiormente até as vísceras dentro dos **nervos esplâncnicos pélvicos**. Normalmente, os neurônios parassimpáticos pré-ganglionares fazem sinapse em gânglios que estão localizados na parede do órgão-alvo, entre as camadas de músculo liso. Os neurônios parassimpáticos promovem "repouso e digestão" – processos que conservam e que restauram a energia do corpo. Assim, a estimulação parassimpática aumenta o peristaltismo no tubo gastrintestinal, estimula a secreção glandular e relaxa os esfíncteres de músculo liso para promover a digestão e a defecação. O músculo esfíncter externo do ânus (músculo esquelético) é inervado pelos **nervos anais inferiores**, que são ramos dos nervos pudendos.

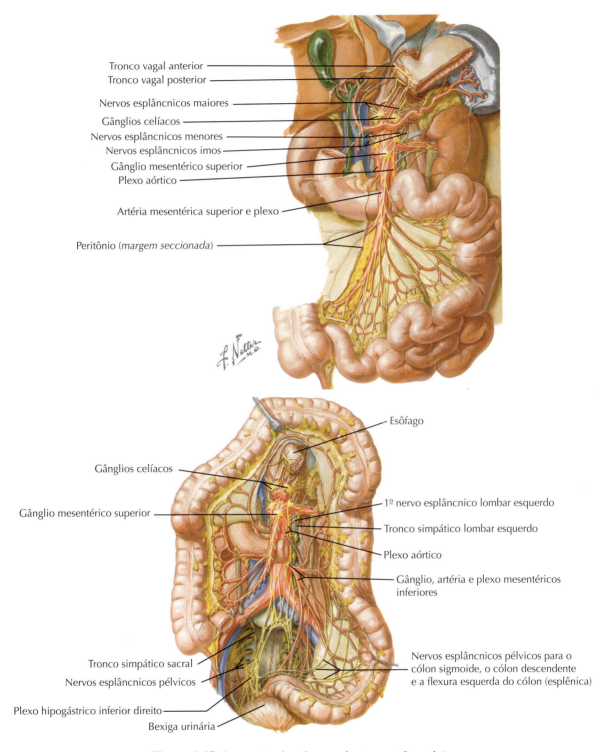

**Figura 6.13** Inervação das vísceras do sistema digestório.

## 6.14 LINFÁTICOS DAS VÍSCERAS DO SISTEMA DIGESTÓRIO

Como o esôfago se estende do pescoço até o abdome, a linfa desse órgão drena em uma variedade de linfonodos, incluindo **linfonodos cervicais profundos** no pescoço, **linfonodos mediastinais posteriores** no tórax e **linfonodos gástricos esquerdo** no abdome. A drenagem linfática dos órgãos abdominais assemelha-se ao padrão da vasculatura. Inicialmente, a linfa drena para linfonodos que são adjacentes a determinados órgãos (p. ex., **linfonodos gástricos, linfonodos paracólicos**). Os vasos linfáticos desses linfonodos convergem para grupos de linfonodos adjacentes aos principais vasos do sistema digestório (**linfonodos celíacos, linfonodos mesentéricos superiores, linfonodos mesentéricos inferiores**). Em seu conjunto, esses linfonodos na face anterior da aorta são denominados **linfonodos pré-aórticos**, diferentemente dos linfonodos localizados nas faces laterais da aorta, que são denominados **linfonodos aórticos laterais** ou **lombares**. A linfa que passa pelos linfonodos pré-aórticos e aórticos laterais drena finalmente para a **cisterna do quilo**, uma dilatação sacular na extremidade inferior do ducto torácico. O **ducto torácico** transporta toda a linfa dos órgãos abdominais para a circulação, fundindo-se com o sistema venoso na junção das veias subclávia e jugular interna.

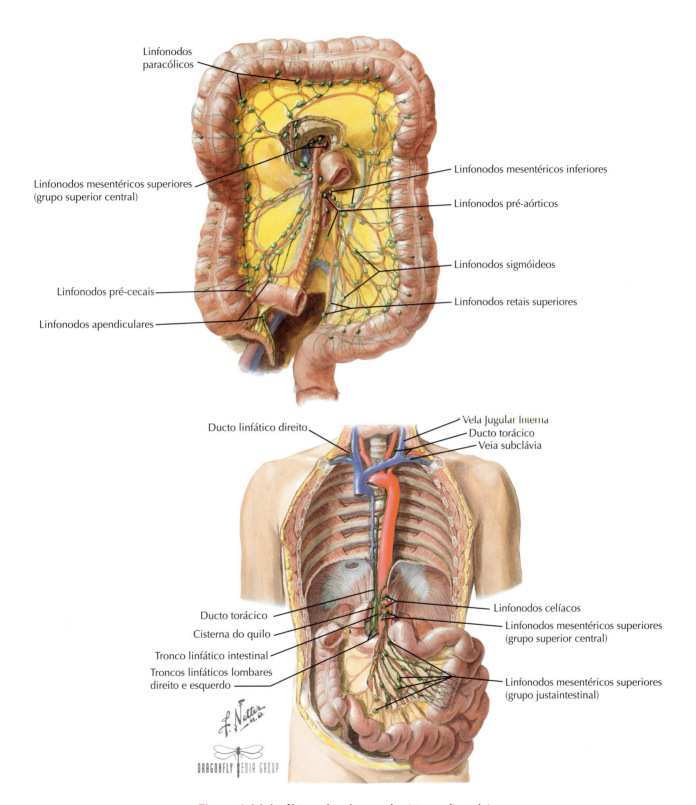

**Figura 6.14** Linfáticos das vísceras do sistema digestório.

## QUESTÕES DE REVISÃO

### Teste seu conhecimento

1. O câncer de pâncreas pode impedir a entrada da bile no tubo gastrintestinal devido à compressão do:
   A. Ducto colédoco
   B. Ducto hepático comum
   C. Ducto cístico
   D. Ducto pancreático principal
   E. Ducto hepático direito

2. O peristaltismo (contração) do cólon descendente seria facilitado por:
   A. Nervos esplâncnicos lombares
   B. Nervos esplâncnicos pélvicos
   C. Nervos esplâncnicos sacrais
   D. Nervos esplâncnicos torácicos
   E. Nervos vagos

3. Que artéria segue ao longo da curvatura menor do estômago?
   A. Tronco celíaco
   B. Artéria hepática comum
   C. Artéria gástrica esquerda
   D. Artéria gastromental direita
   E. Artéria esplênica

4. Ao testar o reflexo do vômito, você constata que seu paciente perdeu a sensação no terço posterior da língua. Qual dos seguintes nervos tem mais probabilidade de estar lesionado?
   A. NC V
   B. NC VII
   C. NC IX
   D. NC X
   E. NC XII

5. O revestimento interno do jejuno apresenta:
   A. Saculações do cólon
   B. Apêndices omentais
   C. Pregas circulares
   D. Pregas gástricas
   E. Pregas semilunares do cólon

### Aplique seu conhecimento

6. Uma paciente queixa-se de congestão nasal crônica, e seu parceiro relata que ela respira pela boca enquanto dorme. O exame laringoscópico revela um pólipo na parte nasal da faringe. Enquanto está retirando esse pólipo, você ficaria mais preocupado quanto à possibilidade de danificar o(a):
   A. Epiglote
   B. Tuba auditiva (trompas de Eustáquio)
   C. Tonsila palatina
   D. Recesso piriforme
   E. Valécula epiglótica

7. Um paciente apresenta câncer na parte superior do reto. Se quisesse avaliar a possibilidade de disseminação metastática pelo sistema linfático, que grupo de linfonodos você deveria examinar inicialmente?
   A. Linfonodos ilíacos externos
   B. Linfonodos mesentéricos inferiores
   C. Linfonodos ilíacos internos
   D. Linfonodos aórticos laterais (lombares)
   E. Linfonodos sacrais

8. Uma paciente com histórico de aterosclerose queixa-se ao seu médico que frequentemente sente dor depois de comer, mas que desaparece depois de algumas horas. A angiografia revela um estreitamento de ramos da artéria mesentérica superior por placa, sendo a dor causada por isquemia. Qual dos seguintes órgãos está mais provavelmente afetado pela isquemia?
   A. Cólon descendente
   B. Duodeno
   C. Íleo
   D. Pâncreas
   E. Reto

9. Uma paciente queixa-se de dificuldade de deglutição e relata que sente o líquido entrando pelo nariz. Um exame de deglutição de bário indica que o palato mole não está se elevando adequadamente. Esse problema pode resultar de dano ao:
   A. NC V
   B. NC VII
   C. NC IX
   D. NC X
   E. NC XII

10. Um homem leva sua companheira ao serviço de emergência porque ela está vomitando sangue. O exame endoscópico revela que essa paciente apresenta varizes esofágicas (veias esofágicas dilatadas) na parte distal do esôfago, que sofreram ruptura, causando hemorragia interna. Essas varizes têm mais probabilidade de resultar em aumento do volume sanguíneo na:
    A. Veia gastroduonal
    B. Veia cava inferior
    C. Veia gástrica esquerda
    D. Veia hepática direita
    E. Veia esplênica

Ver respostas no Apêndice.

# CAPÍTULO 7

## SISTEMA ENDÓCRINO

7.1 Sistema endócrino, 292
7.2 Hipófise, 294
7.3 Glândulas tireoide e paratireoides, 296
7.4 Pâncreas, 298
7.5 Glândula suprarrenal, 300

## 7.1 SISTEMA ENDÓCRINO

O sistema endócrino consiste em órgãos, glândulas e tecidos que produzem e secretam hormônios. Os hormônios influenciam a atividade de inúmeras células do corpo e regulam diversos processos, como crescimento, desenvolvimento, reprodução e resposta do corpo ao estresse. Alguns órgãos, como o coração, desempenham uma função endócrina, visto que secretam um ou mais hormônios; entretanto, esta não é sua principal função no corpo. Outros tecidos endócrinos estão espalhados pelo corpo. Por exemplo, a gordura é um tecido endócrino, visto que suas células secretam um hormônio que regula a ingestão de alimentos e o armazenamento de gordura. Neste capítulo, iremos nos concentrar em cinco glândulas endócrinas principais: a **hipófise**, a **glândula tireoide**, as **glândulas paratireoides**, as **glândulas suprarrenais** e o **pâncreas**. Os **ovários** e os **testículos** são importantes glândulas endócrinas associadas à reprodução e são discutidos no Capítulo 9 – Sistema Genital. Diferentemente das glândulas exócrinas que secretam seus produtos em ductos, as glândulas endócrinas liberam hormônios diretamente na corrente sanguínea ou no sistema linfático. Por esse motivo, as glândulas endócrinas normalmente apresentam vascularização e drenagem linfática bem desenvolvidas.

Capítulo 7 | Sistema Endócrino 293

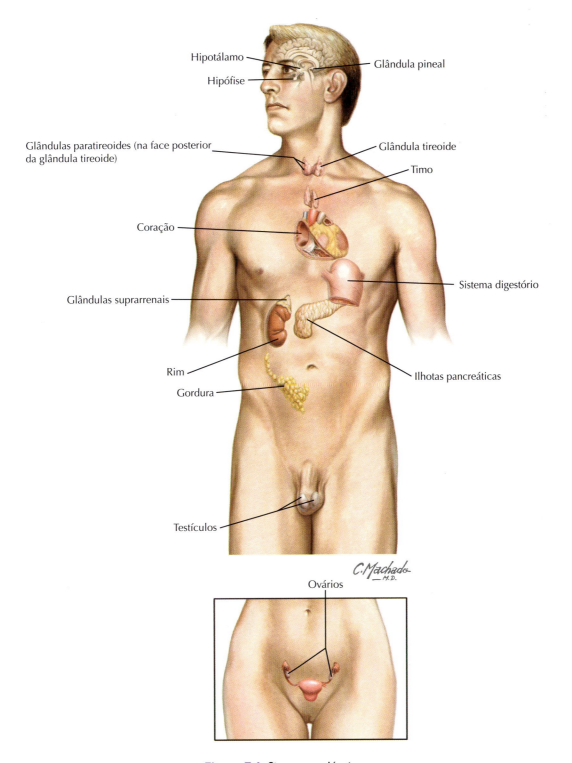

Figura 7.1 Sistema endócrino.

## 7.2 HIPÓFISE

A **hipófise** é uma pequena glândula que está suspensa do cérebro por uma haste denominada **infundíbulo**. Reside em uma fossa óssea protetora, conhecida como **sela turca**, que faz parte do esfenoide. A hipófise é formada por dois lobos, que diferem na sua composição e função. A **adeno-hipófise** (lobo anterior) é composta de tecido glandular, que sintetiza e libera numerosos hormônios. Essa atividade é regulada por hormônios produzidos no hipotálamo, que podem aumentar ou inibir sua secreção. A **neuro-hipófise** (lobo posterior) consiste em tecido neural – especificamente, axônios, terminações axonais e células gliais. Os corpos celulares dos axônios na neuro-hipófise estão localizados nos núcleos do hipotálamo, e os axônios são conhecidos coletivamente como **trato hipotálamo-hipofisial**. Os hormônios sintetizados no hipotálamo são transportados ao longo dos axônios do trato hipotálamo-hipofisial e são armazenados em terminações nervosos dentro da neuro-hipófise. Quando estimulados por impulsos neurais, os grânulos secretores são liberados, e os hormônios entram na corrente sanguínea por meio de capilares fenestrados da neuro-hipófise. Por conseguinte, o lobo posterior da hipófise não é uma glândula endócrina, porém um local de armazenamento de hormônios. A hipófise recebe sangue arterial das **artérias hipofisárias superior** e **inferior**, que são ramos das artérias carótidas internas. O padrão circulatório na neuro-hipófise é típico: as artérias ramificam-se para formar arteríolas e, por fim, capilares; em seguida, os capilares formam as **veias hipofisárias** que drenam para o seio cavernoso. Em contrapartida, a adeno-hipófise está associada ao **sistema porta-hipofisário**, que consiste em um sistema de veias entre um plexo capilar primário no hipotálamo e um leito capilar secundário no lobo anterior. Esse sistema possibilita uma comunicação direta entre o hipotálamo e a adeno-hipófise, que é necessária para a função reguladora do hipotálamo. Os hormônios que são secretados pela adeno-hipófise entram na corrente sanguínea por meio das veias hipofisárias que drenam para o seio cavernoso.

### Foco clínico

Os tumores hipofisários (**adenomas hipofisários**) constituem a causa mais comum de disfunção hipofisária. Como a hipófise é quase totalmente envolvida por osso, os tumores com frequência se expandem superiormente na cavidade do crânio e podem causar distúrbios visuais ao comprimir o quiasma óptico. Se houver necessidade de intervenção cirúrgica, a relação entre a hipófise e o seio esfenoidal permite o acesso por meio da cavidade nasal (abordagem transesfenoidal).

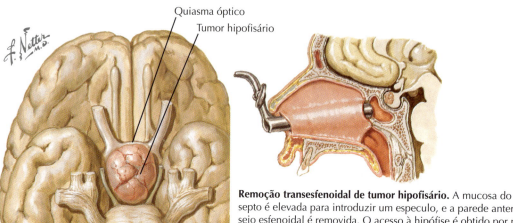

**Remoção transesfenoidal de tumor hipofisário.** A mucosa do septo é elevada para introduzir um especulo, e a parede anterior do seio esfenoidal é removida. O acesso à hipófise é obtido por meio do assoalho da sela turca.

Capítulo 7 | Sistema Endócrino  295

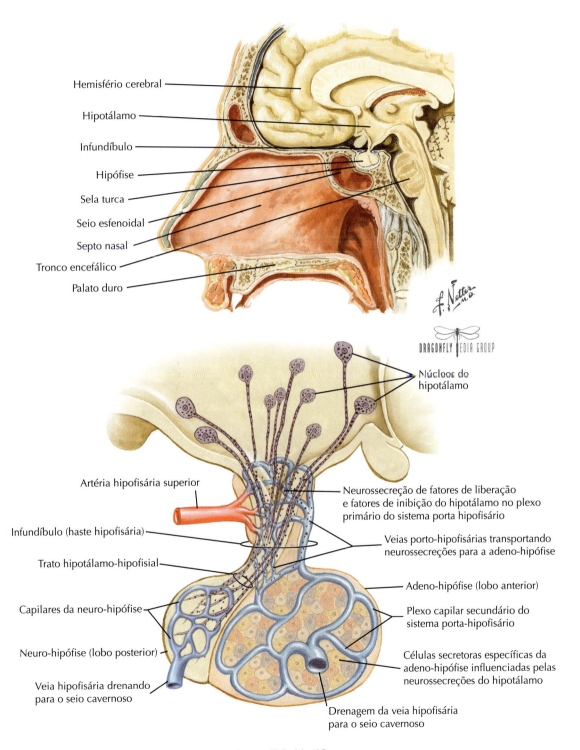

Figura 7.2 Hipófise.

## 7.3 GLÂNDULAS TIREOIDE E PARATIREOIDES

A **glândula tireoide** reside no pescoço anterolateralmente à parte proximal da traqueia. Consiste em dois **lobos** conectados pelo **istmo** da glândula tireoide, normalmente localizado anterior às segunda e terceira cartilagens traqueais. Alguns indivíduos também apresentam um **lobo piramidal fino**, que se projeta da face superior e que constitui um remanescente do desenvolvimento (ver Foco clínico). A função da glândula tireoide é produzir e secretar os hormônios tireoidianos e a calcitonina. Existem dois hormônios da tireoide, a tiroxina ($T_4$) e a triodotironina ($T_3$), que regulam processos que são importantes no metabolismo, crescimento e desenvolvimento. A calcitonina promove a deposição de cálcio nos ossos, reduzindo, assim, a quantidade de cálcio no sangue. A glândula tireoide recebe um rico suprimento sanguíneo por meio das artérias tireóideas superior e inferior. Normalmente, a **artéria tireóidea superior** é o primeiro ramo da artéria carótida externa e segue ao longo da face superior da glândula. A **artéria tireóidea inferior** origina-se do tronco tireocervical e ascende até a face profunda da glândula. Três pares de veias tireóideas drenam a glândula tireoide. As **veias tireóideas superiores** e **médias** drenam para a veia jugular interna, enquanto as **veias tireóideas inferiores** normalmente desembocam nas veias braquiocefálicas. Observe que a veia tireóidea média não tem uma artéria acompanhante.

As **glândulas paratireoides** produzem e secretam o paratormônio (PTH), que aumenta a quantidade de cálcio no sangue. Normalmente, existem quatro glândulas localizadas na face posterior da tireoide, um par superior e um par inferior, embora o número de glândulas e a localização possam variar. As glândulas paratireoides costumam ser supridas pelas **artérias tireóideas inferiores** e drenadas pelas **veias tireóideas inferiores**.

### Foco clínico

Durante o desenvolvimento, o tecido tireoidiano migra inferiormente do assoalho da faringe para o pescoço, fixado pelo ducto tireoglosso. Em geral, o ducto tireoglosso degenera; entretanto, partes dele podem persistir como trato ou **cisto do ducto tireoglosso**. Em alguns indivíduos, o tecido da tireoide não migra totalmente. Pode-se encontrar um **tecido tireoidiano ectópico** em qualquer ponto ao longo da via de migração, e o lobo piramidal é um exemplo disso. Em certas ocasiões, a glândula tireoide recebe um suprimento arterial adicional de uma pequena artéria, denominada **artéria tireóidea ima**. Se essa artéria estiver presente, ela normalmente se origina do arco da aorta ou do tronco braquiocefálico e ascende para a glândula tireoide na face anterior da traqueia. Dessa maneira, pode constituir uma fonte inesperada de sangramento arterial durante certos procedimentos, como traqueostomia. Os médicos também devem conhecer a estreita relação coexistente entre a glândula tireoide e os nervos laríngeos recorrentes, de modo a evitar qualquer dano aos nervos durante uma cirurgia de tireoide. Esses nervos inervam os músculos da laringe; assim, o dano pode provocar paralisia das pregas vocais e rouquidão da voz.

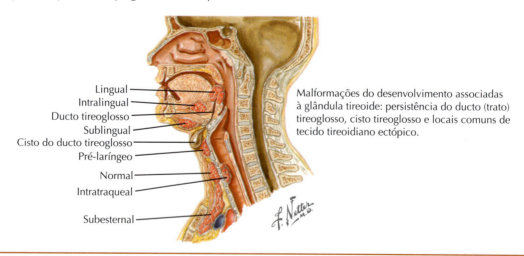

Malformações do desenvolvimento associadas à glândula tireoide: persistência do ducto (trato) tireoglosso, cisto tireoglosso e locais comuns de tecido tireoidiano ectópico.

Capítulo 7 | Sistema Endócrino 297

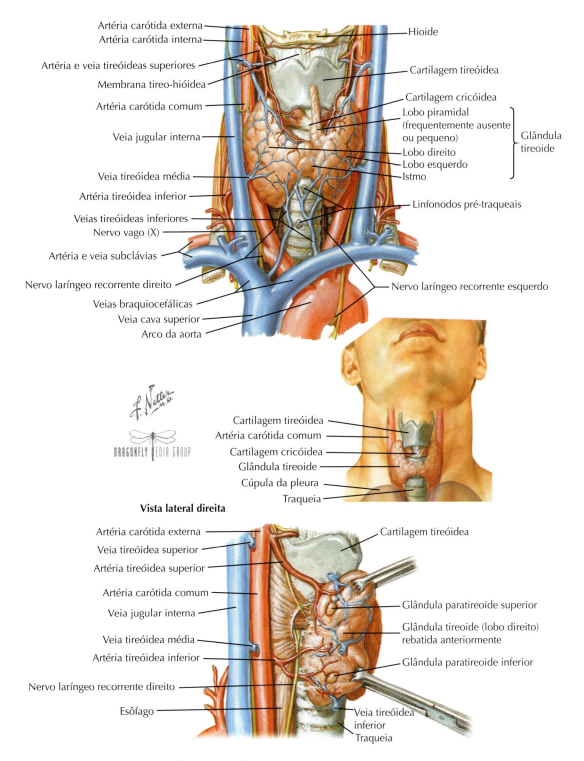

Figura 7.3 Glândulas tireoide e paratireoides.

## 7.4 PÂNCREAS

O **pâncreas** é uma glândula tanto exócrina quanto endócrina. As células acinares do pâncreas sintetizam e secretam precursores enzimáticos digestivos em um sistema de ductos pancreáticos (função exócrina; ver Capítulo 6 – Sistema Digestório). As células da parte endócrina do pâncreas estão dispostas em aglomerados, denominadas **ilhotas pancreáticas (ilhotas de Langerhans)**. As células das ilhotas produzem e secretam hormônios que regulam o metabolismo dos carboidratos, isto é, insulina, glucagon e somatostatina. O pâncreas está localizado no retroperitônio e dispõe de cabeça, colo, corpo e cauda. A **cabeça do pâncreas** é circundada pelo duodeno, o **colo do pâncreas** é anterior aos vasos mesentéricos superiores, e a **cauda do pâncreas** é adjacente ao baço. O **processo uncinado**, uma protuberância da cabeça do pâncreas em formato de gancho, situa-se profundamente aos vasos mesentéricos superiores. O pâncreas recebe sangue arterial da **artéria esplênica** (artérias pancreáticas dorsal e magna, artéria da cauda do pâncreas), da **artéria gastroduodenal** (artérias pancreaticoduodenais superiores) e da **artéria mesentérica superior** (artérias pancreaticoduodenais inferiores). As veias correspondentes drenam finalmente para a veia porta do fígado. O pâncreas é inervado por nervos eferentes da divisão autônoma do sistema nervoso e por nervos aferentes viscerais. Os neurônios simpáticos dentro dos **nervos esplâncnicos torácicos** regulam o fluxo sanguíneo para o pâncreas; esses neurônios pré-ganglionares fazem sinapse nos gânglios celíacos e mesentéricos superiores. A inervação parassimpática do pâncreas endócrino por meio dos **nervos vagos** causa aumento na secreção de hormônios. As sensações de dor do pâncreas são transmitidas por neurônios aferentes viscerais, que costumam seguir com nervos simpáticos e entram na medula espinal nos níveis T5–T10. Portanto, a dor pode ser referida para os dermátomos T5–T10 (região epigástrica e parte média do dorso).

### Foco clínico

O distúrbio mais comum do pâncreas endócrino é o **diabetes mellitus**, uma condição que resulta em elevação dos níveis de glicemia. Existem dois tipos principais de diabetes mellitus, que diferem quanto à etiologia. No **diabetes mellitus tipo I**, a destruição autoimune das células das ilhotas pancreáticas provoca deficiência de insulina. Os pacientes precisam obter insulina por outros meios, como injeções ou o uso de uma bomba de insulina que libera periodicamente insulina no tecido subcutâneo. No **diabetes mellitus tipo II**, as células não respondem adequadamente à insulina, uma condição denominada resistência à insulina. Muitos fatores afetam a resistência à insulina, como excesso de peso corporal, falta de sono, tabagismo e sedentarismo. Por isso, o diabetes mellitus tipo II pode ser controlado pela adoção de hábitos saudáveis (p. ex., dieta e exercício). Entretanto, alguns pacientes também necessitam de medicação para ajudar a regular o açúcar no sangue.

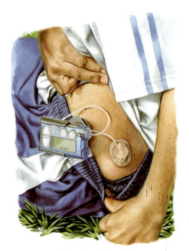
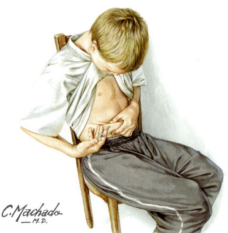

Bomba de insulina    Múltiplas injeções diárias de insulina

Capítulo 7 | Sistema Endócrino 299

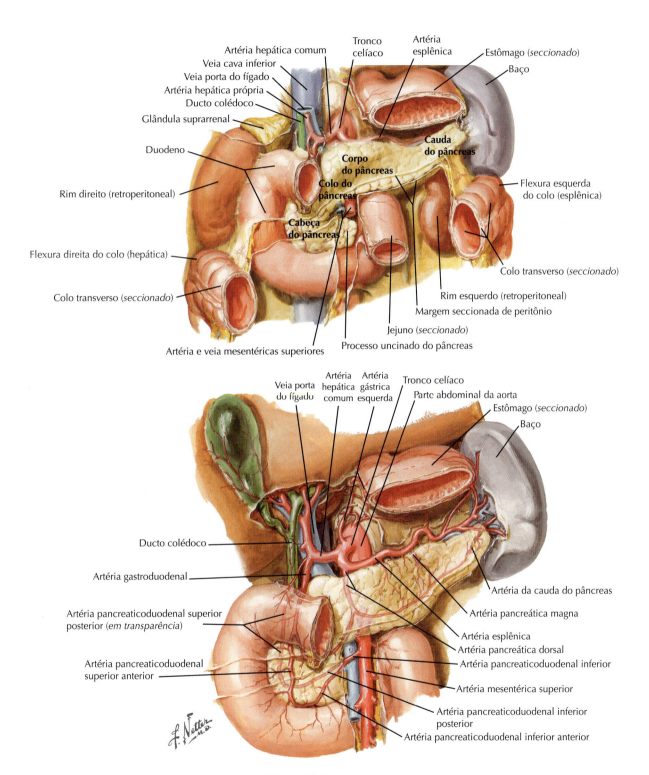

**Figura 7.4** Pâncreas.

## 7.5 GLÂNDULA SUPRARRENAL

As **glândulas suprarrenais (adrenais)** pares estão localizadas no retroperitônio, adjacentes aos polos superiores dos rins. Cada glândula consiste em um **córtex externo** e em uma **medula interna**, e as células dessas duas partes desempenham funções diferentes. As células corticais produzem e secretam hormônios esteroides, que auxiliam na regulação de numerosos processos no corpo, como metabolismo, manutenção da pressão e do equilíbrio eletrolítico, formação do osso e resposta imune. As células medulares sintetizam catecolaminas (epinefrina e norepinefrina), que são secretadas durante a resposta simpática de "luta ou fuga" para reforçar e prolongar seus efeitos. O suprimento arterial das glândulas suprarrenais é extenso, fornecido pelas **artérias suprarrenais superior**, **média** e **inferior**. Essas artérias são ramos da artéria frênica inferior, da parte abdominal da aorta e da artéria renal, respectivamente. Diferentemente do padrão arterial, existe uma única **veia suprarrenal** para cada glândula que drena para a veia renal, no lado esquerdo do corpo, e para a veia cava inferior (VCI), no lado direito do corpo. As glândulas suprarrenais são inervadas sobretudo por neurônios simpáticos dentro dos **nervos esplâncnicos torácicos maiores**. Alguns dos neurônios simpáticos pré-ganglionares fazem sinapse nos gânglios celíacos e os neurônios pós-ganglionares terminam nos vasos sanguíneos para regular o fluxo sanguíneo. Outros fazem sinapse diretamente nas células medulares, que são equivalentes a neurônios simpáticos pós-ganglionares. A estimulação das células medulares causa liberação de epinefrina e norepinefrina.

Capítulo 7 | Sistema Endócrino 301

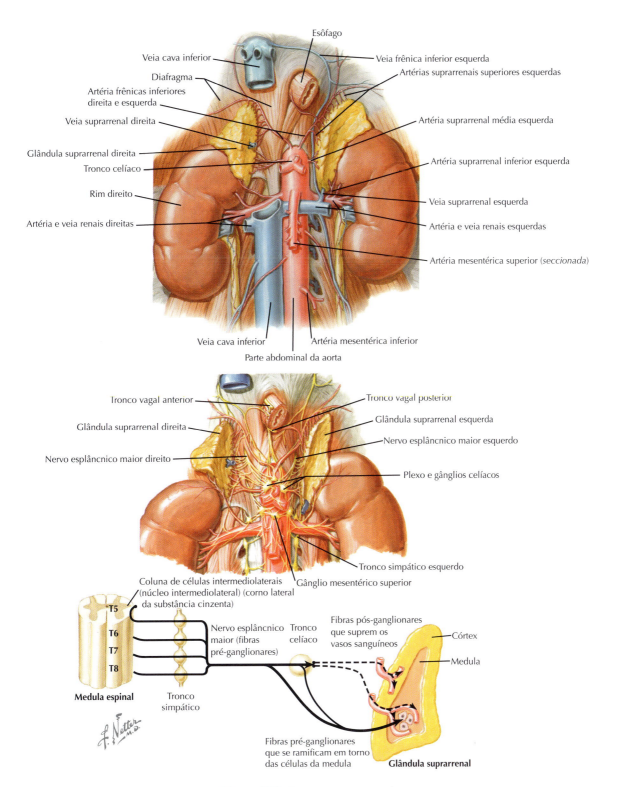

**Figura 7.5** Glândula suprarrenal.

## QUESTÕES DE REVISÃO

### Teste seu conhecimento

1. O istmo da glândula tireoide é normalmente encontrado na face anterior do(a):
   A. Cartilagem cricóidea
   B. Quarta cartilagem traqueal
   C. Hioide
   D. Segunda cartilagem traqueal
   E. Cartilagem tireóidea

2. As células que sintetizam e secretam epinefrina fazem parte do(a):
   A. Córtex da glândula suprarrenal
   B. Medula da glândula suprarrenal
   C. Adeno-hipófise
   D. Neuro-hipófise
   E. Glândula tireóidea
   F. Glândulas paratireoides

3. A cabeça do pâncreas está mais estreitamente associada ao:
   A. Duodeno
   B. Fígado
   C. Rim direito
   D. Baço
   E. Estômago

4. A atividade secretora das células da adeno-hipófise é regulada por:
   A. Hormônios que são produzidos no infundíbulo
   B. Hormônios que são liberados na artéria hipofisária superior
   C. Hormônios que são sintetizados na neuro-hipófise
   D. Hormônios que são transportados em axônios do trato hipotálamo-hipofisial
   E. Hormônios que são transportados nas veias porta hipofisárias

5. Um paciente apresenta uma glândula paratireoide aumentada que precisa ser cirurgicamente removida. Durante a retirada da glândula, são colocados um ou mais clipes por meio das artérias que suprem a glândula para evitar a ocorrência de sangramento. Essas artérias são mais provavelmente ramos direitos do(a):
   A. Artéria carótida externa
   B. Artéria tireóidea inferior
   C. Artéria tireóidea média
   D. Artéria tireóidea superior
   E. Tronco tireocervical

### Aplique seu conhecimento

6. Um paciente anteriormente adicto de opioides está sentindo dor, devido a uma doença crônica. O paciente gostaria de evitar o uso de medicação analgésica oral; assim, o médico injeta um agente neurolítico no gânglio celíaco que destrói os axônios (bloqueio de gânglio celíaco). A doença crônica do paciente mais provavelmente acomete o(s) ou a(s):
   A. Hipotálamo
   B. Pâncreas
   C. Glândulas paratireoides
   D. Hipófise
   E. Glândula tireoide

7. Um residente está realizando uma traqueostomia na linha média em um paciente traumatizado e constata a ocorrência de algum sangramento durante o procedimento. A origem mais provável do sangramento é:
   A. Sangue arterial da artéria tireóidea inferior
   B. Sangue arterial da artéria tireóidea superior
   C. Sangue venoso da veia tireóidea inferior
   D. Sangue venoso da veia tireóidea média
   E. Sangue venoso da veia tireóidea superior

8. Um paciente apresenta um tumor do infundíbulo da hipófise que está comprimindo o trato hipotálamo-hipofisial. Isso mais provavelmente deve afetar:
   A. A secreção de hormônios produzidos na adeno-hipófise
   B. A secreção de hormônios produzidos no hipotálamo
   C. A secreção de hormônios produzidos no infundíbulo
   D. A secreção de hormônios produzidos na neuro-hipófise

9. Um paciente desenvolve um abscesso retroperitoneal. Se não for tratado, os patógenos presentes no abscesso podem se disseminar para outras áreas do retroperitônio. Qual ou quais dos seguintes órgãos têm mais probabilidade de se infectar?
   A. Pâncreas
   B. Pâncreas e glândulas suprarrenais
   C. Glândulas suprarrenais
   D. Glândula tireoide
   E. Glândulas tireoide e paratireoides

10. Uma mulher sofreu ruptura do baço durante um acidente automobilístico. Está sendo submetida a cirurgia para remoção do baço, e o cirurgião clampeia temporariamente a artéria esplênica próximo à sua origem no tronco celíaco. Durante esse procedimento, o pâncreas não ocorre risco de isquemia, devido a conexões anastomóticas entre as três fontes de suprimento arterial. Se essas conexões não existissem, que partes do pâncreas estariam sofrendo uma redução de seu suprimento sanguíneo?
   A. Cabeça e processo uncinado
   B. Cabeça, processo uncinado e colo
   C. Colo e corpo do pâncreas
   D. Colo, corpo e cauda do pâncreas
   E. Corpo e cauda do pâncreas

Ver respostas no Apêndice.

# CAPÍTULO 8

# SISTEMA URINÁRIO

8.1 Sistema urinário, 306
8.2 Rim, 308
8.3 Ureter, 310
8.4 Bexiga urinária e uretra, 312
8.5 Inervação do sistema urinário, 314

## 8.1 SISTEMA URINÁRIO

O **sistema urinário** tem como tarefa coletar e eliminar os resíduos do corpo. Ele também auxilia na manutenção da homeostasia ao regular a quantidade de água, eletrólitos, metabólitos e eritrócitos no sangue. O sistema urinário é composto pelos **rins, ureteres, bexiga urinária** e **uretra**. Os rins filtram o sangue para produzir urina, enquanto os outros três órgãos transportam e armazenam a urina até que seja eliminada. Os rins estão localizados no retroperitônio, adjacentes aos músculos da parede posterior do abdome e a 12ª costela. Estão estreitamente associados às glândulas suprarrenais, embora esses órgãos não compartilhem funções comuns. Os rins estão bem protegidos por **gordura pararrenal** e **perirrenal**, e pela **fáscia renal**. Os ureteres estendem-se a partir da face medial dos rins até a bexiga urinária. A bexiga urinária e a uretra estão localizadas inferiormente ao peritônio na pelve.

### Foco clínico

O **ângulo costovertebral (ACV)** é o ângulo formado pela décima segunda costela com a coluna vertebral. O rim está adjacente ao ACV, e a ocorrência de dor ou de hipersensibilidade nessa região costuma ser causada por patologia do rim, como infecção (pielonefrite) ou cálculos renais.

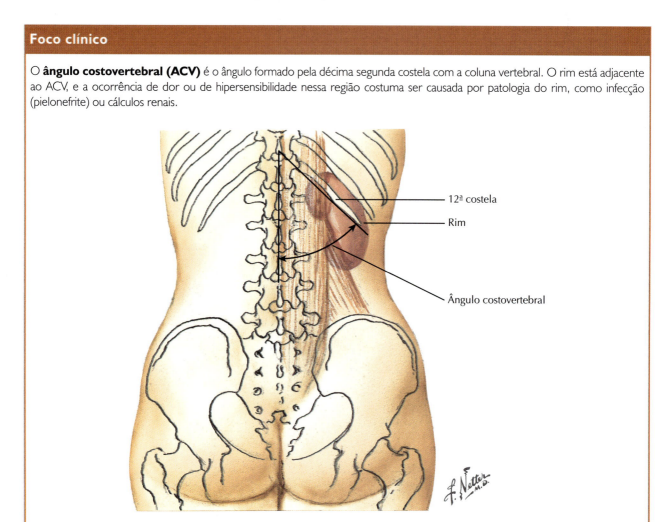

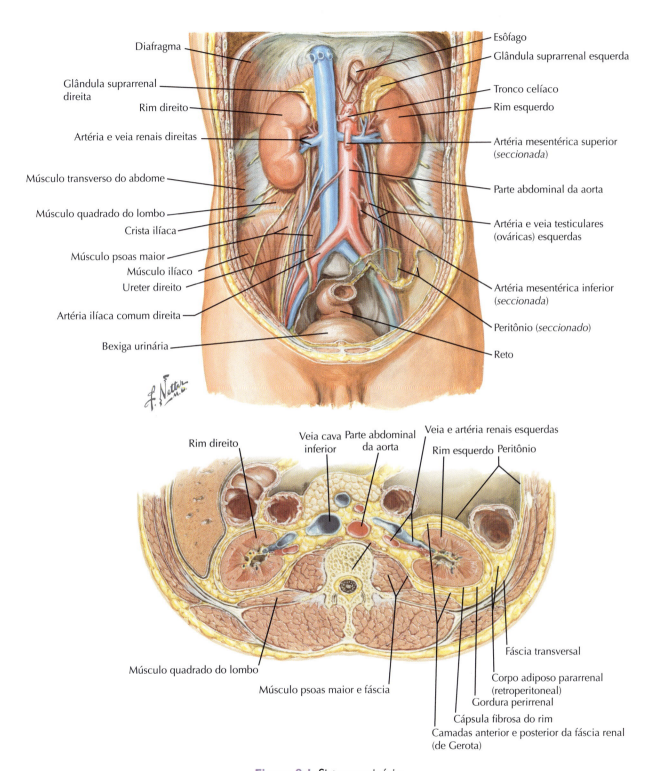

**Figura 8.1** Sistema urinário.

## 8.2 RIM

Cada **rim** é circundado por uma cápsula e dispõe de polos superior e inferior. Os vasos e os nervos entram e saem pela face medial do rim, uma área conhecida como **hilo renal**. O ureter também surge a partir do rim nesse local. O espaço que circunda as estruturas do hilo é preenchido com gordura e é denominado **seio renal**. Internamente, o rim consiste em um córtex externo e medula interna. O tecido medular é organizado em aglomerados piramidais (**pirâmides renais**) com o ápice de cada pirâmide orientado para o centro do rim; cada ápice apresenta uma **papila renal**. O tecido cortical estende-se entre as pirâmides medulares como **colunas renais**. A urina produzida pelo rim é coletada por uma série de ductos que terminam finalmente em uma área dilatada, denominada **pelve renal**. Os ductos menores são denominados **cálices menores**, e cada cálice menor coleta a urina de uma pirâmide medular. Os cálices menores fundem-se para formar **cálices maiores**, que subsequentemente se unem para formar a pelve renal. A pelve renal se estreita e continua como **ureter na junção ureteropélvica** (JUP). Os rins recebem sangue arterial das **artérias renais** pares, que se originam das faces laterais da parte abdominal da aorta, aproximadamente no nível vertebral L1. Subsequentemente, cada artéria divide-se em aproximadamente cinco ramos segmentares, que suprem diferentes regiões do rim. As **veias renais** que drenam os rins são tributárias da veia cava inferior (VCI). A veia renal direita drena diretamente para a VCI; entretanto, como a veia renal esquerda começa no lado esquerdo do corpo, ela cruza a aorta profundamente à artéria mesentérica superior no trajeto do rim até a VCI.

### Foco clínico

Durante o desenvolvimento embrionário, os rins ascendem no abdome a partir da pelve, e numerosas artérias transitórias suprem os rins durante a ascensão. Normalmente, essas artérias degeneram; entretanto, são observadas **artérias renais acessórias** em cerca de 25% da população. A ocorrência de arteriosclerose é comum nas artérias renais, e uma redução do fluxo sanguíneo renal pode levar à doença renal crônica (DRC).

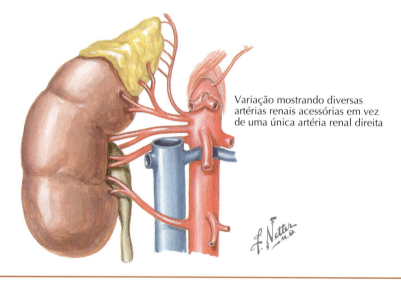

Variação mostrando diversas artérias renais acessórias em vez de uma única artéria renal direita

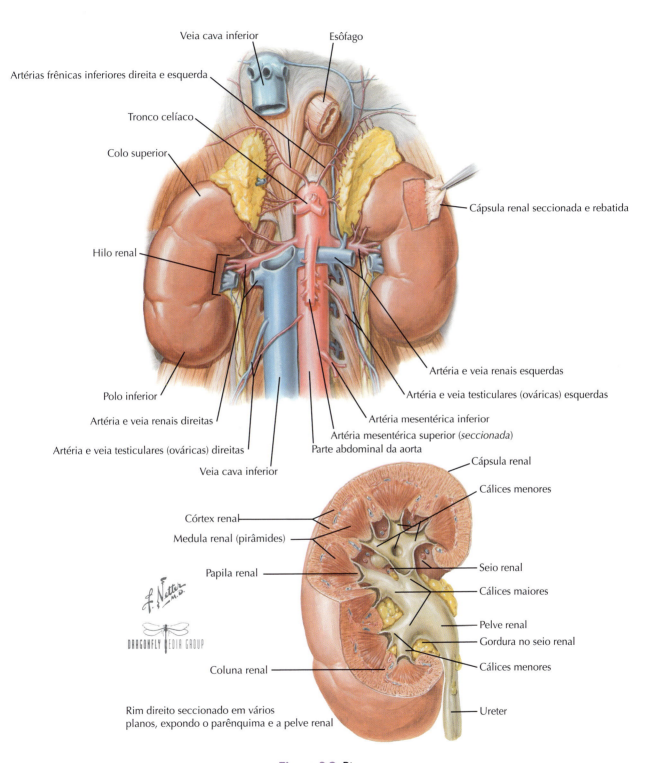

Figura 8.2 Rim.

## 8.3 URETER

Os **ureteres** pares são tubos musculares que transportam a urina do rim até a bexiga urinária. Cada ureter começa na **junção ureteropélvica**, onde é contínuo com a pelve renal do rim. Os ureteres descem no retroperitônio e entram na cavidade pélvica, passando anteriormente às bifurcações das artérias ilíacas comuns. Cada ureter termina fundindo-se com a parede posterior da bexiga, na **junção ureterovesical**. O sangue arterial para os ureteres é fornecido por múltiplas artérias pequenas que se originam das artérias renais, da parte abdominal da aorta, dos vasos gonadais e das artérias ilíacas.

### Foco clínico

Pode haver formação de **cálculos renais** no rim, por exemplo, em indivíduos com urina concentrada. Os pequenos cálculos costumam passar pelo sistema urinário e são eliminados. Entretanto, os grandes cálculos podem se alojar no ureter e causar dor (**cólica renal**). A JUP é um local comum de obstrução por cálculos renais, devido à transição no tamanho do lúmen ductal a partir da pelve renal. Duas regiões adicionais em que os cálculos se alojam com frequência são os ureteres na área em que passam anteriormente à artéria ilíaca comum e à junção ureterovesical.

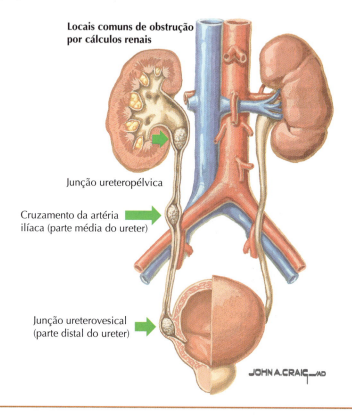

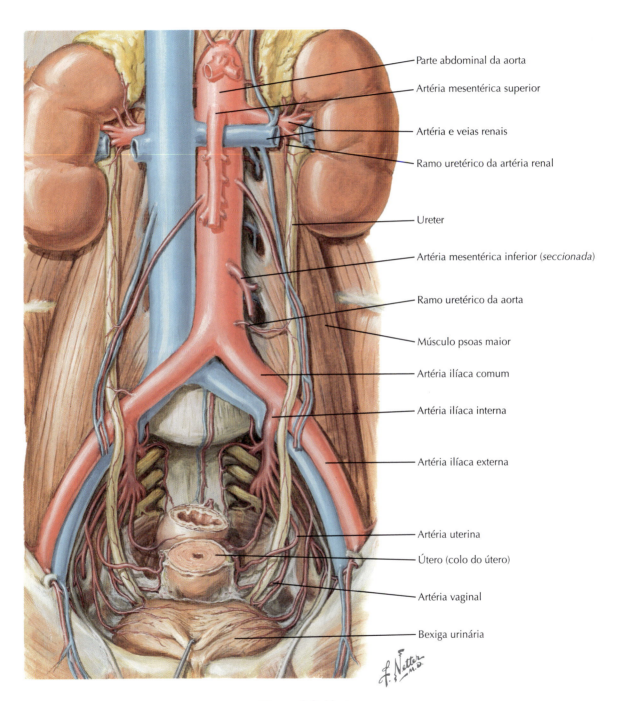

Figura 8.3 Ureter.

## 8.4 BEXIGA URINÁRIA E URETRA

A **bexiga** está localizada na cavidade pélvica, inferior ao peritônio e posterior ao púbis. Nas mulheres, é anterior à vagina; nos homens, é anterior ao reto. Quando a bexiga fica distendida com urina, a face superior (**cúpula**) estende-se superiormente acima do nível da sínfise púbica. A porção inferior estreita é denominada **colo da bexiga**. A parede da bexiga é composta sobretudo pelo **músculo detrusor da bexiga**, que se contrai durante a micção. A parede posterior da bexiga apresenta orifícios para os ureteres (**óstios dos ureteres**), enquanto o colo circunda o **óstio interno da uretra**. A área lisa em formato triangular delineada por esses três óstios é o **trígono da bexiga**. O óstio interno da uretra é contínuo com a **uretra**, que transporta a urina da bexiga para o exterior. Nas mulheres, a uretra é curta e reta e termina no vestíbulo da vagina. Nos homens, a uretra é longa e apresenta quatro partes: a **parte intramural** dentro do colo da bexiga; a **parte prostática**, que atravessa a próstata; a **parte membranácea** entre a próstata e a membrana perineal; e a **parte esponjosa**, que está localizada dentro do corpo esponjoso do pênis. A parte proximal da uretra dentro do colo da bexiga é circundada por um **músculo esfíncter interno da uretra**, composto de músculo liso. O **músculo esfíncter externo da uretra**, que consiste em músculo estriado, está localizado distalmente ao músculo esfíncter interno e possibilita o controle consciente da micção. Um mecanismo suspensor uretral, composto de diversos ligamentos, sustenta a uretra para ajudar a manter a continência urinária. Um importante ligamento é o **ligamento pubovesical**, que ancora o colo da bexiga e a uretra ao púbis (ver Figura 9.3). Nos homens, esse ligamento também é conhecido como ligamento puboprostático.

### Foco clínico

A **incontinência urinária** refere-se ao vazamento involuntário de urina. Existem diversas causas de incontinência, como perda do suporte para o colo da bexiga e a uretra (hipermobilidade uretral), a deficiência do músculo esfíncter, a hiperatividade do músculo detrusor (bexiga hiperativa), a hipoatividade do músculo detrusor ou a obstrução da saída da bexiga (p. ex., devido ao aumento benigno da próstata; ver Foco clínico 9.12).

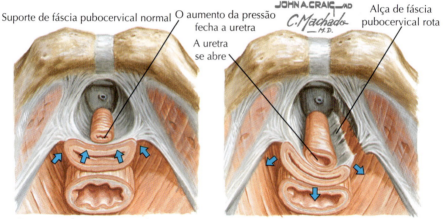

O aumento da pressão intra-abdominal força a uretra contra a fáscia pubocervical intacta, fechando a uretra e mantendo a continência

O suporte de fáscia defeituoso possibilita a rotação posterior da junção UV com o aumento da pressão, abrindo a uretra e causando perda de urina

Capítulo 8 | Sistema Urinário 313

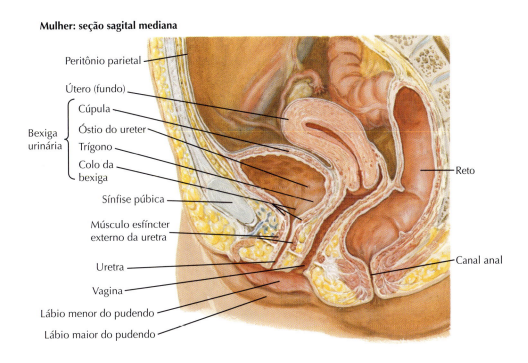

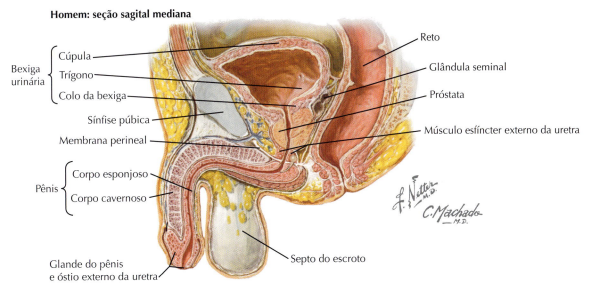

**Figura 8.4** Bexiga urinária e uretra (ver Figuras 9.4 e 9.12).

## 8.5 INERVAÇÃO DO SISTEMA URINÁRIO

Os órgãos do sistema urinário são inervados por neurônios viscerais que seguem por dentro do **plexo aórtico**, na face anterior da parte abdominal da aorta, e **plexos pélvicos** associados às faces laterais das vísceras pélvicas. Os neurônios simpáticos originam-se dos segmentos torácicos inferiores e lombares superiores da medula espinal e seguem para plexos relevantes dentro dos **nervos esplâncnicos torácicos** e **lombares**. Os neurônios parassimpáticos originam-se na parte sacral da medula espinal e seguem pelos **nervos esplâncnicos pélvicos**. A função renal é regulada sobretudo por hormônios; entretanto, neurônios simpáticos inervam o músculo liso vascular para regular o fluxo sanguíneo dos rins. Os neurônios simpáticos também aumentam o peristaltismo no ureter. Os neurônios parassimpáticos causam contração do músculo detrusor e relaxamento do músculo esfíncter interno da uretra para facilitar a micção. O músculo esfíncter externo da uretra é inervado por neurônios somáticos que surgem nos níveis sacrais da medula espinal, especificamente S2–S4. Esses neurônios seguem no **nervo pudendo**, que é um ramo do plexo sacral na pelve. A dor que ocorre em órgãos urinários é transmitida por neurônios aferentes viscerais que seguem com neurônios simpáticos e unem-se à medula espinal aproximadamente nos níveis espinais T11–L2.

### Foco clínico

A dor no rim ou no ureter (p. ex., devido a cálculos renais) é referida para os dermátomos T11–L2; portanto, ela é sentida em uma ampla área que abrange a parte inferior do dorso, a parede abdominal, a região inguinal e a face medial da coxa.

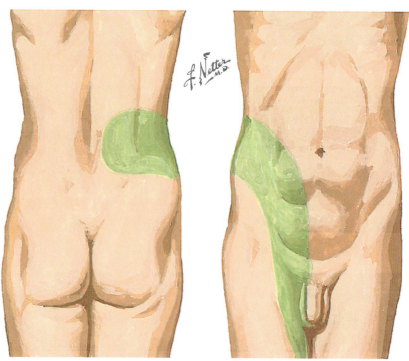

Distribuição da dor na cólica renal

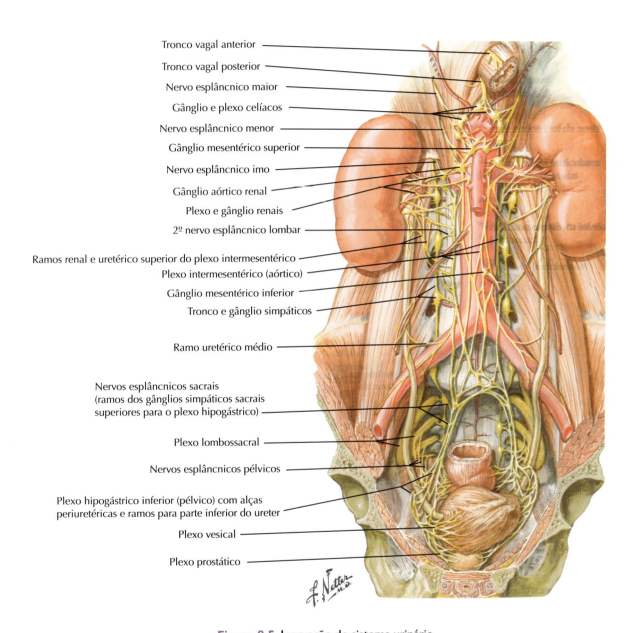

**Figura 8.5** Inervação do sistema urinário.

# QUESTÕES DE REVISÃO

### Teste seu conhecimento

1. Os rins estão bem protegidos por múltiplas camadas de gordura. Qual das seguintes partes contém uma certa quantidade dessa gordura?
   A. Cálice maior
   B. Coluna renal
   C. Pelve renal
   D. Pirâmide renal
   E. Seio renal

2. Qual das seguintes opções a seguir descreve melhor a junção ureteropélvica?
   A. Junção entre o colo da bexiga e a uretra
   B. Junção entre o rim e o ureter
   C. Junção entre o ureter e a bexiga urinária
   D. Localização onde o ureter entra na cavidade pélvica anterior aos vasos ilíacos comuns
   E. Localização onde o ureter entra na cavidade pélvica anterior aos vasos ilíacos externos

3. A urina liberada da papila renal é coletada em primeiro lugar por:
   A. Cálice maior
   B. Cálice menor
   C. Coluna renal
   D. Pelve renal
   E. Seio renal

4. Qual das seguintes alternativas é inervada por neurônios parassimpáticos?
   A. Músculo detrusor
   B. Músculo esfíncter externo da uretra
   C. Cálice menor
   D. Artéria renal
   E. Músculo liso do ureter

5. Qual das seguintes alternativas descreve melhor a posição da bexiga urinária nas mulheres?
   A. Posterior aos vasos ilíacos comuns
   B. Posterior ao peritônio
   C. Posterior ao púbis
   D. Posterior ao reto
   E. Posterior ao útero

### Aplique seu conhecimento

6. Um paciente com grande cálculo renal na pelve renal é submetido a nefrolitotomia percutânea para a remoção do cálculo. Durante esse procedimento, uma agulha é introduzida na pelve renal através do retroperitônio guiada por imagem. Qual das seguintes alternativas descreve melhor as camadas atravessadas pela agulha após passar pela parede abdominal?
   A. Gordura pararrenal, fáscia renal, gordura perirrenal, cápsula renal
   B. Gordura pararrenal, gordura perirrenal, fáscia renal, cápsula renal
   C. Gordura perirrenal, fáscia renal, gordura pararrenal, cápsula renal
   D. Gordura perirrenal, gordura pararrenal, fáscia renal, cápsula renal
   E. Fáscia renal, gordura pararrenal, gordura perirrenal, cápsula renal
   F. Fáscia renal, gordura perirrenal, gordura pararrenal, cápsula renal

7. Um médico solicita uma urografia excretora (raios X do sistema urinário com contraste) para avaliar um paciente com sangue na urina. Que estrutura está indicada pelo número 3 na radiografia?

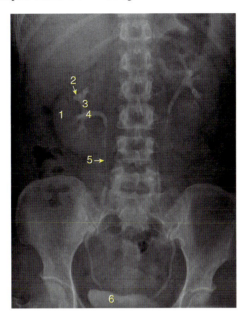

   A. Cálice maior
   B. Cálice menor
   C. Coluna renal
   D. Pelve renal
   E. Seio renal

8. Um paciente foi diagnosticado com síndrome da artéria mesentérica superior, que pode levar à compressão das estruturas que passam entre a AMS e a parte abdominal da aorta. Qual das seguintes alternativas pode ser uma consequência dessa condição?
   A. Acúmulo de sangue no rim esquerdo
   B. Acúmulo de sangue no rim direito
   C. Acúmulo de urina no rim esquerdo
   D. Acúmulo de urina no rim direito
   E. Falta de suprimento sanguíneo para o rim esquerdo
   F. Falta de suprimento sanguíneo para o rim direito

9. Durante o parto, os nervos da pelve e do períneo (região genital) podem ser distendidos, levando a uma perda temporária ou permanente ou função. Uma paciente que recentemente deu à luz está com incontinência urinária (perda de controle da bexiga), devido ao comprometimento da inervação do músculo esfíncter externo da uretra. Qual dos seguintes nervos provavelmente foi mais distendido durante o parto?
   A. Nervos esplâncnicos lombares
   B. Nervos esplâncnicos pélvicos
   C. Nervo pudendo
   D. Nervos esplâncnicos torácicos
   E. Nervos aferentes viscerais

10. Um paciente com dor visita uma clínica ambulatorial. O enfermeiro realiza um exame físico e detecta a presença de hipersensibilidade na região do ângulo costovertebral (ACV). Qual das seguintes alternativas é a fonte mais provável de dor desse paciente?
    A. Infecção da bexiga (cistite)
    B. Hiperatividade do músculo detrusor (bexiga hiperativa)
    C. Infecção renal (pielonefrite)
    D. Cálculo renal alojado na junção ureterovesical
    E. Hipertrofia prostática que está comprimindo a uretra

Ver respostas no Apêndice.

# CAPÍTULO 9

# SISTEMA GENITAL

- 9.1 O sistema genital, 320
- 9.2 Pelve óssea, 322
- 9.3 Suporte pélvico, 324
- 9.4 Órgãos genitais femininos: peritônio e anexos, 326
- 9.5 Órgãos genitais femininos: útero e vagina, 328
- 9.6 Períneo feminino, 330
- 9.7 Mamas, 332
- 9.8 Vascularização dos órgãos genitais femininos, 334
- 9.9 Inervação dos órgãos genitais femininos, 336
- 9.10 Sistema linfático relacionado com órgãos genitais femininos, 338
- 9.11 Órgãos genitais masculinos: conteúdo escrotal, 340
- 9.12 Órgãos genitais masculinos: conteúdo pélvico, 342
- 9.13 Períneo masculino, 344
- 9.14 Vascularização dos órgãos genitais masculinos, 346
- 9.15 Inervação dos órgãos genitais masculinos, 348
- 9.16 Sistema linfático relacionado com órgãos genitais masculinos, 350

## 9.1 SISTEMA GENITAL

Os órgãos e glândulas do sistema genital funcionam para criar e nutrir uma nova vida. Na mulher, estes incluem os **ovários**, **útero**, **tubas uterinas**, **vagina** e **glândulas mamárias**. No homem, as estruturas primárias são o **testículo**, **epidídimo**, **ducto deferente**, **glândula seminal**, **próstata** e **pênis**. Além das glândulas mamárias, as estruturas reprodutoras estão localizadas na **pelve** ou no **períneo**. A região pélvica é composta por uma cavidade circundada pela pelve óssea. A cavidade pélvica é contínua superiormente com a cavidade abdominal e limitada inferiormente pelo músculo diafragma da pelve. O limite superior da cavidade pélvica é indicado por uma margem óssea chamada **abertura superior da pelve**. Isso separa a verdadeira cavidade pélvica de uma região chamada "pelve falsa", que é a parte inferior da cavidade abdominal delimitada pelas cristas ilíacas. O períneo é a região inferior ao diafragma da pelve que contém a genitália externa e o ânus.

Capítulo 9 | Sistema Genital 321

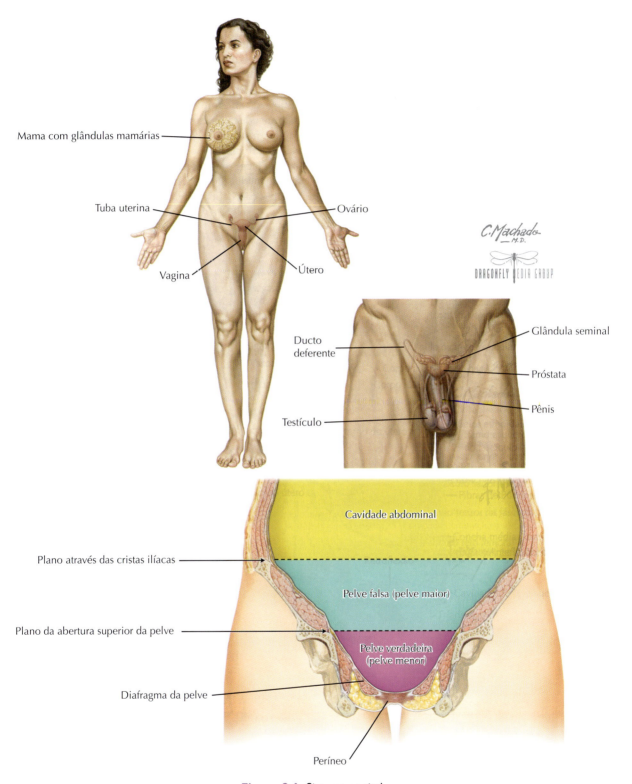

Figura 9.1 Sistema genital.

## 9.2 PELVE ÓSSEA

A pelve óssea fornece suporte para a região pélvica e é composta por dois **ossos do quadril** e o **sacro**. Um disco fibrocartilaginoso, a **sínfise púbica**, une os dois ossos do quadril anteriormente. Posteriormente, os ossos do quadril se articulam com o sacro nas **articulações sacroilíacas**. A junção das cavidades abdominal e pélvica ocorre na **abertura superior da pelve**, que é composta pela superfície superior da sínfise púbica, as linhas terminais pareadas e o promontório da base do sacro. A parte mais estreita da cavidade pélvica está no meio da pelve entre as espinhas isquiáticas pareadas. O limite posteroinferior da cavidade pélvica é a **abertura inferior da pelve** em forma de diamante, que é composta pelo arco púbico, ramos isquiopúbicos, túberes isquiáticos e cóccix. Os ligamentos sacrotuberais também contribuem para a abertura inferior da pelve, porque se estendem entre o sacro e os túberes isquiáticos (ver 3.38). Existem diferentes formatos de pelve e dois dos mais comuns são o **ginecoide** ("tipo feminino") e o **androide** ("tipo masculino"). No tipo feminino, a abertura superior da pelve tem a forma redonda ou oval, as espinhas isquiáticas são amplamente espaçadas e o arco púbico é de 80° ou mais; essas características facilitam o parto. No tipo masculino, a abertura superior da pelve é triangular ou em forma de coração, a distância entre as espinhas isquiáticas é relativamente estreita e o arco púbico é tipicamente menor que 70° – todas as características que podem dificultar o parto. Nem todas as mulheres têm pelve ginecoide; assim as medidas pélvicas durante a gravidez são importantes para avaliar a adequação da pelve para o parto. Se a pelve é inadequada para permitir a passagem do feto, isso é denominado **desproporção cefalopélvica**.

### Foco clínico

O parto envolve a passagem do feto para a pelve óssea que requer alterações posicionais da cabeça do feto, denominadas **movimentos cardinais do trabalho de parto**. A insinuação é definida como descida da cabeça fetal na abertura superior da pelve. Normalmente, isso ocorre com o feto voltado para o lado esquerdo ou direito da mãe, porque o diâmetro transversal da abertura superior da pelve é mais largo do que o diâmetro anteroposterior. Na pelve média, o diâmetro anteroposterior é maior que a distância interespinhosa; assim a cabeça gira (rotação interna) para facilitar a passagem. À medida que o feto sai da pelve através da abertura inferior da pelve, a cabeça normalmente se estende para passar sob o arco púbico.

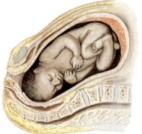

**1. Insinuação:** a parte mais larga da cabeça fetal entra na abertura superior da pelve (geralmente na posição transversal).

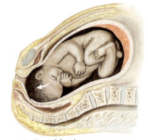

**2. Descida:** frequentemente ocorre com a flexão.

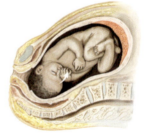

**3. Flexão:** a descida resulta em movimento do feto para uma posição queixo no peito.

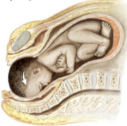

**4. Rotação interna:** rotação para a posição occipício anterior (geralmente).

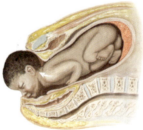

**5. Extensão:** a cabeça se estende à medida que emerge abaixo da sínfise materna.

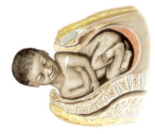

**6. Rotação externa:** restituição da cabeça fetal à posição transversal para permitir a elevação dos ombros no plano anteroposterior.

**7. Expulsão:** o parto do bebê.

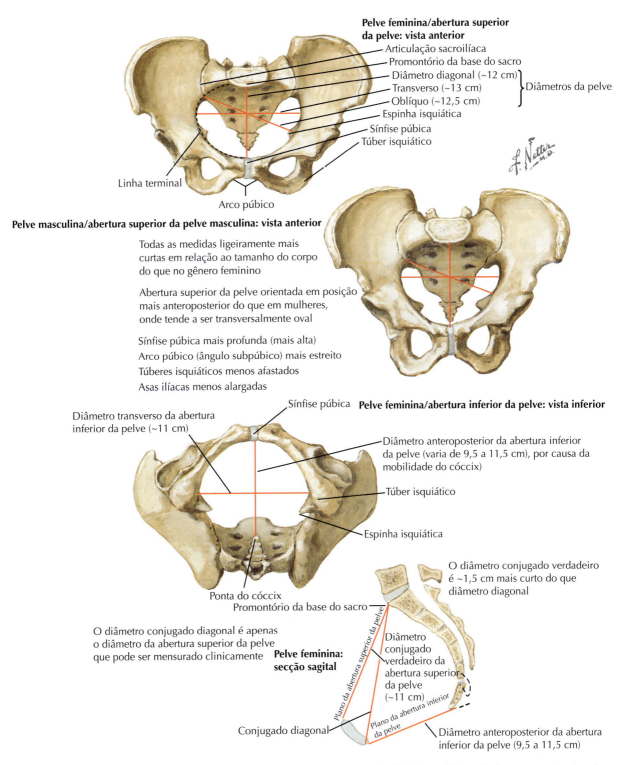

Figura 9.2 Pelve óssea.

## 9.3 SUPORTE PÉLVICO

Como a pelve óssea é aberta inferiormente, os órgãos pélvicos precisam de suporte de outras estruturas. Isso é fornecido por um grupo de músculos estriados em forma de tigela, chamado **diafragma da pelve** e múltiplos ligamentos fasciais. O diafragma da pelve é composto por dois músculos, o **levantador do ânus** e o **coccígeo**. Um espessamento da fáscia ao longo da parede pélvica lateral (arco tendíneo do levantador do ânus) serve como a origem primária do levantador do ânus, enquanto o coccígeo surge da espinha isquiática. As fibras musculares do levantador do ânus inserem-se na linha mediana misturando-se com as fibras do lado oposto; o coccígeo insere-se no sacro e no cóccix. Espaços entre as fibras musculares estão presentes, de modo que permitem a comunicação entre a cavidade pélvica e o períneo. Em mulheres, a uretra, vagina e ânus passam por esses espaços, enquanto apenas a uretra e o ânus passam pelas aberturas em homens. A contração do diafragma da pelve promove a sua elevação, o que fornece sustentação para as vísceras pélvicas. Também oferece resistência a mudanças na pressão intrapélvica durante a contração dos músculos abdominais (p. ex., durante a defecação) e auxilia no controle voluntário da micção. Espessamentos da fáscia endopélvica que contêm fibras musculares lisas também fornecem suporte importante para as vísceras pélvicas. Esses espessamentos são chamados "ligamentos", embora este termo seja confuso porque não são compostos por tecido conectivo denso regular como os ligamentos esqueléticos. Nas mulheres, os **ligamentos pubocervical**, **cardinal** e **uterossacro** sustentam o corpo do útero, colo do útero e vagina, ancorando-os à pelve óssea. O **ligamento puboprostático** nos homens ajuda a sustentar a próstata. Uma faixa particularmente densa de tecido conectivo, o **arco tendíneo da fáscia da pelve (ATFP)**, é significativo para os médicos porque pode ser usado para ancorar suturas durante procedimentos cirúrgicos nessa região.

### Foco clínico

Os músculos do assoalho pélvico e os ligamentos fasciais podem ser lesionados durante o parto natural. A perda de suporte pode levar ao **prolapso do útero** e dos órgãos não genitais na pelve. Uma bexiga urinária prolapsada que se projeta na parede anterior da vagina é chamada **cistocele**, enquanto o termo **retocele** refere-se ao abaulamento do reto na parede posterior da vagina. Existem tratamentos não cirúrgicos e cirúrgicos para essas condições.

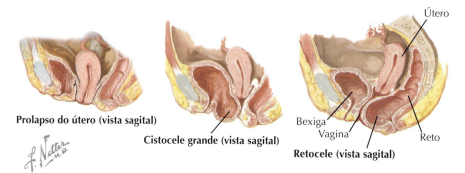

Prolapso do útero (vista sagital)

Cistocele grande (vista sagital)

Retocele (vista sagital) — Útero, Bexiga, Vagina, Reto

Capítulo 9 | Sistema Genital 325

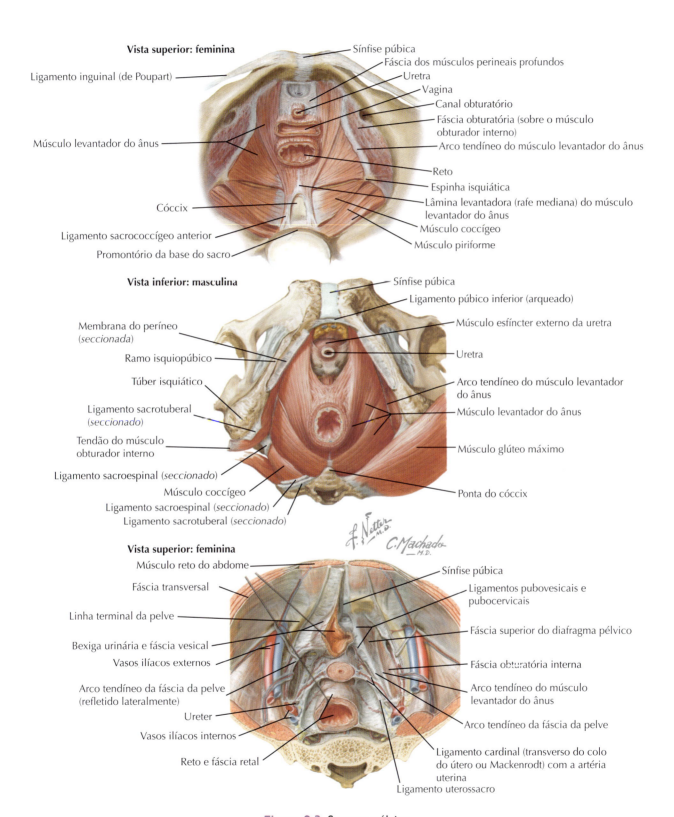

Figura 9.3 Suporte pélvico.

## 9.4 ÓRGÃOS GENITAIS FEMININOS: PERITÔNIO E ANEXOS

Os órgãos genitais femininos são o **útero**, as **tubas uterinas**, os **ovários**, a **vagina** e as **glândulas mamárias**. Todos estão localizados na cavidade pélvica, com exceção da parte inferior da vagina que está no períneo e as glândulas mamárias que estão na mama. A bexiga e o reto também estão presentes na cavidade pélvica, anterior e posterior ao útero, respectivamente. O **peritônio** da cavidade abdominal reflete sobre as superfícies dos órgãos pélvicos criando "bolsas" entre eles – a **escavação vesicouterina** entre a bexiga e o útero e a **escavação retouterina** entre o útero e o reto. O peritônio sobre o útero, tubas uterinas e ovários forma um mesentério em camada dupla, conhecido como **ligamento largo**. Os termos **mesométrio**, **mesossalpinge** e **mesovário** são utilizados para descrever partes específicas do ligamento largo que estão associadas ao corpo do útero, tuba uterina e ovário, respectivamente. O ligamento largo, assim como outras estruturas, como o ovário e a tuba uterina, fazem parte dos **anexos** – um termo clínico que se refere à região adjacente ao útero. Os ovários são os locais de produção do óvulo (oogênese). Os óvulos maduros são ovulados na cavidade peritoneal e direcionados para as aberturas adjacentes das tubas uterinas pelas **fímbrias** digitiformes. Cada ovário está ligado ao útero por um **ligamento útero-ovárico**. As **tubas uterinas** pareadas são ancoradas ao corpo do útero. Cada tuba tem uma região dilatada (**ampola**) que normalmente é o sítio de fertilização se tanto um óvulo quanto um espermatozoide estão presentes.

### Foco clínico

A escavação retouterina é a parte mais inferior da cavidade peritoneal. Coleções de líquidos ou abscessos na escavação podem ser drenadas pela inserção de uma agulha através da parte posterior do fórnice da vagina, que é uma parte da vagina adjacente à escavação.

**Abscesso da escavação retouterina**

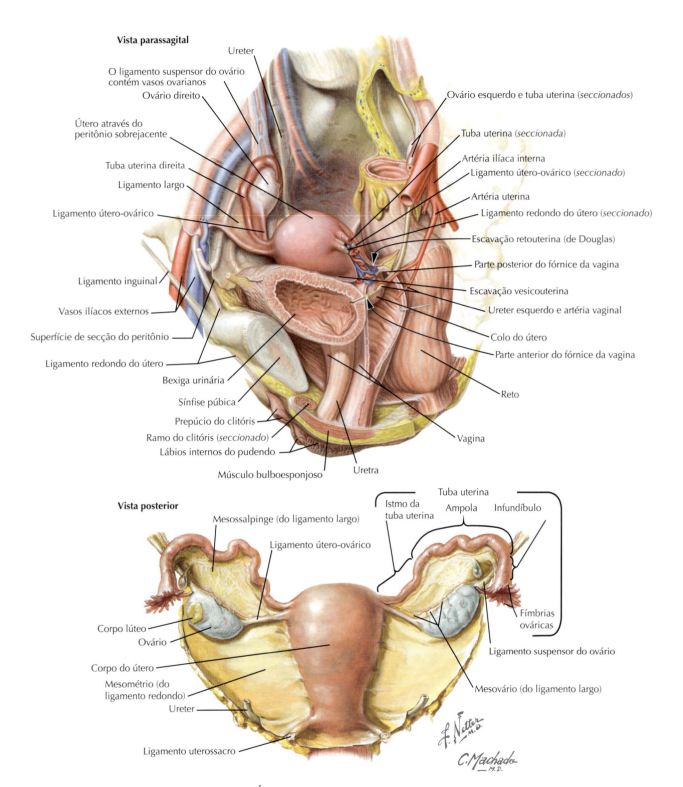

**Figura 9.4** Órgãos genitais femininos: peritônio e anexos.

## 9.5 ÓRGÃOS GENITAIS FEMININOS: ÚTERO E VAGINA

O **útero** é um órgão muscular oco que funciona para nutrir um óvulo fertilizado até o nascimento. O **corpo do útero** tem uma parte superior arredondada denominada **fundo**. Dois cordões fibrosos, os **ligamentos redondos do útero**, ancoram o útero na região da virilha (inguinal) através do canal inguinal. O estiramento desses ligamentos durante a gravidez pode ser uma fonte de dor na região inguinal ("dor no ligamento redondo"). O **colo do útero** é a parte inferior do útero que se projeta para a parte superior da vagina. O lúmen do colo do útero, o **canal do colo do útero**, é contínuo com a cavidade do útero no **óstio anatômico interno do útero** e com a vagina no **óstio do útero**. Durante a gravidez o colo do útero forma uma barreira rígida que ajuda a manter o feto no útero. Ao nascer, o colo do útero dilata e afina para permitir a passagem do bebê. O colo do útero é tipicamente dobrado anteriormente em relação à vagina (**antevertida**), embora sua posição possa variar. Se o eixo do colo do útero for posterior à vagina, o útero é descrito como **retrovertido**. Isso geralmente não afeta a função do útero; no entanto, pode ser mais difícil a palpação durante o exame físico. O corpo do útero também pode ser dobrado em relação ao colo do útero (**anteflexão** ou **retroflexão** dependendo da posição do fundo). Na posição típica, o útero está levemente em posição de anteflexão. A **vagina** é um tubo muscular distensível que se estende desde o colo do útero até o vestíbulo da vulva. As porções da vagina que circundam o colo do útero são os **fórnices vaginais**. A vagina recebe o pênis durante a relação sexual e serve como um canal para o feto sair do corpo da mãe durante o parto.

### Foco clínico

Durante um **exame da pelve**, muitas estruturas podem ser visualizadas e palpadas pela vagina, incluindo a parede posterior da bexiga, colo do útero, fórnices vaginais e espinhas isquiáticas. O rastreamento do câncer do colo do útero é realizado por meio da coleta de amostra de células do colo do útero (**"exame de Papanicolaou"**).

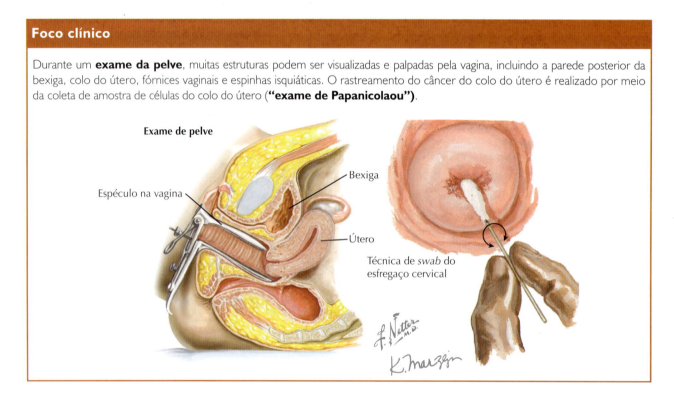

Capítulo 9 | Sistema Genital 329

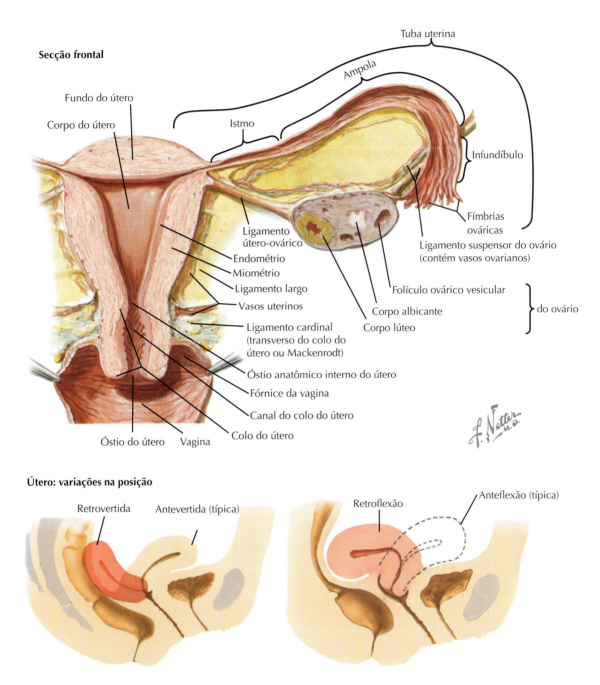

Figura 9.5 Órgãos genitais femininos: útero e vagina.

## 9.6 PERÍNEO FEMININO

A região urogenital em homens e mulheres é dividida em espaços superficiais e profundos por uma camada de tecido conectivo denominada **membrana do períneo**. Esta membrana se estende entre os dois ramos isquiopúbicos e fornece suporte para estruturas urogenitais. Estruturas que são externas (inferiores) à membrana estão no **espaço superficial do períneo**; o **espaço profundo do períneo** é superior à membrana do períneo e inferior ao diafragma da pelve. As estruturas urogenitais externas no espaço superficial feminino são coletivamente chamadas **pudendo feminino (vulva)**. Os **lábios externos** pareados formam os limites laterais do pudendo (vulva). Duas pregas mais finas, os **lábios internos**, situam-se internamente aos lábios externos e atuam como as bordas laterais do vestíbulo. O **vestíbulo** é uma cavidade central rasa que contém as aberturas da uretra, vagina e glândulas vestibulares maiores. As glândulas vestibulares maiores, muitas vezes chamadas **glândulas de Bartholin**, secretam muco para lubrificar o vestíbulo e a vagina, principalmente durante a excitação sexual. Duas estruturas compostas de tecido erétil, o clitóris e os bulbos pares do vestíbulo, são também importantes para a resposta sexual. O **clitóris** é composto por uma glande e um corpo, que estão localizados na linha mediana e dois ramos que ancoram o clitóris aos ramos isquiopúbicos. Os **bulbos do vestíbulo** encontram-se profundamente à pele dos lábios em ambos os lados do vestíbulo da vagina. O tecido erétil consiste em cavidades vasculares que se enchem de sangue durante a excitação. Dois músculos esqueléticos, o **bulboesponjoso** e o **isquiocavernoso**, circundam os bulbos do vestíbulo e os ramos do clitóris, respectivamente. A contração desses músculos direciona o sangue em direção à glande do clitóris fazendo com que ela fique ereta. O músculo bulboesponjoso também auxilia com a expulsão de secreções das glândulas de Bartholin. Profundamente à membrana do períneo, encontram-se os músculos estriados adicionais que estão associados principalmente ao sistema urinário (p. ex., o músculo esfíncter externo da uretra); entretanto, um músculo, o esfíncter uretrovaginal, também contrai a vagina.

### Foco clínico

Os ductos das glândulas de Bartholin podem ficar obstruídos, o que pode fazer com que as secreções voltem nas glândulas levando à formação de cistos. Um **cisto de Bartholin** geralmente se apresenta como uma massa indolor na parte inferior dos lábios. Se o cisto for infectado, pode evoluir para um abscesso doloroso que pode precisar ser drenado ou tratado com antibióticos.

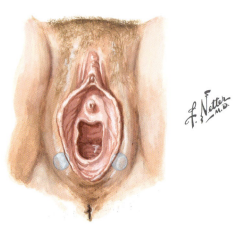

Glândulas de Bartholin localizadas nas posições de 5 e 7 horas

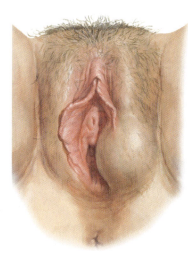

Cisto de Bartholin na posição de 5 horas

Capítulo 9 | Sistema Genital 331

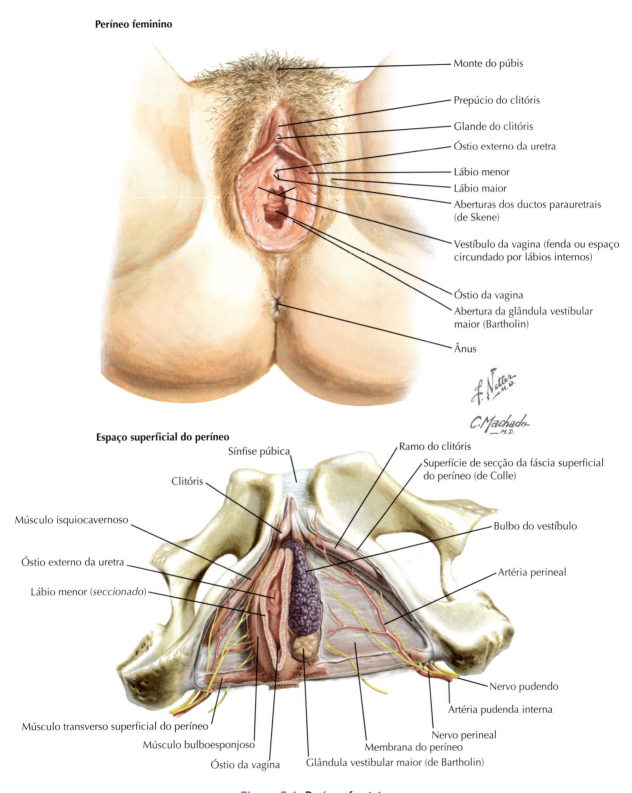

Figura 9.6 Períneo feminino.

## 9.7 MAMAS

As **mamas** estão localizadas na parede torácica em homens e mulheres e consistem principalmente de gordura ao redor dos lobos das glândulas mamárias. A **papila mamária** (**mamilo**) e a **aréola** (área circular pigmentada) são características proeminentes no centro da mama. A aréola contém glândulas que lubrificam a pele do mamilo. Cada **glândula mamária** é composta por aproximadamente 20 lobos glandulares que estão localizados na fáscia superficial da mama. Profundamente em relação ao tecido glandular está o **espaço retromamário**, que contém uma camada de tecido conectivo frouxo. Esse tecido conectivo permite que a glândula mamária se mova independentemente dos músculos subjacentes da parede torácica. Os lobos da glândula mamária são separados e sustentados por septos de tecido conectivo, denominados **ligamentos suspensores da mama**. Cada lobo individual é drenado por um **ducto lactífero** único que se expande para formar um **seio lactífero** próximo à sua terminação na papila mamária. A função das glândulas mamárias é produzir leite para nutrir os bebês. As glândulas só se tornam funcionais em mulheres devido a influências hormonais; à medida que o tecido glandular se desenvolve, o tecido adiposo adicional é depositado ao redor das glândulas.

### Foco clínico

O **câncer de mama** é um câncer comum em mulheres. Para os exames de mama, a mama é dividida em quatro quadrantes definidos por linhas horizontais e verticais através do mamilo. O tecido glandular no quadrante superior externo se estende até a axila (a "cauda axilar" ou processo axilar da mama); portanto é importante lembrar-se de palpar a axila assim como a mama durante os exames. Dependendo onde um câncer se forma, pode colocar tensão nos ductos lactíferos ou ligamentos suspensores, causando retração da papila mamária ou depressões da pele.

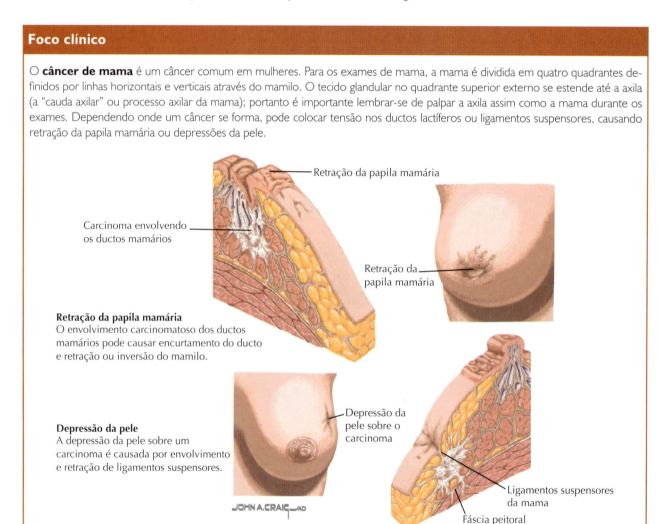

Capítulo 9 | Sistema Genital 333

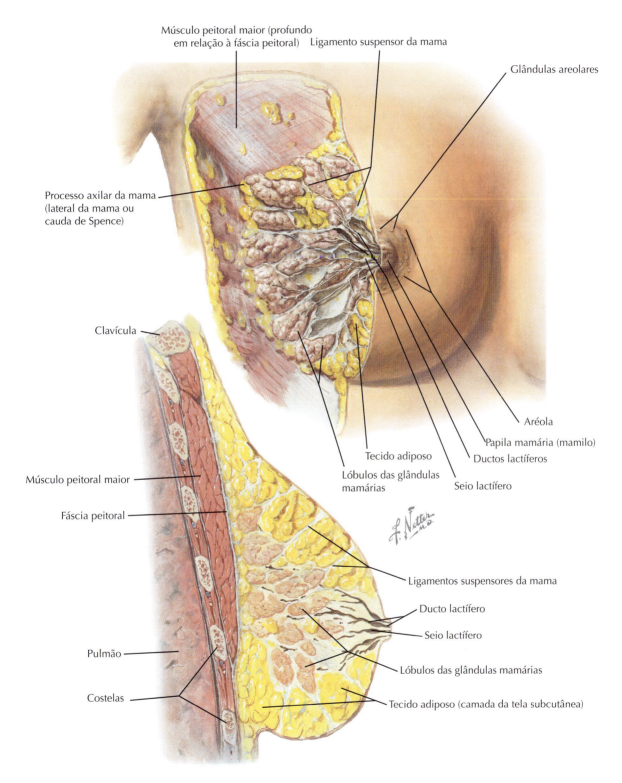

Figura 9.7 Mamas.

## 9.8 VASCULARIZAÇÃO DOS ÓRGÃOS GENITAIS FEMININOS

A maioria dos órgãos genitais femininos na cavidade pélvica e no períneo recebe sangue arterial de ramos das **artérias ilíacas internas**. Com exceção dos ovários que descem a pelve de seu local de origem na parede abdominal posterior; assim eles recebem suprimento arterial diretamente da parte abdominal da aorta. As **artérias uterinas** irrigam o útero, as tubas uterinas, o colo do útero e porções do ovário e da vagina. As **artérias vaginais** suprem principalmente a vagina; podem se ramificar das artérias uterinas ou independentemente das artérias ilíacas internas. As **artérias ováricas** se ramificam da aorta abdominal e descem para a pelve dentro de uma prega peritoneal chamada **ligamento suspensor do ovário**; eles fornecem principalmente os ovários e as tubas uterinas. As estruturas no períneo recebem suprimento sanguíneo das **artérias pudendas internas**. Essas artérias se ramificam das artérias ilíacas internas dentro da cavidade pélvica, passam profundamente para o diafragma pélvico e fazem o trajeto dentro do canal do pudendo para atingir a região urogenital. As artérias pudendas internas emitem ramos que atravessam os espaços superficiais e profundos do períneo. As glândulas mamárias recebem suprimento arterial das artérias do tórax, especificamente as **artérias torácica interna**, **torácica lateral** e **intercostal posterior** (ver 3.34). Veias de mesmo nome percorrem com as artérias do aparelho genital feminino e, por fim, drenam para as veias cavas.

### Foco clínico

Em mulheres o ureter passa entre as artérias uterinas e da vagina. Assim, deve-se ter cuidado durante uma histerectomia para evitar o corte do ureter.

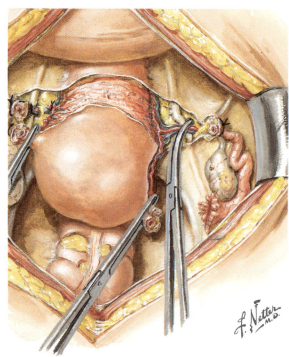

Ureter preso em pinça aplicada aos vasos uterinos sobrejacentes durante a histerectomia

Capítulo 9 | Sistema Genital 335

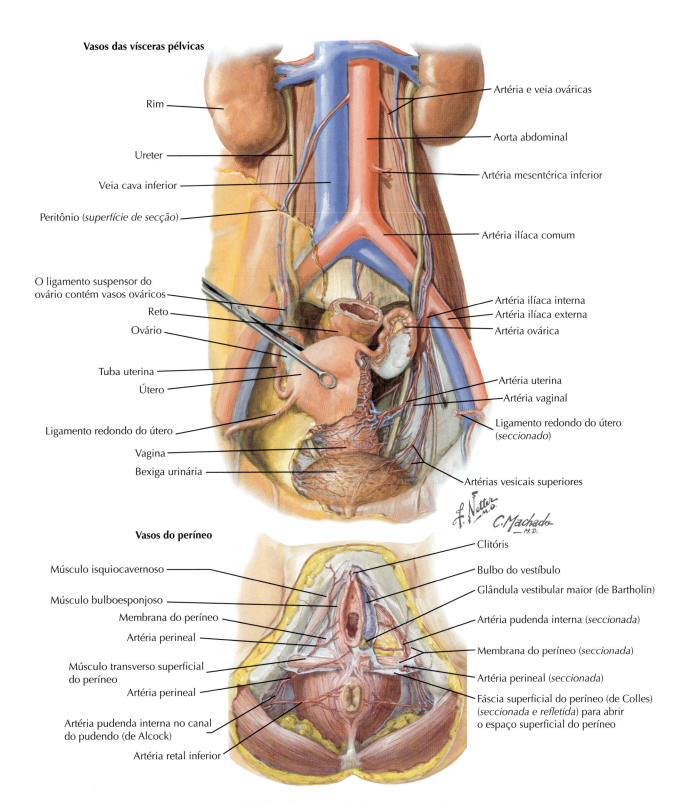

Figura 9.8 Vascularização dos órgãos genitais femininos.

## 9.9 INERVAÇÃO DOS ÓRGÃOS GENITAIS FEMININOS

Com exceção dos ovários, os órgãos pélvicos femininos recebem inervação dos nervos simpáticos e parassimpáticos dos **plexos pélvicos (hipogástricos inferiores)**. Neurônios simpáticos pré-ganglionares deixam as cadeias simpáticas como **nervos esplâncnicos lombares** e **sacrais**. Essas fibras fazem sinapse nos gânglios simpáticos que estão localizados na parte pélvica dos plexos viscerais ou nas subdivisões menores dos plexos pélvicos (p. ex., plexo uterovaginal); neurônios pós-ganglionares percorrem com os vasos para o seu órgão-alvo. Os neurônios parassimpáticos pré-ganglionares deixam as regiões S2–S4 da medula espinal como **nervos esplâncnicos pélvicos** e fazem o trajeto para seus órgãos-alvo para fazer sinapse perto ou na parede do órgão-alvo com neurônios pós-ganglionares. Os ovários recebem inervação autonômica principalmente do **plexo aórtico** e os neurônios percorrem com os vasos ováricos na pelve. O efeito da inervação eferente nos órgãos pélvicos não é claro, porque a função do sistema genital feminino está principalmente sob controle hormonal. Os **neurônios aferentes viscerais** também fazem o trajeto dentro do plexo pélvico e transmitem sensações de dor (p. ex., associada à menstruação e ao parto). Estruturas somáticas no períneo (p. ex., pele, músculos esqueléticos) recebem inervação do **nervo pudendo**, que é um ramo do plexo sacral (S2–S4) que percorre adjacente à espinha isquiática quando sai da cavidade pélvica e entra no períneo. O tecido erétil no períneo é inervado pelos nervos esplâncnicos pélvicos. Esses nervos causam ereção do clitóris e ingurgitamento dos bulbos do vestíbulo ao dilatar os vasos que suprem esses tecidos. A atividade secretora das glândulas mamárias é regulada por hormônios; entretanto, a pele da mama recebe inervação dos **nervos intercostais**.

### Foco clínico

A pele do períneo pode ser anestesiada para procedimentos cirúrgicos ou aliviar a dor durante o parto com **bloqueio do nervo pudendo**. Isso envolve a injeção de anestésico local ao redor do nervo pudendo, onde ele faz o trajeto adjacente à espinha isquiática. A espinha isquiática pode ser localizada por palpação através da vagina ou usando ultrassonografia.

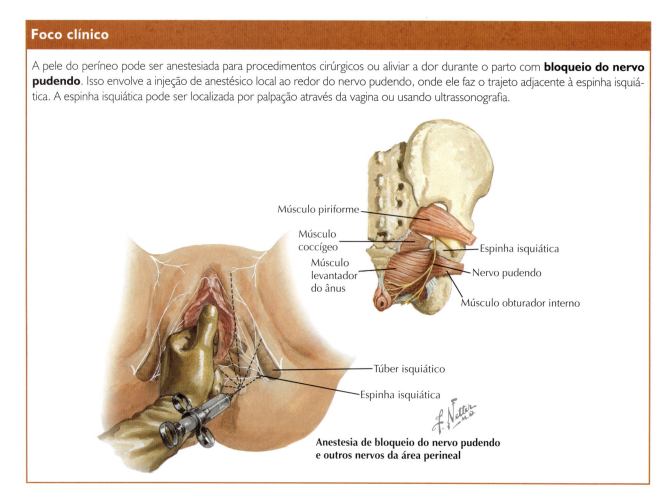

Anestesia de bloqueio do nervo pudendo e outros nervos da área perineal

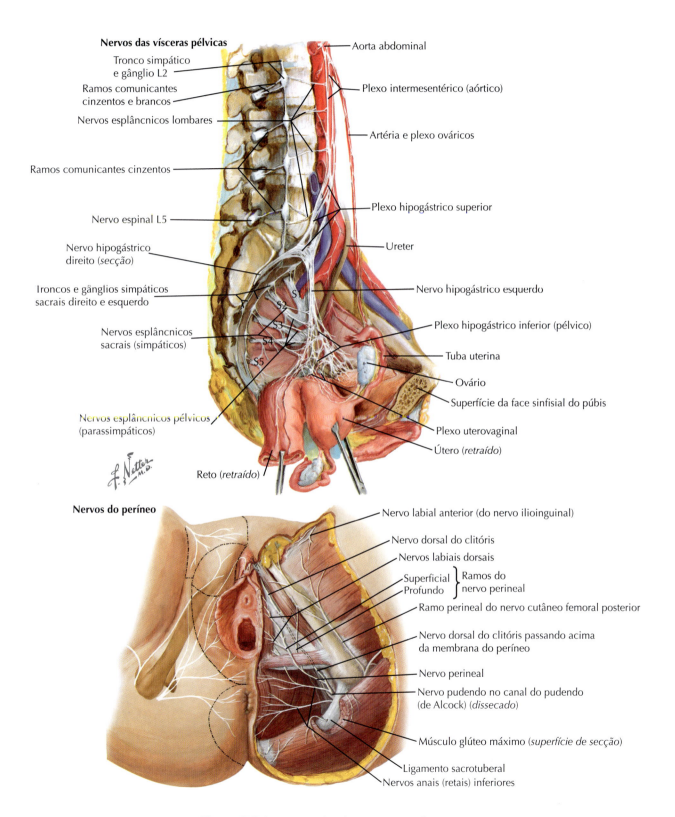

Figura 9.9 Inervação dos órgãos genitais femininos.

## 9.10 SISTEMA LINFÁTICO RELACIONADO COM ÓRGÃOS GENITAIS FEMININOS

Vasos linfáticos do útero, tubas uterinas, colo do útero e parte superior da vagina principalmente drenam para os **linfonodos ilíacos externos** e **internos** que acompanham os vasos ilíacos. Parte da linfa das tubas uterinas e do fundo do útero pode se unir às vias de drenagem do ovário que seguem os vasos ováricos até os **linfonodos aórticos laterais** na parte posterior do abdome. As estruturas no períneo drenam principalmente para os **linfonodos inguinais superficiais** e **profundos** na região inguinal.

A maior parte da drenagem linfática das glândulas mamárias passa pelos **linfonodos axilares** que compreendem vários grupos de nódulos na parede torácica e na axila. Linfáticos dos quadrantes mediais da mama também drenam para os **linfonodos paraesternais** que são encontrados paralelamente ao esterno. Os vasos linfáticos das glândulas mamárias conectam-se através da linha mediana e também aos linfáticos da parede abdominal. Essas conexões podem ser relevantes na propagação do câncer.

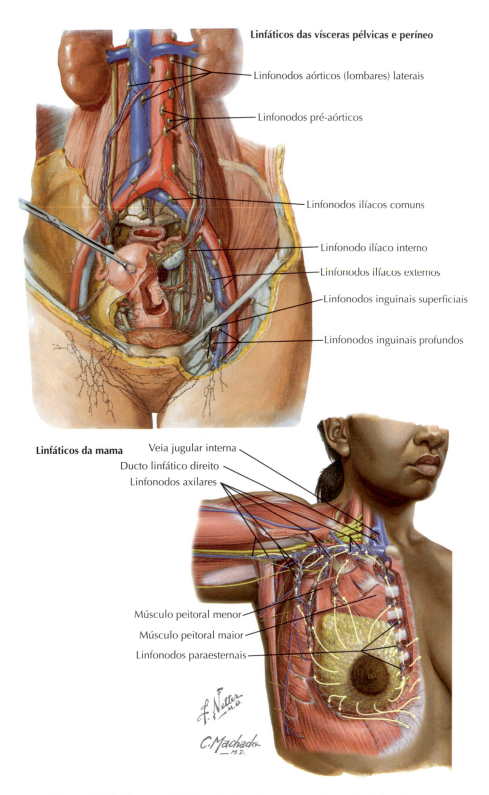

**Figura 9.10** Sistema linfático relacionado com órgãos genitais femininos.

## 9.11 ÓRGÃOS GENITAIS MASCULINOS: CONTEÚDO ESCROTAL

Os principais órgãos genitais masculinos são os **testículos, epidídimo, ducto deferente, glândula seminal, próstata** e **pênis**. Os **testículos** estão localizados fora da cavidade pélvica no **escroto**; sua função é produzir espermatozoides. Durante o desenvolvimento embrionário, os testículos se formam inicialmente no retroperitônio. Durante sua descida ao escroto, eles atravessam o canal inguinal e adquirem camadas de fáscia e músculo que são derivadas de camadas da parede abdominal por onde passam (**fáscias espermática externa, cremastérica** e **espermática interna**). Cada testículo é circundado por uma cápsula (**túnica albugínea**), bem como por um saco de dupla camada, denominado **túnica vaginal** que é derivado do peritônio. O **músculo cremaster**, bem como o músculo liso na parede do escroto (músculo dartos), podem ajustar a posição do testículo em relação ao corpo para manter a temperatura ideal para a espermatogênese. Os espermatozoides formados nos testículos passam por **dúctulos eferentes** em um tubo enrolado, chamados **epidídimo**, onde passam por um processo de maturação. A parte terminal do epidídimo é contínua com o **ducto deferente**, que é um tubo muscular que funciona para transportar espermatozoides do epidídimo para a cavidade pélvica. O ducto deferente ascende no funículo espermático e percorre o canal inguinal para obter acesso à cavidade abdominopélvica.

### Foco clínico

**Criptorquidismo** é uma condição na qual um ou ambos os testículos não descem adequadamente. Um testículo não descido pode ser encontrado em qualquer lugar ao longo do caminho de migração, embora a localização mais comum seja dentro do canal inguinal. Essa condição geralmente é identificada ao nascimento com palpação e pode ser corrigida cirurgicamente se o testículo não completar a descida por si só. A **vasectomia** é um pequeno procedimento cirúrgico realizado em homens para evitar a gravidez. Ambos os ductos deferentes são identificados e depois divididos para evitar que o esperma entre no sêmen. Após uma vasectomia os testículos continuam a produzir espermatozoides, mas como não podem ser transportados, são absorvidos pelo corpo.

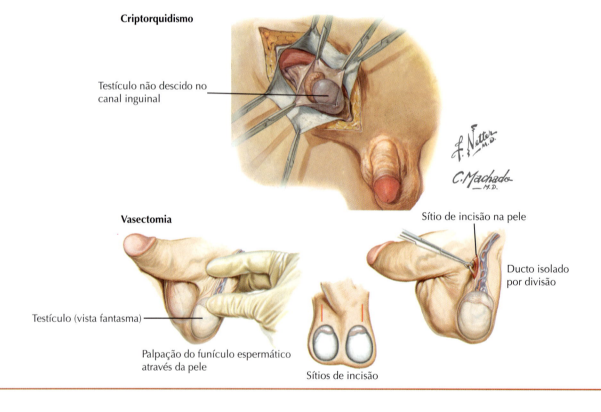

Criptorquidismo

Testículo não descido no canal inguinal

Vasectomia

Sítio de incisão na pele

Ducto isolado por divisão

Testículo (vista fantasma)

Palpação do funículo espermático através da pele

Sítios de incisão

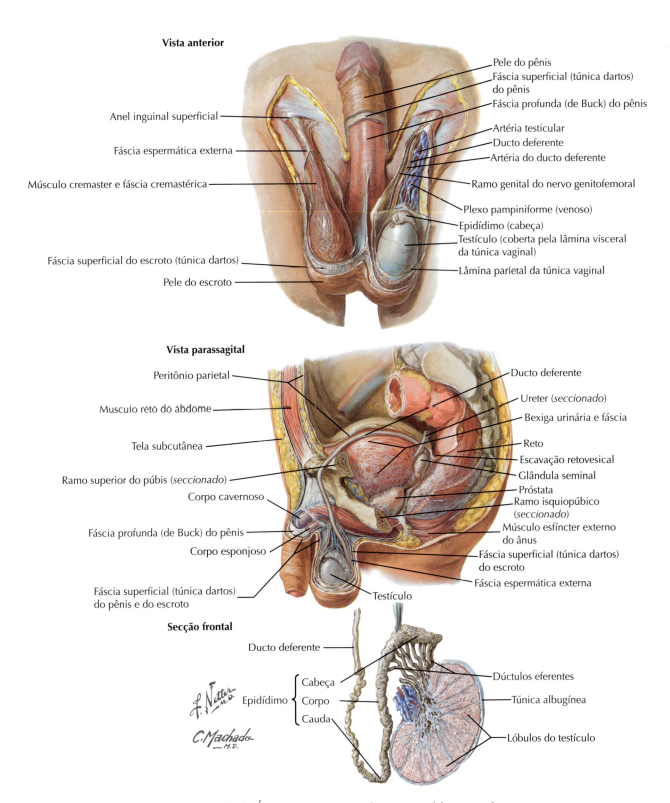

**Figura 9.11** Órgãos genitais masculinos: conteúdo escrotal.

## 9.12 ÓRGÃOS GENITAIS MASCULINOS: CONTEÚDO PÉLVICO

Após emergir do canal inguinal, cada **ducto deferente** desce para a cavidade pélvica e passa acima do ureter. O ducto deferente termina posteriormente à bexiga, onde se funde com o ducto da glândula seminal para formar o **ducto ejaculatório**. As **glândulas seminais** produzem os principais componentes fluidos do sêmen, incluindo a frutose que fornece a fonte de energia para os espermatozoides. Os ductos ejaculatórios percorrem a próstata e se fundem com a parte prostática da uretra masculina. A **próstata** também sintetiza fluido que contribui para o sêmen, especialmente secreções alcalinas que proporcionam um efeito protetor para os espermatozoides quando expostos ao ambiente ácido do trato genital feminino. A próstata é inferior à bexiga e envolve parte da uretra. Tanto os ductos ejaculatórios quanto a próstata esvaziam suas secreções para essa porção da uretra. O componente final do sêmen é fornecido pelas **glândulas bulbouretrais (de Cowper)**, que produzem uma secreção rica em muco que lubrifica a uretra e neutraliza qualquer urina residual. Como essas glândulas estão localizadas abaixo do diafragma pélvico, elas estão na verdade dentro do períneo e não na cavidade pélvica.

### Foco clínico

É comum que a próstata aumente com o envelhecimento, uma condição chamada **hiperplasia prostática benigna (HPB)**. A glândula aumentada pode bloquear a parte prostática da uretra, impedindo que a urina flua para fora da bexiga. Como resultado, os homens podem ter um jato de urina fraco, gotejamento no final da micção ou vontade frequente de urinar porque a bexiga nunca esvazia completamente.

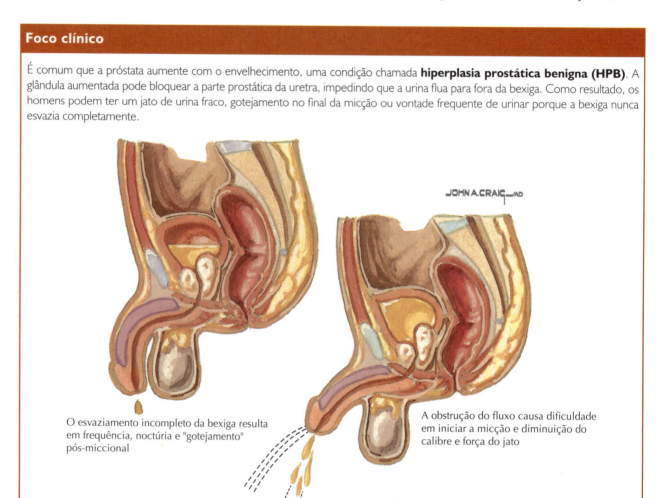

O esvaziamento incompleto da bexiga resulta em frequência, noctúria e "gotejamento" pós-miccional

A obstrução do fluxo causa dificuldade em iniciar a micção e diminuição do calibre e força do jato

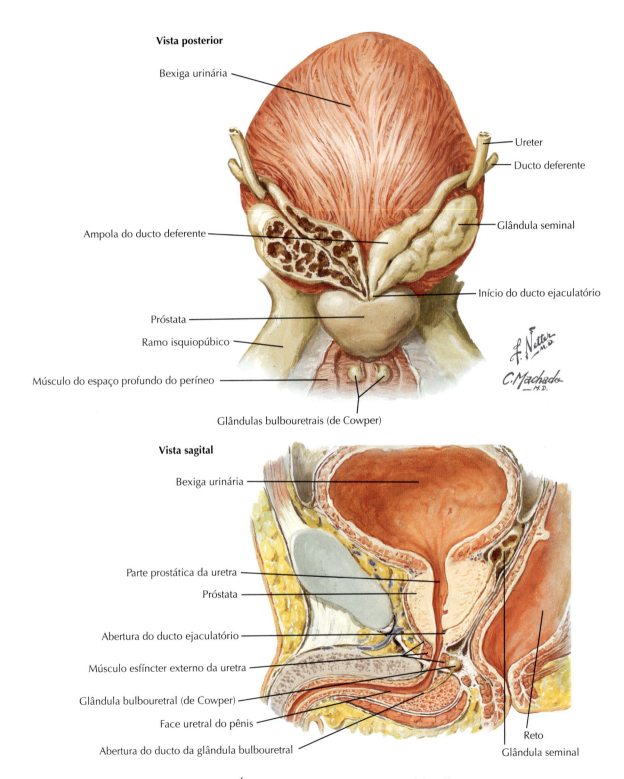

Figura 9.12 Órgãos genitais masculinos: conteúdo pélvico.

## 9.13 PERÍNEO MASCULINO

O espaço superficial do períneo masculino contém o pênis e três pares de músculos estriados. O **pênis** é composto por dois **corpos cavernosos** e o **corpo esponjoso**. Essas três estruturas tubulares consistem em tecido erétil; o corpo esponjoso também contém a **face uretral do pênis (esponjosa)**. A parte proximal do corpo esponjoso é chamada **bulbo do pênis** e está ancorada à membrana do períneo. Os **ramos** são as porções proximais dos corpos cavernosos que estão ligados aos ramos isquiopúbicos. O bulbo e os ramos juntos são chamados **raiz do pênis**, em contraste com a porção não ancorada, que é denominada **corpo** ou eixo. A parte distal do corpo apresenta uma porção expandida chamada **glande do pênis**. Os músculos no espaço superficial incluem o **bulboesponjoso** que circunda o bulbo e os músculos **isquiocavernosos** pareados que circundam os ramos. A contração desses músculos comprime a raiz do pênis, empurrando assim o sangue para a glande durante a ereção. O bulboesponjoso também ajuda a esvaziar a uretra durante a micção e a ejaculação. O último par de músculos são os músculos transversos superficiais do períneo. Esses músculos ajudam a estabilizar o **corpo do períneo**, que é uma massa de tecido conectivo onde os músculos do períneo se cruzam. As estruturas primárias no espaço profundo do períneo de homens são o músculo esfíncter externo da uretra e as **glândulas bulbouretrais**. Os ductos das glândulas bulbouretrais penetram na membrana do períneo para desembocar na parte esponjosa da uretra.

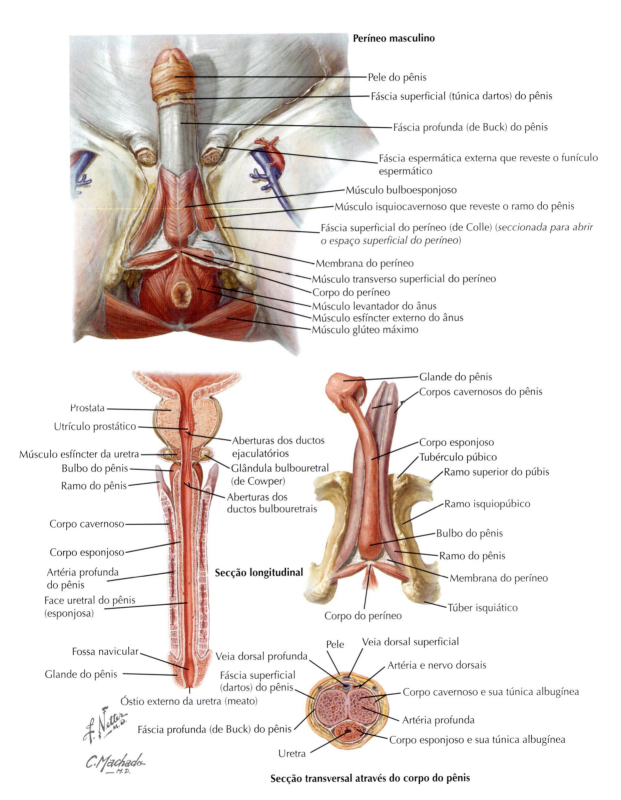

**Figura 9.13** Períneo.

## 9.14 VASCULARIZAÇÃO DOS ÓRGÃOS GENITAIS MASCULINOS

Os órgãos genitais masculinos na cavidade pélvica recebem sangue arterial de ramos das **artérias ilíacas internas**. As **artérias vesicais inferiores** suprem a próstata e as glândulas seminais. O ducto deferente tem sua própria artéria, a **artéria do ducto deferente**, que normalmente surge dos ramos umbilicais ou vesicais superiores da artéria ilíaca interna. Como os testículos desenvolvem-se adjacentes à parede posterior do abdome, as **artérias testiculares** ramificam-se da aorta abdominal. Essas artérias passam pelo canal inguinal e descem o escroto dentro do **funículo espermático**. As estruturas nos espaços superficial e profundo do períneo recebem suprimento sanguíneo das **artérias pudendas internas**. Veias de mesmo nome percorrem com as artérias e na maioria dos casos têm um padrão semelhante. As veias testiculares são únicas, porque formam um plexo ao redor de cada artéria testicular (**plexo pampiniforme**) que funciona não apenas para drenar o sangue do testículo, mas também para absorver o calor da artéria testicular para manter uma temperatura ideal para a espermatogênese. A veia testicular esquerda drena para a veia renal esquerda, enquanto a veia testicular direita drena diretamente para a veia cava inferior.

### Foco clínico

Se as veias do plexo pampiniforme tornam-se anormalmente dilatadas, a condição é denominada **varicocele**. As causas incluem acúmulo de sangue nas veias testiculares ou válvulas incompetentes. As varicoceles são mais comuns no lado esquerdo do corpo porque a veia testicular esquerda drena para a veia renal esquerda, em vez de diretamente para a veia cava inferior. A artéria mesentérica superior passa anteriormente à veia renal esquerda e pode ser uma fonte de compressão.

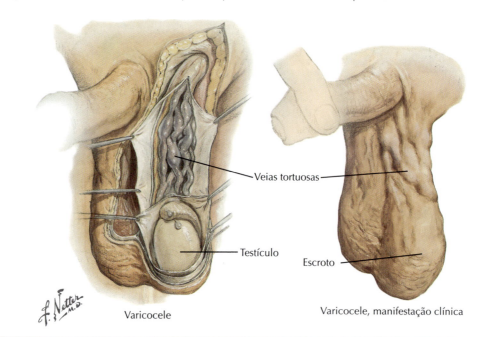

Varicocele

Varicocele, manifestação clínica

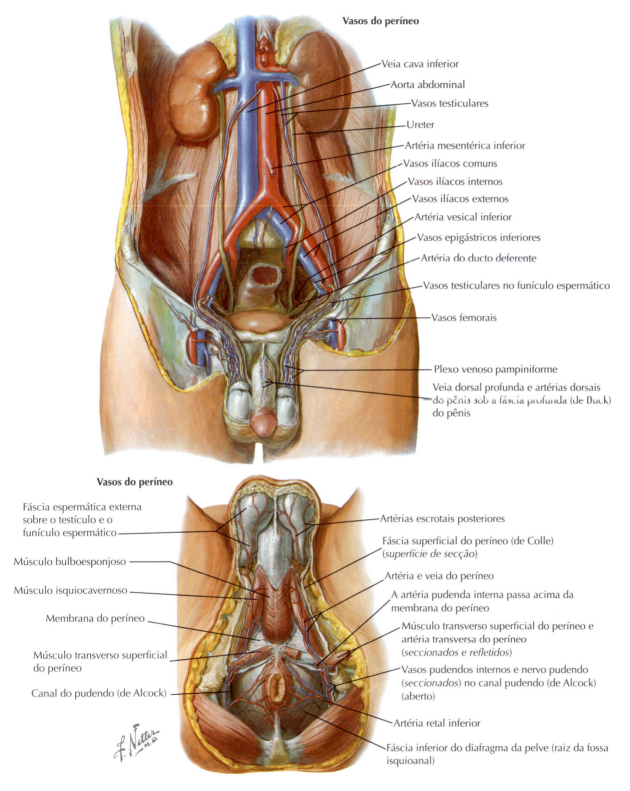

**Figura 9.14** Vascularização dos órgãos genitais masculinos.

## 9.15 INERVAÇÃO DOS ÓRGÃOS GENITAIS MASCULINOS

Os órgãos genitais masculinos recebem inervação dos nervos simpáticos e parassimpáticos dos **plexos da pelve (hipogástricos inferiores)**. Neurônios simpáticos pré-ganglionares deixam as cadeias simpáticas como **nervos esplâncnicos lombares e sacrais**. Essas fibras fazem sinapse nos gânglios simpáticos localizados dentro dos plexos pélvicos ou nas subdivisões menores dos plexos pélvicos (p. ex., plexo prostático); neurônios pós-ganglionares percorrem com os vasos para seu órgão-alvo. Os neurônios simpáticos causam contração do músculo liso no ducto deferente, glândulas seminais, ductos ejaculatórios e próstata para emissão de sêmen na parte prostática da uretra. Durante a ejaculação, os neurônios simpáticos contraem o esfíncter interno da uretra, para evitar o movimento retrógrado dos espermatozoides na bexiga. Os neurônios parassimpáticos pré-ganglionares deixam as regiões S2–S4 da medula espinal como **nervos esplâncnicos pélvicos** e fazem o trajeto até os seus alvos para fazer sinapse perto ou na parede do órgão-alvo com neurônios pós-ganglionares. O principal efeito da inervação parassimpática em homens é a ereção do pênis, dilatando os vasos que suprem os tecidos eréteis. Os testículos recebem inervação autônoma do **plexo aórtico** e os neurônios percorrem com os vasos testiculares para a pelve. Os **neurônios aferentes viscerais** fazem o trajeto com os neurônios eferentes e transmitem sensações de dor. Visto que o músculo cremaster é derivado da parede abdominal, ele recebe inervação dos nervos espinais, especialmente o **nervo genitofemoral** que é formado pelos ramos anteriores L1–L2. Estruturas somáticas no períneo (p. ex., pele, músculos esqueléticos) recebem inervação do **nervo pudendo**, que é um ramo do plexo sacral (S2–S4).

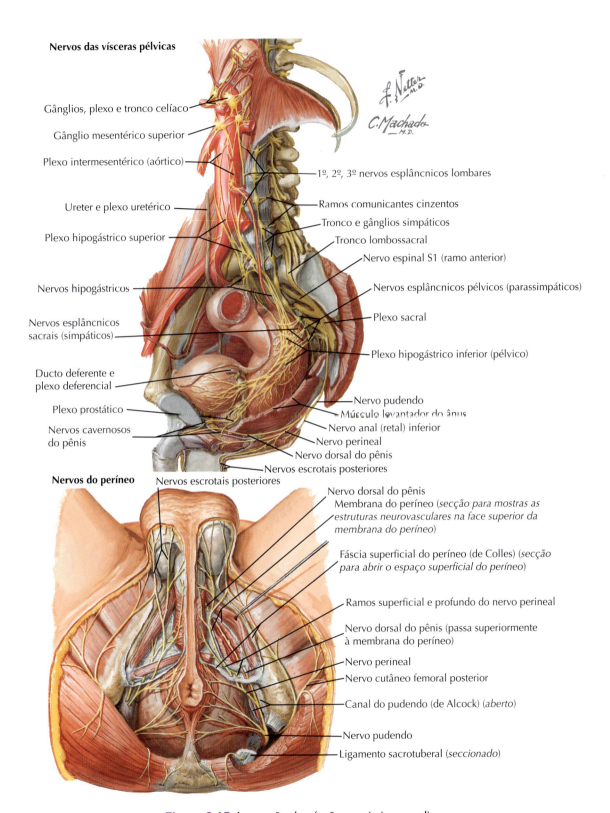

Figura 9.15 Inervação dos órgãos genitais masculinos.

## 9.16 SISTEMA LINFÁTICO RELACIONADO COM ÓRGÃOS GENITAIS MASCULINOS

Os vasos linfáticos das glândulas seminais e da próstata seguem múltiplas rotas; no entanto, o principal trajeto é ao longo dos vasos vesicais inferiores até os **linfonodos ilíacos internos**. Em contrapartida, a linfa dos testículos drena para os **linfonodos aórticos laterais** na parte posterior do abdome através dos vasos linfáticos que percorrem com os vasos testiculares. Estruturas no períneo drenam principalmente para os **linfonodos inguinais superficiais** e **profundos** na região inguinal.

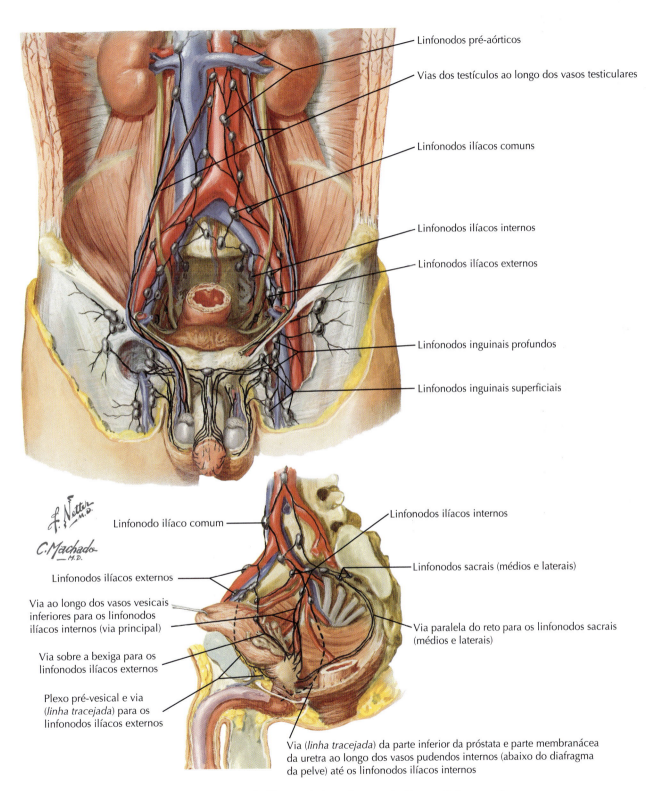

Figura 9.16 Sistema linfático relacionado com órgãos genitais masculinos.

## QUESTÕES DE REVISÃO

### Teste seu conhecimento

1. Um médico administra um bloqueio do nervo pudendo em uma paciente para anestesiar o períneo para um parto assistido por fórceps. Que ponto de referência palpável poderia ser utilizado para localizar o nervo pudendo?
   A. Cóccix
   B. Espinha isquiática
   C. Túber isquiático
   D. Sínfise púbica
   E. Promontório da base do sacro

2. Um homem de 22 anos percebe um nódulo em seu testículo e é diagnosticado com câncer de testículo. Seu médico solicita alguns exames de imagem para determinar se o câncer se espalhou pelo sistema linfático. Qual grupo de linfonodos deve ser examinado primeiro?
   A. Linfonodos inguinais profundos
   B. Linfonodos ilíacos externos
   C. Linfonodos ilíacos internos
   D. Linfonodos aórticos laterais
   E. Linfonodos inguinais superficiais

3. Um paciente tem uma infecção bacteriana em seu espaço profundo do períneo. Qual dos seguintes está provavelmente mais infectado?
   A. Bulbo do vestíbulo
   B. Glândula bulbouretral (de Cowper)
   C. Glândula vestibular maior (Bartholin)
   D. Próstata
   E. Glândula seminal

4. Você está avaliando a pelve de uma paciente grávida para determinar se o parto vaginal é facilitado. Você pode ficar preocupado se descobrir:
   A. Distância interespinhosa estreita
   B. Abertura superior da pelve oval
   C. Arco púbico de 80°
   D. Abertura inferior da pelve larga

5. O suprimento sanguíneo primário para o períneo feminino é fornecido por:
   A. Artéria vesical inferior
   B. Artéria pudenda interna
   C. Artéria ovárica
   D. Artéria uterina
   E. Artéria vaginal

### Aplique seu conhecimento

6. Uma paciente é diagnosticada com miomas uterinos, que são crescimentos não cancerígenos na parede do útero. Nesta paciente em particular, que tem um útero antevertido, os miomas estão localizados no fundo. Assim, os miomas são provavelmente adjacentes à (ou ao):
   A. Bexiga
   B. Colo do útero
   C. Fórnice posterior
   D. Reto
   E. Vagina

7. Um paciente do gênero masculino apresenta um testículo esquerdo inchado. O médico assistente diagnostica a condição como uma varicocele – veias dilatadas do plexo pampiniforme esquerdo – que se deve a uma obstrução na vascularização. Qual das seguintes opções descreve a veia que provavelmente está obstruída nesse paciente?
   A. Veia ilíaca comum esquerda
   B. Veia ilíaca externa esquerda
   C. Veia vesical inferior esquerda
   D. Veia ilíaca interna esquerda
   E. Veia renal esquerda

8. Uma paciente se apresenta ao seu médico de família queixando-se de perda de urina ao tossir e espirrar. Seu histórico médico afirma que, durante o parto de seu terceiro filho, ela sofreu danos no assoalho pélvico. Qual dos seguintes foi provavelmente lesionado durante o parto?
   A. Ligamento largo
   B. Coccígeo
   C. Levantador do ânus
   D. Membrana do períneo
   E. Ligamento pubocervical

9. Um técnico insere um cistoscópio na uretra de um paciente do gênero masculino para remover um pequeno tumor na bexiga. Infelizmente, a uretra é acidentalmente perfurada dentro do espaço profundo do períneo. A porção da uretra que foi lesionada é a:
   A. Parte membranácea da uretra
   B. Parte intramural da uretra
   C. Parte prostática da uretra
   D. Parte esponjosa da uretra

10. Um paciente com fratura de pelve rompeu a membrana do períneo. Isso permitiria a comunicação entre:
    A. O espaço profundo do períneo e a pelve maior (ou pelve falsa)
    B. O espaço profundo do períneo e a cavidade pélvica
    C. O espaço superficial do períneo e o espaço profundo do períneo
    D. O espaço superficial do períneo e a cavidade pélvica
    E. O espaço superficial do períneo e a pelve maior (pelve falsa)

Ver respostas no Apêndice.

# APÊNDICE

**RESPOSTAS DAS QUESTÕES DE REVISÃO**

## CAPÍTULO 2, SISTEMA NERVOSO

**Teste seu conhecimento**

1. C
2. E
3. A
4. E
5. A

**Aplique seu conhecimento**

6. **B.** O nervo maxilar (NC V$_2$) passa pelo forame redondo antes de entrar na fossa pterigopalatina; portanto, é o nervo que é comprimido. O NC V$_2$ fornece inervação sensitiva para o terço médio da face, incluindo a região inferior do olho, que é inervada por seu ramo infraorbital.
7. **A.** O excesso de líquido na cavidade timpânica costuma drenar pela tuba auditiva, localizada na parede anterior da cavidade timpânica.
8. **B.** A artéria carótida interna e o nervo abducente percorrem pelo seio cavernoso. O NC VI inerva o músculo reto lateral, portanto, a compressão desse nervo levaria à perda da abdução do olho no lado afetado.
9. **A.** Focar objetos próximos (acomodação) requer que a lente fique mais redonda. Isso ocorre quando o músculo ciliar se contrai e libera a tensão nas fibras zonulares. O músculo ciliar é inervado pelos neurônios parassimpáticos no NC III.
10. **E.** Ptose é a queda da pálpebra, indicando que um dos dois músculos que a elevam não está funcionando (músculo levantador da pálpebra superior ou músculo tarsal superior). Se a pupila estiver contraída, isso indica que o dilatador da pupila não está funcionando. Neurônios simpáticos inervam o músculo dilatador da pupila e o músculo tarsal superior; assim, danos ao gânglio cervical superior (contendo corpos celulares dos neurônios simpáticos na cabeça) fornecem uma explicação válida para os sinais observados.

## CAPÍTULO 3, SISTEMA MUSCULOESQUELÉTICO

**Teste seu conhecimento**

1. D
2. A
3. D
4. C
5. C

**Aplique seu conhecimento**

6. **B.** Os ramos da artéria femoral profunda incluem as artérias circunflexas femoral medial e femoral lateral e as artérias perfurantes da coxa. A artéria circunflexa femoral medial é responsável pelo principal suprimento sanguíneo da cabeça do fêmur. A região glútea é suprida por ramos da artéria ilíaca interna, enquanto a fossa poplítea e a perna recebem sangue da artéria poplítea. A artéria femoral profunda contribui para o suprimento sanguíneo do músculo quadríceps femoral; entretanto, esse músculo também recebe sangue diretamente da artéria femoral.
7. **D.** O nervo subescapular segue pela incisura da escápula; portanto, é provável que haja comprometimento dos dois músculos que ele inerva (os músculos supraespinal e infraespinal). O músculo infraespinal é o principal músculo que realiza a rotação lateral do úmero. A artéria supraescapular não é afetada pelo esporão, visto que ela segue um trajeto superficial ao ligamento transverso da escápula e não passa pela incisura.
8. **B.** Como a ferida é superior ao umbigo, ela também é superior à linha arqueada. Portanto, a camada anterior da bainha do músculo reto do abdome é constituída pela aponeurose do músculo oblíquo externo e metade da aponeurose do músculo oblíquo interno do abdome. A camada posterior da bainha, composta pelas aponeuroses de metade do músculo oblíquo interno do abdome e músculo transverso do abdome, é profunda ao músculo reto do abdome e, portanto, não é afetada pelo pedaço de metal.
9. **A.** Distalmente ao punho, o nervo ulnar inerva numerosos músculos intrínsecos da mão, que podem ter sido afetados por essa lesão, como os músculos hipotenares, interósseos e adutor do polegar. Os músculos interósseos dorsais são responsáveis pela abdução dos 2º ao 4º dedos; portanto, a abdução do dedo médio está afetada. Os músculos abdutor longo do polegar e extensor do dedo mínimo são inervados pelo nervo radial; o nervo mediano inerva o músculo abdutor curto do polegar. O músculo flexor curto do dedo mínimo é afetado por essa lesão; entretanto, existem outros músculos no antebraço que estão funcionais e que flexionam o dedo mínimo.

10. **A.** A alça cervical inerva a maior parte dos músculos infra-hióideos; portanto, esse paciente teria dificuldade nas ações que exigem depressão do hioide, como deglutir e falar. Os músculos que movem as pregas vocais são inervados pelos nervos vagos, e o nervo acessório inerva os músculos que giram o queixo e elevam o ombro. A pele do pescoço é inervada pelos ramos cutâneos do plexo cervical.

## CAPÍTULO 4, SISTEMA CARDIOVASCULAR

**Teste seu conhecimento**

1. **D**
2. **E**
3. **D**
4. **C**
5. **B**

**Aplique seu conhecimento**

6. **C.** O coágulo seguiria em direção ao coração no sistema venoso e, eventualmente, atingiria a veia cava inferior. Depois de percorrer a veia cava inferior, entra no átrio direito do coração, passa pela valva atrioventricular direita (valva tricúspide) e entra no ventrículo direito. Ele sai do ventrículo direito por meio da válvula semilunar do tronco pulmonar e vai para os pulmões pelos ramos das artérias pulmonares. O coágulo encontraria seu primeiro leito capilar nos pulmões, onde ficaria alojado.

7. **C.** A hipertrofia refere-se a um aumento no tamanho das células musculares que ocorre em resposta ao aumento da demanda. Isso explica porque levantar pesos em um ginásio é uma maneira eficaz de aumentar o tamanho do músculo. Nesse caso, o músculo cardíaco do ventrículo direito apresentou hipertrofia, o que indica que o ventrículo direito apresentou demanda aumentada. Como o ventrículo direito empurra o sangue para fora da válvula semilunar do tronco pulmonar, essa válvula deve ser aquela com estenose, porque uma abertura mais estreita dificulta a passagem do sangue.

8. **C.** A dor do paciente é aguda por natureza, em vez de crônica ou branda, indicando que a fonte é uma estrutura somática em vez de uma estrutura visceral. Além disso, a dor é referida ao ombro (dermátomos C3–C5); assim, os neurônios que transmitem as sensações de dor devem percorrer em ramos dos nervos espinais C3–C5. O coração é uma estrutura visceral, e os neurônios da dor se estendem com os neurônios simpáticos que se originam nos níveis espinais T1–T5. Em contrapartida, a lâmina parietal do pericárdio (pericárdio parietal) é somática e seus neurônios da dor percorrem nos nervos frênicos, que se originam dos nervos espinais C3–C5.

9. **A.** A coarctação está localizada distalmente ao suprimento sanguíneo dos membros superiores e em posição proximal ao suprimento sanguíneo dos membros inferiores, o que explica as diferenças nos pulsos. Um volume maior de sangue está chegando até a cabeça e as extremidades superiores do que o normal, causando pressão arterial elevada. Dor na perna e fraqueza são decorrentes da falta de suprimento de sangue (claudicação). No feto, o ducto arterial se conecta à aorta nas proximidades da região em que a coarctação se desenvolveu. O ducto costuma se fechar após o nascimento pela contração do músculo em sua parede. Uma teoria da causa da coarctação é que durante esse remodelamento, as células migram para a parede da aorta, causando o estreitamento do lúmen.

10. **D.** As duas principais estruturas que contribuem para o coração direito fazem fronteira com uma radiografia de tórax posteroanterior (PA) são a veia cava superior (superiormente) e o átrio direito (inferiormente). O ventrículo esquerdo contribui para a margem esquerda do coração. As duas outras câmaras do coração não contribuem significativamente para a silhueta cardíaca em uma vista AP; no entanto, eles formam as margens em uma vista lateral.

## CAPÍTULO 5, SISTEMA RESPIRATÓRIO

**Teste seu conhecimento**

1. **E**
2. **B**
3. **D**
4. **E**
5. **D**

**Aplique seu conhecimento**

6. **C.** Na linha medioclavicular, a margem inferior do pulmão é encontrada na 6ª costela, enquanto a pleura se estende até a 8ª costela. Portanto, para perfurar a cavidade pleural e não o pulmão, o objeto penetrante precisa entrar no 6º ou 7º espaço intercostal.

7. **A.** Cada hemidiafragma é inervado independentemente; assim, eles também se contraem separadamente. Nesse paciente, o hemidiafragma esquerdo não estaria funcionando devido à perda de inervação do nervo frênico esquerdo. Portanto, durante a inspiração, o hemidiafragma direito desceria normalmente, mas o hemidiafragma esquerdo permaneceria em uma localização elevada, parecendo assim anormalmente alto em comparação com o lado direito.
8. **B.** A dor sinusal é muitas vezes devido ao acúmulo de líquido que cria pressão. A localização da dor indica que os seios frontal e maxilar estão infectados, porque estão localizados na fronte e na bochecha, respectivamente. Ambos drenam para o meato médio; portanto, esse é o espaço que provavelmente foi obstruído pelo pólipo.
9. **E.** O ângulo do esterno é a junção entre o manúbrio e o corpo do esterno. A 2ª costela articula-se com a face lateral do esterno nesse local por meio de sua cartilagem costal.
10. **A.** Quase todos os músculos intrínsecos da laringe são inervados pelo nervo laríngeo recorrente; portanto, a compressão ou lesão desse nervo é uma causa frequente de paralisia das cordas (pregas) vocais. O nervo esquerdo percorre a superfície inferior do arco da aorta, então sobe no pescoço lateralmente à traqueia. Assim, o aneurisma do arco da aorta é a fonte mais provável de dano a esse nervo.

## CAPÍTULO 6, SISTEMA DIGESTÓRIO

**Teste seu conhecimento**

1. A
2. B
3. C
4. C
5. C

**Aplique seu conhecimento**

6. **B.** A tuba auditiva é a única estrutura listada na parte nasal da faringe. A tonsila palatina e a valécula epiglótica estão localizadas na parte oral da faringe. A epiglote marca o limite entre a parte oral e a parte laríngea da faringe, enquanto o recesso piriforme encontra-se na parte laríngea da faringe.
7. **B.** O suprimento sanguíneo da parte superior do reto é fornecido pela artéria mesentérica inferior, e a drenagem venosa ocorre por meio da veia mesentérica inferior. A drenagem linfática acompanha esses vasos; assim, a linfa passa em primeiro lugar pelos linfonodos mesentéricos inferiores. Em contrapartida, as partes média e inferior do reto são supridas por ramos da artéria ilíaca interna na pelve; assim, a linfa dessas regiões normalmente drena em primeiro lugar para os linfonodos ilíacos internos.
8. **C.** A artéria mesentérica superior supre o duodeno, o íleo e o pâncreas (bem como outros órgãos não listados). Entretanto, o duodeno e o pâncreas também recebem suprimento sanguíneo de ramos do tronco celíaco; assim, o íleo é mais provavelmente afetado por isquemia. O cólon descendente e o reto recebem suprimento sanguíneo das artérias mesentérica inferior e ilíaca interna.
9. **D.** O palato mole normalmente se eleva durante a deglutição para fechar a abertura entre a cavidade oral e a parte nasal da faringe. O músculo que executa essa ação é inervado pelo nervo vago. Como a elevação do palato é facilmente observada em um paciente, a avaliação dessa função é uma maneira pela qual o médico testa a integridade do nervo vago.
10. **C.** O sangue nas veias esofágicas normalmente flui para a veia gástrica esquerda e, em seguida, para a veia porta do fígado. Se algo impedir o fluxo normal através da veia porta do fígado (p. ex., doença hepática), o sangue retorna em suas tributárias e pode causar dilatação das veias.

## CAPÍTULO 7, SISTEMA ENDÓCRINO

**Teste seu conhecimento**

1. D
2. B
3. A
4. E
5. B

**Aplique seu conhecimento**

6. **B.** Os gânglios celíacos estão localizados no abdome adjacentes ao tronco celíaco. Os neurônios que transmitem sensações de dor que passam pelos gânglios se originam sobretudo em órgãos da parte superior do abdome, incluindo o fígado, a vesícula biliar, o pâncreas, o baço e as glândulas suprarrenais.

7. **C.** Os vasos que suprem e drenam a glândula tireoide têm, em sua maioria, origens e terminações laterais à glândula (*i. e.*, não na linha média). A não ser que exista uma artéria tireóidea ima aberrante, as veias tireóideas inferiores são os únicos vasos próximos à linha média.
8. **B.** Os neurônios do trato hipotálamo-hipofisial contêm hormônios que são produzidos no hipotálamo. Esses hormônios são transportados até a neuro-hipófise por meio de transporte axonal.
9. **B.** O retroperitônio está localizado no abdome, posterior ao peritônio e anterior aos músculos da parede posterior do abdome. Os órgãos existentes nessa região incluem o pâncreas, os rins e as glândulas suprarrenais.
10. **D.** A artéria esplênica dá origem à artéria pancreática dorsal, artéria pancreática magna e artéria da cauda do pâncreas. Essas artérias suprem o colo, o corpo e a cauda do pâncreas. A cabeça e o processo uncinado do pâncreas recebem suprimento arterial sobretudo das artérias gastroduodenal e mesentérica superior.

## CAPÍTULO 8, SISTEMA URINÁRIO

**Teste seu conhecimento**

1. **E**
2. **B**
3. **B**
4. **A**
5. **C**

**Aplique seu conhecimento**

6. **A.** O prefixo "para" significa "ao lado", enquanto o prefixo "peri" significa "ao redor". Assim, a gordura perirrenal está mais próxima do rim, visto que ela está ao redor dele, e não ao lado dele. A fáscia renal separa os dois corpos diferentes de gordura.
7. **A.** A estrutura marcada com 3 faz parte do sistema coletor do rim. A pelve renal é a área coletora final antes do ureter (5); portanto, deve ser a estrutura marcada com 4. Os cálices maiores (3) fundem-se para formar a pelve renal, e os cálices menores (2) fundem-se para formar os cálices maiores. O próprio rim é marcado com 1, e a bexiga urinária, com 6.
8. **A.** No trajeto para o rim, a veia renal esquerda passa entre a artéria mesentérica superior e a parte abdominal da aorta. Se essa veia fosse comprimida, a drenagem venosa normal seria impedida, e o sangue começaria a se acumular no rim. A artéria renal e o ureter não passam por esse espaço entre os vasos; assim, não seriam afetados.
9. **C.** O músculo esfíncter externo da uretra é composto de músculo estriado e, portanto, está sob controle voluntário. Por conseguinte, é inervado por neurônios somáticos, em vez de viscerais. Os nervos esplâncnicos conduzem apenas neurônios viscerais, enquanto ramos dos nervos espinais transportam neurônios tanto somáticos quanto viscerais. O nervo pudendo é um ramo do plexo sacral, que é formado por ramos anteriores dos nervos espinais.
10. **C.** O ângulo costovertebral está localizado entre a coluna vertebral e a 12ª costela e constitui uma área que se correlaciona com a posição do rim. Embora seja verdade que múltiplas condições patológicas, como cálculos renais e obstrução uretral, possam causar hipersensibilidade no ângulo costovertebral, as fontes mais comuns envolvem o próprio rim, como pielonefrite ou cálculo renal alojado dentro do rim.

## CAPÍTULO 9, SISTEMA GENITAL

**Teste seu conhecimento**

1. **B**
2. **D**
3. **B**
4. **A**
5. **B**

**Aplique seu conhecimento**

6. **A.** O fundo do útero é a região em forma de cúpula próxima às origens das tubas uterinas. Em uma paciente com útero antevertido, o fundo é adjacente à bexiga. Se o útero for retrovertido, o fundo estaria mais próximo do reto. O colo do útero está localizado na extremidade oposta do útero, adjacente à vagina e ao fórnice posterior.
7. **E.** As veias dilatadas (varizes) costumam ser resultado do aumento do volume sanguíneo nas veias devido ao refluxo de sangue ou válvulas incompetentes. Se o sangue não drenar para fora da veia testicular, o resultado é uma varicocele. No lado direito do corpo, a veia testicular drena diretamente para a veia cava inferior, mas no lado esquerdo drena para a veia rena esquerda. Assim, as condições que causam estase ou obstrução na veia renal esquerda podem afetar a drenagem do testículo.

8. **C.** O assoalho pélvico (diafragma) é composto por dois músculos: o levantador do ânus e o coccígeo. O levantador do ânus é o músculo mais anterior que envolve a uretra e a vagina, enquanto o coccígeo é posterior. O ligamento largo, a membrana do períneo e o ligamento pubocervical fornecem sustentação às vísceras pélvicas, porém, não fazem parte do assoalho pélvico. Como essa paciente está com perda de urina, isso indica perda de suporte para a uretra/bexiga, indicando que o levantador do ânus deve ser o músculo que foi lesionado.
9. **A.** A parte intramural da uretra é inferior ao colo da bexiga, enquanto a parte prostática da uretra está dentro da próstata. A parte membranácea da uretra está dentro do espaço profundo do períneo e a parte esponjosa da uretra está no espaço superficial do períneo dentro do corpo esponjoso.
10. **C.** A membrana do períneo separa o espaço superficial do períneo do espaço profundo do períneo. O diafragma da pelve separa o espaço profundo do períneo da cavidade pélvica. Não há separação verdadeira entre a pelve maior (pelve falsa) e a cavidade pélvica, embora a abertura superior da pelve marque a transição entre essas duas regiões.

# ÍNDICE ALFABÉTICO

**A**

Abdome, 4
Abdução, 72
Abscesso da escavação retouterina, 326
Acetábulo, 162
- lábio do, 162
Acidente vascular encefálico, 28
Adeno-hipófise, 294
Adenoides, 264
Adenomas hipofisários, 294
Ádito laríngeo, 238
Adução, 72
Alvéolos pulmonares, 230
Ampola hepatopancreática, 270
Anel
- fibroso, 116
- inguinal, 160
- tendíneo comum, 72
Anestesia peridural, 116
Aneurisma do arco da aorta, 244
Ângulo
- costovertebral, 306
- do esterno, 250
Anosmia, 36
Aorta, 204, 222
- ascendente, 222
- descendente, 222
Aparelho lacrimal, 70
Apêndice vermiforme, 274
Apendicite, 274
Apneia obstrutiva do sono, 238
Aponeurose, 94
- plantar, 192
Arco
- da aorta, 214, 222
- justacólico, 280
- palatoglosso, 262
- palmar superficial, 150
- plantar profundo, 194
- tendíneo da fáscia da pelve, 324
- venoso dorsal do pé, 190
Aréola, 332
Arritmias, 216
Artéria(s), 200
- axilares, 126, 222
- braquial, 134
- - profunda, 134
- bronquiais, 246
- carótida(s)
- - comuns, 108, 222
- - externa, 108, 236
- - interna, 108, 236
- circunflexa, 212
- digitais plantares, 194
- femoral medial e lateral, 172
- cólica, 280
- coronária
- - direita, 212
- - esquerda, 212
- descendente anterior esquerda, 212
- digitais palmares, 150
- do ducto deferente, 346
- do nó sinoatrial, 212
- dorsal do pé, 190
- espinal
- - anterior, 28
- - posteriores, 28
- esplênica, 280, 298
- facial, 102
- femorais, 222
- frênicas, 252
- gástrica, 280
- gastroduodenal, 298
- hepática, 280
- hipofisárias, 294
- ileais, 280
- ileocólica, 280
- ilíacas
- - comuns, 222
- - externas, 222
- - internas, 222, 334, 346
- - intercostais, 250
- - anteriores, 156
- - posterior, 156, 334
- interóssea, 146
- jejunais, 280
- lobares, 220
- marginal, 2
- maxilar, 102
- mesentérica
- - inferior, 280
- - superior, 280, 298
- metatarsais plantares, 194
- oftálmica, 78, 102
- ováricas, 334
- perfurantes, 172
- plantar
- - lateral, 194
- - medial, 194
- poplítea, 186
- pudendas internas, 334, 346
- pulmonares, 246
- - direita, 320
- - esquerda, 320
- radial, 146, 150
- renais, 308
- - acessórias, 308
- retal, 280
- segmentares, 220
- subclávias, 126, 222
- supraescapular, 126
- suprarrenais, 300
- temporal superficial, 102
- testiculares, 346
- tibial posterior, 186
- tireóidea, 296
- torácica
- - interna, 334
- - lateral, 334
- ulnar, 146, 150
- umbilicais, 224
- uterinas, 334
- vaginais, 334
- vesicais inferiores, 346
Arteríolas, 200, 220
Articulação(ões), 92
- acromioclavicular, 120
- atlantoaxial, 114
- atlantoccipital, 114
- cartilagíneas, 92
- do cotovelo, 130
- do joelho, 176
- do ombro, 120
- do quadril, 162
- esternoclavicular, 120
- fibrosas, 92
- interfalângicas, 138, 180
- metacarpofalângicas, 138
- metatarsofalângicas, 180
- radiocarpal, 138
- radioulnar distal, 136
- sacroilíacas, 322
- sinoviais, 92, 116
- talocrural, 180
- tarsometatarsais, 180
- temporomandibulares, 96, 100
- umerorradial, 130
- umeroulnar, 130
Artrite, 92
- reumatoide, 92
Árvore bronquial, 230, 244
Asma, 244
Astigmatismo, 68
Ataque isquêmico transitório, 28
Átrio(s), 204
- direito, 208, 214
- esquerdo, 210
Aurículas, 80, 204

**B**

Bainha(s)
- caróticas, 104
- comum dos músculos, 144
- femoral, 172
- fibrosas, 144
- sinoviais dos dedos, 144
Bexiga urinária, 306, 312
- colo da, 312
- músculo detrusor da, 312
- trígono da, 312
Bigorna, 82

Blefarite, 70
Boca, 262
Bradicardia, 216
Braquicefalia, 96
Bregma, 96
Broncoconstrição, 244
Bronquíolos, 244
- respiratórios, 230
Brônquios
- lobares, 244
- principais, 244
- segmentares, 244
Bursite, 12, 124
- do olécrano, 12

## C

Cabeça, 4
Cabelos, 10
Cadeias
- de gânglios, 62
- simpáticas pareadas, 62
Caixa torácica, 150
- musculatura da, 251
Calázio, 70
Calcâneo, 180
Cálculos
- biliares, 270
- renais, 310
Cálices
- maiores, 308
- menores, 308
Canal(is)
- anal, 276
- do nervo hipoglosso, 34
- hipoglosso, 54
- inguinal, 160
- óptico, 34, 38, 76
- sacral, 112
- semicirculares, 84
- vertebral, 112
Câncer
- de cabeça do pâncreas, 268
- de mama, 332
Capilares, 200
- linfáticos, 14
Cápsula articular fibrosa, 92
Cardioversores desfibriladores implantáveis, 216
Cartilagem(as), 90
- aritenóideas, 240
- articular, 92
- cricóidea, 240
- tireóidea, 240
Cateterismo, 172
Cauda equina, 56
Cavidade(s)
- infraglótica, 238
- nasais, 230, 232, 234
- - inervação da, 236
- - vascularização da, 236
- oral, 260, 262
- pleural, 254
- pulmonares, 254

- timpânica, 82
- torácica, 254
Ceco, 274
Células olfatórias, 36
Cerebelo, 24
- tentório do, 26
Cérebro, 24
- círculo arterial do, 28
- foice do, 26
Cerume, 80
Ciática, 174
Cifose, 112
Circulação
- coronária, 212
- fetal, 224
- pós-natal, 225
- pré-natal, 225
- pulmonar, 200, 220
- sistêmica, 200, 222
Cisterna do quilo, 284
Cisto
- de Bartholin, 330
- do ducto tireoglosso, 296
Cistocele, 324
Clavícula, 120
Clitóris, 330
Coános, 232
Coarctação, 224
Cobreiro, 42
Cóccix, 112
Cóclea, 84
Colecistite, 270
Cólica renal, 310
Colo
- anatômico, 130
- cirúrgico, 130
Cólon, 274
- ascendente, 274
- descendente, 274
- sigmoide, 274, 280
- transverso, 274
Coluna(s)
- renais, 308
- vertebral, 26, 112, 150
Compressão do nervo
- radial, 136
- ulnar, 136
Conchas, 232, 234
Côndilos
- lateral, 162
- medial, 162
Cone medular, 24
Conjuntivite, 70
Coração, 200, 204
- imagem do, 214
- inervação do, 218
Corioide, 68
Córnea, 68
Corno
- dorsal, 60
- ventral, 60
Corpo
- carotídeo, 48
- celular, 68

Coxa
- comportamento
- - anterior da, 166
- - medial da, 166
Crânio, 26
- base do, 34
- fossa
- - anterior do, 34
- - média do, 34
- - posterior, 34
Craniossinostose, 96
Cricotirotomia, 240
Criptorquidismo, 340
Crista(s)
- ampulares, 84
- ilíaca, 152
- terminal, 208

## D

Defeito do septo
- atrial, 204
- ventricular, 204
Dermátomo(s), 60
- da mão, 150
Derme, 10
Derrame pericárdico, 202
Desvio de septo nasal, 232
Diabetes *mellitus*, 298
Diafragma respiratório, 252
Diástole, 207
Disco(s)
- articular, 100
- intervertebrais, 116
Disfunção do nervo hipoglosso, 54
Displasia de desenvolvimento do quadril, 162
Divisão
- craniossacral, 66
- toracolombar, 62
Doença(s)
- do refluxo gastroesofágico, 264
- das artérias coronárias, 212
Dor referida, 218
Dorso, 4
- do pé, 190
Ducto(s)
- alveolares, 230
- arterial patente, 224
- cístico, 270
- deferente, 340, 342
- ejaculatório, 342
- hepáticos, 270
- lacrimonasal, 70
- lactífero, 332
- linfático direito, 14, 110
- torácico, 14, 110, 286
- venoso, 224
Duodeno, 268
- papila maior do, 268
Dura-máter, 26

## E

Efusão pleural, 250

Eixo óptico, 74
Eletrocardiograma, 216
Emetropia, 68
Encéfalo, 24
Endolinfa, 84
Entorses do tornozelo, 180
Epicôndilos, 130
Epiderme, 10
Epidídimo, 340
Epistaxe, 236
Escafocefalia, 96
Escápula, 120, 124
Escavação
- retouterina, 326
- vesicouterina, 326
Esclera, 68
Escoliose, 112
Escroto, 340
Esfíncter
- da pupila, 40
- esofágico inferior, 266
Esôfago, 260, 266
Espaço
- quadrangular, 126
- retromamário, 332
Espinha ilíaca, 160
Esplenomegalia, 282
Esqueleto nasal, 232
Estenose, 206
Esterno, 250
Estômago, 260, 266
- cárdia, 266
- corpo gástrico, 266
- fundo gástrico, 266
- piloro, 266
Estribo, 8
Exame
- de Papanicolaou, 328
- de pelve, 328
- fluoroscópico, 278
- fundoscópico, 78
Extorsão, 72

## F

Falanges, 136
Faringe, 230, 238, 260, 264
Fáscia(s), 340
- alar, 104
- bucofaríngea, 104
- cremastérica, 340
- de Camper, 152
- de Scarpa, 152
- do tronco, 150
- espermática
- - externa, 340
- - interna, 340
- lata, 166
- profunda, 12
- renal, 306
Fascite plantar, 192
Feixe de His, 216
Fêmur, 162

Fibras
- aferentes, 47, 49, 51
- de Purkinje, 216
- eferentes, 49, 51, 55
- parassimpáticas, 49, 51
- pós-ganglionar, 62
- pré-ganglionar, 62
- zonulares, 68
Fíbula, 178
Fígado, 260, 270
- face
- - diafragmática, 270
- - visceral, 270
- lobo(s)
- - caudado, 270
- - hepáticos, 270
- - quadrado, 270
Filamento terminal, 24
Filme lacrimal, 70
Fímbrias, 326
Fissura orbital superior, 34, 76
Fluoroscopia, 278
Folículos pilosos, 10
Fontículos, 96
Forame(s)
- estilomastóideo, 44
- intervertebrais, 56
- isquiático maior, 164
- jugular, 34
- oval, 34, 224
- - patente, 224
- redondo, 34
- sacrais, 56
- transversário, 114
- vertebral, 112
Fossa(s)
- isquioanais, 276
- oval, 208, 224
- poplítea, 186
Fraqueza facial periférica, 44
Fratura(s)
- de quadril, 162
- do corpo
- - da tíbia, 178
- - do úmero, 136
- do escafoide, 144
- por avulsão, 170
Funículo espermático, 346

## G

Gânglio(s)
- espinal, 56, 60
- espirais, 46
- geniculado, 44
- paravertebrais, 62
- pré-vertebrais, 62
- trigêmeo, 42
- vestibular, 46
Glândula(s)
- adrenais, 300
- bulbouretrais, 342, 344
- de Bartholin, 330
- de Cowper, 342

- lacrimais, 70
- mamárias, 10, 320, 326, 332
- paratireoides, 296
- parótida, 262
- salivares, 260, 262
- sebáceas, 10
- seminal, 320, 340, 342
- sublingual, 262
- submandibular, 262
- sudoríferas, 10
- suprarrenal, 300
- - córtex externo, 300
- - medula interna, 300
- tireoide, 296
Glomo carótico, 108
Glote, 238
Gordura
- pararrenal, 306
- perirrenal, 306

## H

Haustros, 274
Hematoma epidural, 26
Hemorragia nasal anterior
- cauterização da, 236
Hérnia(s)
- de hiato, 266
- diafragmáticas, 252
- do disco
- - intervertebral, 116
- - lombar, 116
- femoral, 172
- inguinais
- - diretas, 160
- - indiretas, 160
Herpes-zóster, 42
Hiato
- aórtico, 252
- esofágico, 252, 266
- safeno, 172
Hidrocefalia, 26
Hilo renal, 308
Hiperacusia, 44
Hipercifose, 112
Hiperlordose, 112
Hipermetropia, 68
Hiperplasia prostática benigna, 342
Hipertensão portal, 282
Hipófise, 294

## I

Íleo, 268, 272
Ilhotas
- de Langerhans, 298
- pancreáticas, 298
Incisura
- jugular, 250
- radial, 136
- troclear, 130, 136
Incontinência
- fecal, 276
- urinária, 312
Infundíbulo, 294

Injeção subcutânea, 10
Insuficiência
- valvar, 206
- venosa crônica, 186
Intestino delgado, 260
Intorção, 72
Intubação, 264
Íris, 68
Isquemia, 280
Istmo, 296

**J**

Jejuno, 268, 272
Junção
- anorretal, 276
- duodenojejunal, 268, 272
- esofagogástrica, 266
- ileocecal, 272

**L**

Lábio(s)
- externo, 330
- glenoidal, 120
- internos, 330
Labirinto(s)
- membranáceos, 84
- ósseo, 84
Lambda, 96
Lâmina
- cribriforme, 34, 36
- infra-hióidea, 104
- pré-traqueal, 104
- pré-vertebral, 104
- serosa, 202
Laringe, 230, 238
- esqueleto da, 240
- inervação da, 242
- músculos, 242
- - extrínsecos da, 242
- - intrínsecos da, 242
Laringite, 238
Lente, 68
Lesão
- do manguito rotador, 124
- do nervo laríngeo recorrente, 242
Ligamento(s)
- amarelos, 116
- arterial, 224
- cardinal, 324
- coracoclavicular, 120
- cricotireóideo mediano, 240
- cruzado
- - anterior, 176
- - posterior, 176
- glenoumerais, 120
- interespinais, 116
- largo, 326
- longitudinal
- - anterior, 116
- - posterior, 116
- pubocervical, 324
- pubovesical, 312
- sacroespinal, 164

- sacrotuberal, 164
- supraespinais, 116
- útero-ovárico, 326
- uterossacro, 324
- venoso, 224
Linfa, 14
- fluxo superficial da, 15
Linfadenopatia, 14
Linfangite, 14
Linfáticos
- da cabeça, 110
- da mama, 339
- das vísceras pélvicas, 339
- do períneo, 339
- do pescoço, 110
Linfonodos, 14
- aórticos, 286
- - laterais, 338, 350
- axilares, 338
- broncopulmonares, 246
- celíacos, 286
- cervicais profundos, 110
- gástricos, 286
- ilíacos
- - externos, 338, 350
- - internos, 338
- inguinais
- - profundos, 338, 350
- - superficiais, 338, 350
- lombares, 286
- mesentéricos, 286
- paracólicos, 286
- paraesternais, 338
- paragástricos, 286
- paratraqueias, 246
- pré-aórticos, 286
- traqueobronquiais, 246
Linha(s)
- alba, 154
- arqueada, 154
- axilar média, 2
- escapular, 2
- glúteas, 164
Líquido
- seroso, 12
- sinovial, 12
Lobo piramidal fino, 296
Lordose, 112
Luxação
- da articulação do quadril, 162
- do cotovelo, 130

**M**

Máculas ampulares, 84
Maléolo lateral, 178
Mamas, 332
- ligamentos suspensores da, 332
Mamilos, 332
Mandíbula, 96
Marca-passos, 216
Martelo, 82
Mastoidite, 82
Maxila, 96

Meato(s)
- acústico interno, 34
- inferior, 234
- médio, 234
- nasais, 232
- superior, 234
Mediastino, 254
Medula espinal, 24
- parte cervical da, 52
- ramo comunicante branco, 64
Meibomianite, 70
Membrana(s)
- serosas, 12
- sinoviais, 12
- timpânica, 80
Membro
- inferior, 4
- superior, 4
Meninges, 26
Meningite, 26
Menisco, 176
Meralgia parestésica, 174
Mesentério
- do intestino delgado, 272
- raiz do, 272
Mesocólon
- sigmoide, 274
- transverso, 274
Mesométrio, 326
Mesossalpinge, 326
Mesovário, 326
Miopia, 68
Movimentos peristálticos, 266
Muco, 244
Mucosa
- olfatória, 36, 234
- respiratória, 234
Músculo(s)
- adutor do polegar, 148
- bíceps braquial, 132
- braquial, 132
- bucal, 44
- bucinador, 98
- bulboesponjoso, 344
- cervical, 44
- ciliar, 40, 68
- coccígeo, 324
- coracobraquial, 132
- cremaster, 340
- da coxa, 166
- da mão, 148
- da mastigação, 100
- da perna, 182, 184
- da planta, 192, 194
- da região glútea, 166
- dilatador da pupila, 68
- do antebraço, 140
- do braço, 132
- do manguito rotador, 122
- do ombro, 122, 124
- do pescoço, 106
- eretores da espinha, 118
- esfíncter, 276, 312

- - da pupila, 68
- esplênios, 118
- esquelético, 90, 94
- estapédio, 82
- esternocleidomastóideo, 52, 104
- estilofaríngeo, 48
- extensor
- - curto
- - - do hálux, 190
- - - dos dedos, 190
- - longo
- - - do hálux, 182
- - - dos dedos, 182
- extrínsecos
- - da língua, 54
- - do bulbo do olho, 72, 74
- - do dorso, 118
- fibular
- - curto, 182
- - longo, 182
- - terceiro, 182
- gastrocnêmio, 184
- gêmeos
- - inferior, 168
- - superior, 168
- genioglosso, 262
- glúteos, 168
- hipotenares, 148
- infra-hióideos, 106
- intercostais, 250
- intrínsecos da língua, 54
- isquiocavernosos, 344
- isquiotibiais, 168
- - distensão dos, 170
- levantador
- - da pálpebra superior, 40, 70
- - do ânus, 324
- lumbricais, 148
- mandibular marginal, 44
- muscular, 90
- musculoesquelético, 90
- oblíquo
- - externo do abdome, 154
- - inferior, 40, 72
- - interno do abdome, 154
- - superior, 40, 72
- - transverso do abdome, 154
- occipitofrontal, 98
- orbicular
- - da boca, 98
- - do olho, 70, 98
- papilares, 206
- pectíneos, 208
- peitoral menor, 124
- piriforme, 168
- plantar, 184
- poplíteo, 184
- profundos da face, 100
- próprios do dorso, 118
- psoas
- - maior, 154
- - menor, 154
- puborretal, 276

- quadrado lombar, 154
- reto
- - inferior, 40, 72
- - lateral, 40, 72
- - medial, 40, 72
- - superior, 40, 72
- serrátil anterior, 124
- sóleo, 184
- superficiais
- - da face, 98
- - do couro cabeludo, 98
- supra-hióideos, 106
- tarsal superior, 70
- temporal, 44
- tensor
- - da fáscia lata, 168
- - do tímpano, 82
- tibial posterior, 184
- transverso-espinais, 118
- trapézio, 52
- tríceps braquial, 132
- zigomático, 44
- - maior, 98

# N

Nariz externo, 232
Nervo(s), 22
- abducente, 40, 76
- acessório, 52, 108
- anais inferiores, 284
- cardíacos, 218
- cervicais, 56, 108
- coccígeo, 56
- corda do tímpano, 44, 82
- cranianos, 20, 32
- cutâneo
- - femoral lateral, 174
- - lateral do antebraço, 136
- da axila, 128
- da perna, 188
- das vísceras pélvicas, 337, 349
- digitais plantares, 194
- do braço, 136
- do ombro, 128
- do períneo, 337, 349
- do pescoço, 108
- do tronco, 158
- espinais, 20, 56
- - orientação do, 58
- - ramo anterior, 58
- - ramo posterior, 58
- - ramos comunicantes
- - - branco, 58
- - - cinzento, 58
- esplâncnicos, 298, 314
- - lombares, 56, 284, 336, 348
- - pélvicos, 66, 284, 336, 348
- - sacrais, 336, 348
- - torácicos, 56, 284
- - - maiores, 300
- facial, 44
- femoral, 174
- fibular

- - comum, 174, 188
- - profundo, 188, 190
- - superficial, 188
- frênicos, 252, 254
- frontal, 76
- genitofemoral, 348
- glossofaríngeo, 48, 262, 264
- hipoglosso, 54, 108, 262
- ílio-hipogástricos, 158
- intercostais, 158, 250, 254
- isquiático, 174
- lacrimal, 76
- laríngeo recorrente, 242
- mandibular, 42
- maxilar, 42
- mediano, 136, 140, 150
- musculocutâneo, 136
- nasociliar, 76
- obturatório, 174
- oculomotor, 40, 76
- oftálmico, 42
- olfatório, 36
- óptico, 38
- para o músculo estapédio, 44, 82
- petroso
- - maior, 44
- - menor, 48
- plantar
- - lateral, 192
- - medial, 192
- pudendo, 314, 336, 348
- - bloqueio do, 336
- radial, 136, 142, 146
- sacrais, 56
- safeno, 188
- subcostais, 158
- sural, 188
- tibial, 174, 188
- trigêmeo, 42, 98, 236, 262
- troclear, 40, 76
- ulnar, 139, 140, 146, 150
- vagos, 50, 108, 264, 284, 298
- vestibulococlear, 46
- - divisão coclear do, 46
- - divisão vestibular do, 46
Neuralgia do trigêmeo, 42
Neurite óptica, 38
Neurocrânio, 96
Neuro-hipófise, 294
Neurônios, 22
- aferentes, 22
- - somático, 60
- - viscerais, 60, 218, 336, 348
- bipolares, 22
- eferentes, 22
- - somático, 60
- - visceral, 60
- motores, 50
- multipolares, 22
- nos nervos espinais, 60
- olfatórios, 236
- parassimpáticos, 50, 218, 284
- pós-ganglionares, 218

- pseudounipolares, 22
- sensitivos, 50
- simpáticos, 64, 76, 284
- - pré-ganglionares, 218
- somáticos, 22
- vesicais, 314
- viscerais, 22
Nó
- atrioventricular, 216
- sinoatrial, 216
Núcleo pulposo, 116

## O

Olho, 68
Ombro
- luxação do, 120
- osteologia do, 120
- separação do, 120
Omento
- maior, 266
- menor, 266
Órbita, 70
- nervos da, 76
- vascularização da, 78
Orelha
- interna, 84
- média, 82
Órgão(s)
- espiral, 84
- genitais
- - femininos, 326, 328
- - - inervação dos, 336
- - - sistema linfático relacionado com, 338
- - - vascularização dos, 334
- - masculinos, 342, 346, 348
- - - conteúdo pélvico, 342
- - - inervação dos, 348
- - - sistema linfático relacionado com, 350
- - - vascularização dos, 346
Osso(s), 90
- carpais, 138
- do quadril, 152, 322
- frontal, 96
- metacarpais, 138
- occipital, 96
- parietal, 96
Osteoartrite, 92, 176
Osteologia, 251
- da mão, 136
- da perna, 178
- da região glútea, 164
- do antebraço, 136
- do pé, 180
- do punho, 136
- do tornozelo, 180
- do tronco, 150
Otite
- externa aguda, 80
- média, 80, 82
- - aguda, 80
Ouvido externo, 80

Ovário(s), 292, 320, 326
- ligamento suspensor do, 334

## P

Padrão H, 74
Palato, 262
- duro, 262
- mole, 262
Pálpebras, 70
Pâncreas, 260, 268
- cabeça, 268, 298
- cauda, 268, 298
- colo, 268, 298
- corpo, 268
- processo uncinado, 268
Papila
- mamária, 332
- - retração da, 332
- renal, 308
Paralisia
- da úvula, 50
- do nervo abducente, 40
- do nervo oculomotor, 40
- do nervo troclear, 40
- do sábado à noite, 136
- facial idiopática, 44
Parede torácica, 250
- corpo do, 250
- manúbrio, 250
- processo xifoide, 250
Patela, 176
Patologia pulmonar, 248
Pé caído, 188
Pele, 10, 98
Pelve, 4, 320
- abertura
- - inferior da, 322
- - superior da, 322
- androide, 322
- diafragma da, 324
- ginecoide, 322
- óssea, 322
Pênis, 320, 340
- bulbo do, 344
- corpo(s)
- - cavernosos, 344
- - esponjoso, 344
- face uretral do, 344
- glande do, 344
- raiz do, 344
Perda auditiva
- condutiva, 84
- mista, 84
- neurossensitiva, 84
Pericárdio, 202
- cavidade do, 202
- fibroso, 202
Pericardiocentese, 202
Pericardite, 202
Pericrânio, 98
Perilinfa, 84
Períneo, 320
- corpo do, 344

- espaço
- - profundo do, 330
- - superficial do, 330
- feminino, 330
- masculino, 344
- membrana do, 330
Peristaltismo, 266
Peritônio, 260, 326
- e anexos, 326
- parietal, 260
- visceral, 260
Persistência da comunicação interatrial, 224
Pescoço, 4, 104
Pirâmides renais, 308
Placas tarsais, 70
Planos
- anatômicos, 2
- - axial, 2
- - coronal, 2
- - sagital, 2
- - transumbilical, 2
- corporais, 2
Platisma, 98
Pleura, 254
- cervical, 254
- costal, 254
- diafragmática, 254
- mediastinal, 254
- parietal, 254
- visceral, 254
Plexo(s)
- aórtico, 284, 314, 336, 348
- braquial, 108, 128
- cervical, 104
- lombar, 158
- pampiniforme, 346
- pélvicos, 314, 336, 348
- pterigóideo, 102
- pulmonares, 244
Polidactilia, 16
Pólipos, 234
Polipose nasal, 234
Ponto(s)
- de McBurney, 274
- lacrimais, 70
Posição anatômica, 2
Pregas
- circulares, 272
- gástricas, 266
- transversais, 276
- vestibulares, 238
- vocais, 238
Pressão arterial, 134
Processo(s)
- articulares, 112
- condilar, 100
- espinhoso, 112
- - bífido, 114
- transversos, 112
- uncinado, 298
Proeminência laríngea, 240
Prolapso do útero, 324

Próstata, 320, 340, 342
Ptério, 96
Ptose, 70
Pulmões, 246
- imagem dos, 248
Pulso
- carotídeo, 104
- da artéria
- - braquial, 223
- - carótida, 223
- - dorsal do pé, 190, 222
- - facial, 223
- - femoral, 223
- - poplítea, 223
- - radial, 223
- - tibial posterior, 186, 223
- - ulnar, 223
- femoral, 172
- lobo
- - inferior, 248
- - médio, 248
- - superior, 248
Punção
- lombar, 116
- venosa, 134
Pupila, 68

**Q**
Quiasma óptico, 38, 294

**R**
Rádio, 130, 136
Radiografia(s), 278
- de tórax, 248
Ramo(s)
- do plexo cervical, 42
- faríngeo, 48
- lingual, 48
- timpânico, 48
Recesso(s)
- costodiafragmáticos, 254
- piriforme, 264
Reflexo
- córneo, 76
- do vômito, 262
- pupilar à luz, 76
Região(ões)
- do corpo, 4
- inguinal, 160
Ressonância magnética, 1
Retina, 68
- camada de células ganglionares da, 38
Reto, 260, 276
Retocele, 324
Rim, 306, 308
Rinite, 234
Rinossinusite, 234

**S**
Saco pericárdico, 203
Sacro, 152, 322
Sáculo, 84
Schwannoma vestibular, 46

Segmentos broncopulmonares, 246
Seio(s)
- carótico, 48, 108
- cavernosos, 30
- coronário, 208, 212
- lactífero, 332
- paranasais, 232
- petrosos
- - superiores, 30
- - transversos, 30
- renal, 308
- reto, 30
- sagital
- - inferior, 30
- - superior, 30
- sigmóideos, 30
- venosos durais, 30
Sela turca, 294
Septo
- interatrial, 204
- interventricular, 204
- nasal, 232, 235
Silhueta cardíaca, 214
Sinal de Murphy, 270
Síndrome
- de piriforme, 174
- do pronador, 146
- do trato iliotibial, 171
- do túnel
- - cubital, 136
- - do carpo, 144
Sínfise púbica, 150, 322
Sinóvia, 12
Sistema
- ázigos de veias, 282
- biliar, 270
- cardiovascular, 200
- de condução, 216
- digestório, 260
- endócrino, 292
- genital, 320
- linfático, 14
- nervoso, 20
- - autônomo, 20
- - - divisão parassimpática, 20
- - - divisão simpática, 20
- - central, 20, 28
- - - drenagem venosa do, 30
- - - suprimento arterial do, 28
- - entérico, 20
- - parassimpático, 66
- - periférico, 20
- - simpático, 62
- - somático, 20
- porta, 200
- - hipofisário, 294
- - respiratório, 230
- tegumentar, 10
- urinário, 306
- - inervação do, 314
Sístole, 207
Sons cardíacos, 206
Sopro cardíaco, 206

Subluxação da cabeça do rádio, 130
Substância
- branca, 24
- cinzenta, 24
- - corno
- - - anterior, 24
- - - lateral, 24
- - - posterior, 24
Sulco
- coronário, 204
- interventricular, 204
Suporte pélvico, 324
Suturas, 96
- coronal, 96
- lambdóidea, 96
- sagital, 96

**T**
Tabaqueira anatômica, 144
Tálus, 180
Tamponamento cardíaco, 202
Taquicardia, 216
Tecido
- conjuntivo
- - denso, 98
- - frouxo, 98
- tireoidiano ectópico, 296
Tela subcutânea, 10
Tendão do calcâneo, 184
Tênias do cólon, 274
Terçol, 70
Termos
- de movimento, 8
- - abdução, 8
- - adução, 8
- - depressão, 8
- - dorsiflexão, 8
- - elevação, 8
- - eversão, 8
- - extensão, 8
- - flexão, 8
- - - plantar, 8
- - inversão, 8
- - pronação, 8
- - protusão, 8
- - retrusão, 8
- - rotação, 8
- - supinação, 8
- de relação, 6
- - anterior, 6
- - cranial, 6
- - caudal, 6
- - distal, 6
- - dorsal, 6
- - inferior, 6
- - posterior, 6
- - proximal, 6
- - superior, 6
- - ventral, 6
Teste
- da gaveta anterior, 176
- de Trendelenburg, 171
- do reflexo de vômito, 48

Testículos, 292, 320, 340
Tíbia, 178
Tireoidectomia, 242
Tomografia computadorizada, 2, 248, 278
Tonsilas palatinas, 264
Toracocentese, 250
Tórax, 4
- componentes musculoesqueléticos do, 250
Toro tubário, 264
Trabalho de parto, 322
- movimentos cardinais do, 322
Trabéculas cárneas, 208
Traqueia, 230, 244
Trato
- hipotálamo-hipofisial, 294
- iliotibial, 168
Trígono cervical anterior, 104
Trocanter, 162
- menor, 162
Tróclea, 72, 130
Trombose do seio cavernoso, 30
Trompas de Eustáquio, 264
Tronco(s), 4
- celíaco, 280
- encefálico, 24
- - núcleos do, 66
- pulmonar, 204, 208, 220
- vagais, 284
Tuba(s)
- auditiva, 82
- uterinas, 320, 326
Tubérculo púbico, 160
Tumores hipofisários, 294
Túnel do carpo, 144
Túnica
- albugínea, 340
- conjuntiva, 70
- vaginal, 340

## U

Ulna, 136
Úmero, 122, 130
Unhas, 10
Ureter, 306, 310
- junção
- - ureteropélvica, 308, 310
- - ureterovesical, 310
Uretra, 306, 312
Útero, 320, 326, 328

- colo do, 328
- corpo do, 328
- fundo do, 328
- ligamentos redondos do, 328
- óstio do, 328
- retrovertido, 328
Utrículo, 84
Úvea, 68
Úvula palatina, 262

## V

Vagina, 326, 328
Valécula epiglótica, 264
Valva(s)
- atrioventriculares, 206
- cardíacas, 206
- da aorta, 206, 210
- do forame oval, 210
- do tronco pulmonar, 206, 208
- mitral, 206
- semilunares, 206
- tricúspide, 206
Variação
- anatômica, 16
- na forma do órgão, 17
- na posição do órgão, 17
- no padrão de vascularização, 17
Varicocele, 346
Varizes esofágicas, 282
Vascularização
- da coxa, 172
- da face, 102
- da perna, 186
- da região glútea, 172
- do ombro, 134
- do pescoço, 108
- do tronco, 156
Vasectomia, 340
Vasos
- das vísceras pélvicas, 335,
- do períneo, 335, 347
- retinianos direitos, 78
Veia(s), 200
- basílica, 134
- cardíaca
- cavas
- - inferior, 220, 222
- - superior, 220, 222
- cefálica, 134
- gástrica esquerda, 282
- hepáticas, 282

- intercostais, 250
- intermediária do cotovelo, 134
- jugular, 108
- magna, 212
- média, 212
- mesentérica, 282
- mínima, 212
- hipofisárias, 294
- oftálmicas
- - inferior, 78
- - superior, 78
- plexo pterigóideo das, 236
- porta do fígado, 282
- profundas, 222
- pulmonares, 220, 246
- renais, 308
- safena
- - magna, 172
- - parva, 186
- superficiais, 222
- suprarrenal, 300
- tireóideas, 296
- umbilical, 224
- varicosas, 186
Ventrículo(s), 204, 238
- direito, 208
- esquerdo, 210, 214
Vênulas, 200, 220
Vértebra(s)
- cervicais, 112, 114
- coccígeas, 112
- lombares, 112, 114
- proeminente, 114
- sacrais, 112
- tipos regionais de, 114
- torácicas, 112, 114
Vertigem, 84
Vesícula biliar, 270
Vestíbulos, 84, 238
Vísceras do sistema digestório
- drenagem venosa das, 282
- exames de imagem das, 278
- inervação das, 284
- linfáticos das, 286
- suprimento sanguíneo das, 280
Viscerocrânio, 96
Vulva, 330

## Z

Zonas autógenas, 150